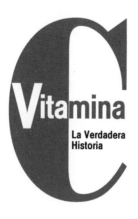

Vitamina

La Verdadera
Historia

Si este libro le ha interesado y desea que lo mantengamos informado de nuestras publicaciones, puede escribirnos a comunicacion@editorialsirio.com, o bien registrarse en nuestra página web: www.editorialsirio.com

La información contenida en este libro se basa en la investigación y las experiencias personales de los autores, y no debe ser utilizada como sustituto de la consulta con un médico u otro profesional sanitario. Toda tentativa de diagnóstico o de tratamiento de una enfermedad debe realizarse bajo la supervisión de un profesional sanitario.

La editorial no aboga por el uso de protocolo sanitario alguno, pero cree que la información contenida en este libro debe hacerse de dominio público. La editorial y los autores no se hacen responsables de los resultados o consecuencias negativas que pudieran resultar de la utilización de las indicaciones, preparados o procedimientos de los que se habla en este libro. Si el lector deseara hacer alguna pregunta con respecto a la conveniencia de cualquiera de los procedimientos o preparaciones mencionados, los autores y la editorial le recomiendan encarecidamente que consulte con un profesional sanitario.

Título original: Vitamin C: The Real Story
Traducido del inglés por Víctor Hernández García
Diseño de portada: Editorial Sirio, S.A.

© de la edición original
  Steve Hickey y Andrew Saul

© de la presente edición
  EDITORIAL SIRIO, S.A.

| EDITORIAL SIRIO, S.A. | NIRVANA LIBROS S.A. DE C.V. | ED. SIRIO ARGENTINA |
|---|---|---|
| C/ Rosa de los Vientos, 64 | Camino a Minas, 501 | C/ Paracas 59 |
| Pol. Ind. El Viso | Bodega nº 8, | 1275- Capital Federal |
| 29006-Málaga | Col. Lomas de Becerra | Buenos Aires |
| España | Del.: Alvaro Obregón | (Argentina) |
| | México D.F., 01280 | |

www.editorialsirio.com
sirio@editorialsirio.com

I.S.B.N.: 978-84-7808-693-1
Depósito Legal: MA-1025-2014

Impreso en IMAGRAF

Dr. Steve Hickey y Dr. Andrew W. Saul

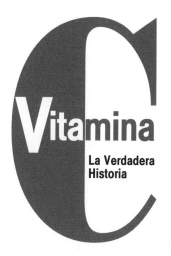

Vitamina

**La Verdadera
Historia**

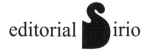

editorial Sirio

*A la memoria del doctor Robert F. Cathcart III,*
*uno de los médicos más innovadores*
*en medicina ortomolecular.*

# Agradecimientos

Queremos agradecer al doctor Abraham Hoffer, su continuo ánimo y apoyo. El doctor Hoffer interpretó un papel muy importante en la medicina ortomolecular y es una inspiración para los científicos y médicos interesados en nutrición y medicina. De forma semejante, el doctor Robert F. Cathcart III estuvo en la vanguardia del uso de la vitamina C en la medicina ortomolecular y aportó la información indispensable que se ha usado para recopilar este libro. Los doctores Ron Hunninghake, Michael González y Jorge Miranda-Massari, de la iniciativa RECNAC, nos han regalado generosamente su tiempo y nos han mantenido informados de los trabajos clínicos sobre el uso de la vitamina C en diversas enfermedades. En el Reino Unido, el doctor Damien Downing nos ha dado acceso a su abundante experiencia en medicina nutricional. El doctor Gert Schuitemaker, presidente de la Sociedad Internacional de Medicina

Ortomolecular, nos suministró amablemente vídeos y textos de Linus Pauling sobre su papel en la controversia de la vitamina C. Los doctores Hilary Roberts y Len Noriega nos han ofrecido constantemente su experiencia científica para facilitar nuestro conocimiento de la vitamina C y sus efectos.

Cualquier libro que trate de la vitamina C y la medicina ortomolecular tiene una gran deuda con aquellas personas que se esfuerzan en mantener el perfil público de la investigación de fondo. Entre ellos están los periodistas médicos Bill Sardi; Owen Fonorow, de la Fundación para la Vitamina C; Rusty Hodge, de la página web C for Yourself, y Chris Gupta. Debemos gratitud a muchas más personas, demasiadas para detallarlas aquí, por sus esfuerzos para impedir que la historia de la vitamina C quede completamente oculta para el público.

# Prólogo

Hace unos cuarenta años me encontré con los doctores Linus Pauling e Irwin Stone en una reunión en Nueva York. Pauling disertó sobre su descubrimiento de la estructura de la molécula de hemoglobina. Durante la exposición de su conferencia comentó que le gustaría poder vivir otros veinticinco años, porque los descubrimientos futuros serían muy interesantes. Poco sabía que su deseo y nuestro encuentro le cambiarían la vida y le concederían otros treinta años. Stone, por su parte, me habló de su interés por la vitamina C, a la que prefería llamar ácido ascórbico. Le había salvado la vida después de un accidente de automóvil casi mortal. Tenía una enorme colección de documentos sobre la vitamina C y yo le apremié a que escribiese un libro sobre ella.

Tras llegar a su casa escribió al doctor Pauling y le indicó que si él también tomaba la vitamina conseguiría vivir esos veinticinco años. Para su gran sorpresa, los resfriados que con frecuencia le aquejaban desaparecieron. Llegó a tomar 18 g al día, una dosis doscientas veces mayor que la cantidad diaria recomendada (CDR), y le encantaba decírselo a todo el mundo. Finalmente, el doctor Stone publicó su maravilloso libro *El agente curativo*.

A menudo los críticos no son conscientes de las consecuencias involuntarias de lo que dicen. En otra reunión, el doctor Pauling indicó que el ácido ascórbico podría disminuir los estragos del resfriado común. El doctor Victor Herbert, portavoz del estamento antivitaminas, solicitó evidencias de ello. A Pauling le pareció justo y llevó a cabo una búsqueda completa a través de las publicaciones sobre el asunto. Encontró muchas evidencias, pero Herbert se negó a estudiarlas. El libro de Linus Pauling *La vitamina C y el resfriado común* tuvo un gran éxito y las ventas de vitamina C se dispararon.

Yo estaba fascinado. El ácido ascórbico, en combinación con la vitamina $B_3$, ya era parte del tratamiento nutricional que utilizaba en pacientes con esquizofrenia. En 1952 comencé a usar la vitamina C como antioxidante para disminuir la trasformación por oxidación de la adrenalina en adrenocromo, que es causante de la psicosis. La esquizofrenia es uno de los padecimientos más graves que provoca la carga oxidante (desequilibrio entre los radicales libres y las defensas antioxidantes). Averigüé asimismo que algunos de mis pacientes esquizofrénicos que padecían también de cáncer comenzaron a responder a grandes dosis de vitamina C. Los sarcomas son particularmente sensibles a grandes dosis de esta vitamina.

Posteriormente conocí al doctor Rober F. Cathcart III y estudié sus descubrimientos en el sentido de que altas dosis de ácido ascórbico por vía oral —cantidades que estaban tan cerca del nivel laxante como fuese posible— eran eficaces para el tratamiento del cáncer. Él también suministraba a sus pacientes dosis enormes por vía intravenosa para tratar una gran variedad de padecimientos. Una de mis pacientes con cáncer aumentó su dosis de vitamina C tanto como pudo, y al final estaba tomando 40.000 mg al día. Seis meses después, su tumor ya no era visible en la tomografía axial computarizada y llegó a vivir otros veinte años. La recuperación de esta paciente cambió mi vida profesional, que se basaba en la praxis puramente psiquiátrica. Los médicos comenzaron a remitirme a sus pacientes terminales en tropel, y desde entonces habré visto a unos quince mil de ellos. Los resultados de mi tratamiento han sido buenos, por lo general mucho mejores que los obtenidos por medio de la cirugía, la radiación y la quimioterapia, tanto solos como en combinación.

Los resultados logrados con dosis altas de ácido ascórbico por vía intravenosa son todavía más impresionantes. El doctor Hugh D. Riordan ha tenido más experiencia tratando a pacientes de cáncer de esta manera que cualquier otro médico; ha demostrado que dosis muy elevadas de vitamina C eran algo con lo que los oncólogos solo podían soñar: una quimioterapia que solamente mataba células cancerosas y dejaba en paz a las normales. Ha sido distinguido con la nueva cátedra creada por la Universidad de Kansas, en la que la doctora Jeanne A. Drisko es su catedrática de Medicina e Investigación Ortomolecular. Esta doctora investiga la seguridad y eficacia de los antioxidantes, entre ellos la vitamina C, en cánceres de ovario recién diagnosticados.

Teniendo en consideración las propiedades de la vitamina C en el cuerpo, no es una sorpresa que se haya mostrado tan valiosa. Me referiré solamente a sus tres papeles más importantes, ya que podrá leerse sobre los demás en este libro:

- Antioxidante. Sin antioxidantes, el oxígeno de la atmósfera nos quemaría lentamente. Es fundamental que el cuerpo mantenga la oxidación bajo control.
- Formación de colágeno. El colágeno es una proteína estructural importante para los tejidos conjuntivos del cuerpo. En el escorbuto, la carencia de vitamina C es lo que hace que el colágeno de los tejidos se rompa muy gravemente.
- Devorador de histamina. Cada molécula de vitamina C destruye una molécula de histamina. Los tejidos sangrantes y la distensión de las fibras de colágeno en el escorbuto son provocados por la acumulación de histamina en el cuerpo, que no contiene la suficiente vitamina C.

El ácido ascórbico es muy seguro. Siempre me ha desconcertado que la profesión médica estuviera muy dispuesta a inventar tantas propiedades tóxicas, cuando la vitamina C no tiene ninguna. Las informaciones manipuladas y falsas predominan, y la profesión sigue considerando esos mitos como verdades; eso es algo que puede cambiar al leer este libro. Por ejemplo, la vitamina C no provoca cálculos en el riñón, ni anemia perniciosa, y no vuelve estériles a las mujeres. La vitamina C no acortó la vida de Linus Pauling, como

afirmaba el doctor Herbert: de hecho, Pauling vivió diecio-
cho años más tomando vitamina C que Herbert sin ella.

El doctor Stone afirmó una y otra vez que se debería
clasificar a la vitamina C como un nutriente importante, que
necesitamos en cantidad y que no podemos fabricar, y no
como una vitamina. Si quieres estar verdaderamente sano,
debes ingerir suficiente vitamina C. Después de haber leído
este libro sabrás por qué y cuánta debes tomar. Tengo noventa años, he venido consumiendo vitamina C desde hace
más de cincuenta y así pienso seguir por siempre jamás. Ha
sido también excelente para mis pacientes, pero no tanto
para mi consulta: los pacientes recuperan la salud demasiado
rápidamente.

ABRAM HOFFER

# Prefacio

La investigación sobre la vitamina C progresa rápidamente, a pesar de que no recibe financiación por parte de la medicina convencional para llevar a cabo estudios sobre sus aplicaciones clínicas. Como se verá, la vitamina C (ácido ascórbico) ha demostrado que es altamente eficaz como antioxidante en las infecciones, el resfriado común, las enfermedades cardíacas y el cáncer. Incluso a dosis muy altas, es segura y no tóxica, a pesar de todas las historias de miedo que hayas oído o leído en los medios de comunicación.

El objetivo de este libro es narrar la historia de cómo ha surgido la controversia sobre la vitamina C, y de cómo continúa, mientras que las evidencias demuestran la validez de la estrategia ortomolecular (megavitamínica). Esta historia relata los valientes esfuerzos de científicos y médicos pioneros en la investigación sobre esta vitamina. Implica también el conocimiento de las influencias políticas y económicas en la medicina moderna. Y, finalmente, ahí están los asombrosos resultados de los estudios sobre la vitamina C, que demuestran la eficacia de esta notable molécula.

Desde sus orígenes hace varias décadas, la medicina ortomolecular, que usa la nutrición como medio de prevenir o curar las enfermedades, ha sido considerada por el estamento médico como un asunto altamente controvertido. Este rechazo de la estrategia ortomolecular tiene pocas bases científicas y refleja que hay un sesgo en el corazón del sistema establecido. En este libro demostramos que las afirmaciones sobre la vitamina C han sido un área de disensión primordial entre la medicina convencional y la medicina ortomolecular.

La disparidad entre los informes clínicos halagüeños sobre la vitamina C y las insignificantes investigaciones subsiguientes es enorme. Los resultados clínicos, bien documentados, indican que el ácido ascórbico, en grandes cantidades, es un antibiótico eficaz contra las infecciones, tanto víricas como bacterianas; que, asimismo, es un agente anticancerígeno sin toxicidad, que avergüenza a la quimioterapia convencional, y que también es una cura para las enfermedades del corazón. Estas afirmaciones se consideran absurdas por parte de la medicina convencional, lo que constituye un punto de vista que carece totalmente de base científica. El sistema establecido, al no financiar ni llevar a cabo experimentos sobre el papel clínico de los niveles ortomoleculares de los nutrientes, continúa eludiendo la realidad científica.

Sostenemos que, algún día, la medicina que no incluya la terapia de la vitamina C será comparada a los partos sin higiene o a la cirugía sin anestesia.

# Capítulo 1

# Una molécula notable

*La insensatez consiste en hacer las mismas cosas una y otra vez y esperar que haya resultados diferentes.*

Atribuido a **ALBERT EINSTEIN**

Las vitaminas son fundamentales, porque sin ellas la gente sufriría de mala salud o incluso llegaría a morir. Puesto que se ha definido a las vitaminas como algo indispensable, todas ellas son, en cierto sentido, igualmente importantes. No obstante, de algunas se necesitan cantidades mayores que de otras, y más frecuentemente. Cuando hemos preguntado a los nutricionistas cuál sería el nutriente individual que escogerían si solamente pudieran elegir uno, casi todos se decantaban por la vitamina C. Esto no se debe solo a la popularidad de esta vitamina, sino que refleja el papel generalizado que interpreta en la salud y en la enfermedad.

Un relato completo de la vitamina C nos lleva a un viaje por la evolución, así como a la historia humana reciente, e incluye la psicología y el control social de las instituciones. La vitamina C abre una ventana sobre los errores y las confusiones que abundan en la medicina convencional. La verdadera historia de la vitamina C tiene que ver no solamente con la historia de los valerosos médicos y científicos que quieren sacar la verdad a la luz, sino también con las presiones y las maquinaciones que se ejercen sobre los médicos, lo que hace que seguir el camino científico les sea tan difícil.

## CONCEPTOS BÁSICOS SOBRE LA VITAMINA C

La vitamina C es una molécula pequeña, una sustancia cristalina blanca de estructura semejante a la glucosa. Es una molécula simple, llamada ácido ascórbico o ascorbato, compuesta de seis átomos de carbono, seis de oxígeno y ocho de hidrógeno, enlazados por uniones químicas. Es un ácido débil y tiene un sabor ligeramente ácido, pero muchos suplementos alimenticios utilizan formas salinas (ascorbato de sodio, ascorbato de calcio o ascorbato de magnesio), que son neutras o ligeramente alcalinas, más que ácidas, y que pueden ser más indulgentes con los estómagos sensibles. El ácido ascórbico tiene aproximadamente el mismo nivel de acidez que una fruta cítrica o un refresco de cola. En nuestros alimentos se puede encontrar algo de vitamina C (especialmente en las frutas y verduras), pero una dieta normal no proporciona cantidades suficientes para lograr una salud óptima.

La vitamina C desempeña muchas funciones en el cuerpo. Los huesos y sus ligamentos y tendones conectores reciben su fuerza de una larga molécula proteínica, alargada como una cuerda, llamada colágeno. El colágeno es una proteína estructural que actúa como las fibras incrustadas en los compuestos de fibra de vidrio, y la vitamina C es vital para la producción del colágeno por parte del organismo. La ausencia de vitamina C causa el escorbuto, que origina encías esponjosas, dientes aflojados y membranas mucosas dolorosas y sangrantes. Varios de estos síntomas se producen por falta de colágeno y de tejido conjuntivo en los vasos sanguíneos, que se vuelven frágiles e incapaces de responder adecuadamente a la presión sanguínea y a otras tensiones.

La vitamina C tiene un papel protector del cerebro y del sistema nervioso sobre los efectos negativos del estrés. La síntesis y el mantenimiento de los mensajeros químicos (neurotransmisores), la adrelina (epinefrina) y la noradrelina (norepinefrina), dependen de un suministro adecuado de vitamina C. Esos neurotransmisores son vitales para el funcionamiento del cerebro y tienen un notable efecto en el estado de ánimo de la gente. Funcionan como hormonas señalizadoras del estrés y se producen en las glándulas adrenales (suprarrenales), de donde deriva su nombre. Las glándulas adrenales y el sistema nervioso central mantienen altos niveles de vitamina C por medio de bombas celulares especiales, que absorben la vitamina cuando hay deficiencia de ella en el cuerpo.

El ácido ascórbico también se necesita para la síntesis de la carnitina, una pequeña molécula involucrada en el transporte de las grasas (lípidos) a los mitocondriones, u «hornos», de las células corporales, donde se queman los nutrientes para producir energía.[1] La energía obtenida se usa tanto para impulsar las actividades de las células como para proporcionar electrones antioxidantes que previenen la oxidación perjudicial. La vitamina C está implicada en la descomposición del colesterol para formar ácidos biliares; esto puede tener consecuencias para aquellos que deseen rebajar sus niveles de colesterol. Aunque generalmente se exagera el papel del colesterol en las enfermedades cardiovasculares, la acción de la vitamina C sobre los niveles de colesterol indica que los niveles elevados de colesterol pueden reducir el riesgo de formación de cálculos biliares.[2]

La vitamina C es muy conocida como antioxidante. Los antioxidantes son sustancias que luchan contra los radicales libres que pueden dañar los tejidos y provocar enfermedades. Como antioxidante principal de la dieta, la vitamina C, soluble en agua, es esencial para la salud. La escasez de vitamina C tiene como resultado daños de los radicales libres en las moléculas fundamentales del cuerpo. Las moléculas afectadas pueden ser el ADN (ácido desoxirribonucleico), las proteínas, los lípidos (grasas) y los carbohidratos. Los mitocondriones, las toxinas químicas del tabaco y los rayos X son ejemplos de fuentes de los dañinos radicales libres y de la oxidación. A veces se subestima la importancia que tiene la vitamina C a la hora de prevenir los daños de los radicales libres, el envejecimiento y la oxidación.

Un suministro adecuado de vitamina C posibilita la regeneración de la vitamina E y de otros antioxidantes. El principal antioxidante soluble en agua que se genera en nuestras células se llama glutatión, una molécula proteínica pequeña que desempeña un papel central en la protección de nuestras células ante los daños de la oxidación.[3] Ya que se encuentra normalmente en concentraciones diez veces superiores a la de la vitamina C, se ha considerado a menudo que su papel es aún más importante. No obstante, las funciones de la vitamina C y del glutatión están enlazadas. En el caso de animales que pueden producir su propia vitamina C, aquellos a los que les falta glutatión lo compensan sintetizando vitamina C adicional. Darles ácido ascórbico a los animales puede aumentar sus niveles de glutatión, y niveles altos de glutatión pueden evitar la pérdida de vitamina C. En cobayas y ratas recién nacidas, que son incapaces de sintetizar el ascorbato, la deficiencia de glutatión es mortal. Sin embargo, la muerte de tales animales puede evitarse suministrándoles dosis elevadas de ascorbato.[4] De forma semejante, en cobayas alimentadas con una dieta deficiente en vitamina C, el inicio del escorbuto puede retrasarse suministrándoles éster monoetílico de glutatión, un agente distribuidor de glutatión.[5] Un papel primario del glutatión es el de reciclar la vitamina C oxidada, de manera que pueda seguir funcionando como antioxidante. La vitamina C es necesaria para el funcionamiento antioxidante del glutatión, aunque el glutatión esté presente en cantidades muchísimo más grandes.[6] Esta relación entre antioxidantes indica que una ingesta alta de vitamina C es decisiva para prevenir los daños causados por la oxidación, asociados con la enfermedad y el envejecimiento.

## LA MARAÑA DE LA VITAMINA C

Prácticamente todo lo que los médicos nos han dicho sobre la vitamina C está equivocado. La opinión médica actual establece que la gente puede conseguir todos sus requisitos vitamínicos de una dieta saludable. Nos dicen que consumamos cinco raciones, o quizá hasta nueve, de frutas y verduras cada día y que no necesitamos suplementos dietéticos. Comer frutas y verduras será útil para prevenir las enfermedades cardíacas y el cáncer; sin embargo, la gente no ha adoptado este cambio en sus dietas. En una encuesta realizada a 4.278 personas en el Reino Unido, dos terceras partes dijeron que no consumían las raciones de frutas y verduras recomendadas.[7] En Irlanda del Norte, solamente el 17% de los encuestados declaró comer cinco raciones al día. No es sorprendente que el público no quiera aceptar las recomendaciones de las instituciones, si consideramos las incongruencias del consejo y la falta de evidencias que lo apoyen.

Los inuit[1] consumen una dieta alta en proteínas y grasas. Los esquimales tradicionales, que viven en un entorno de paisajes inhóspitos conformados por unas temperaturas glaciales, vivían de una dieta con muy pocos alimentos vegetales y sin productos lácteos, ni de granja. Subsistían principalmente de la caza y la pesca. Los de la costa aprovechaban los recursos del mar, mientras que los que vivían más tierra adentro lo hacían del caribú, incluyendo la vegetación predigerida que encontraban en el estómago de los animales, y que consistía en musgos, líquenes y plantas de la tundra. Sin embargo, los inuit no padecían de altos niveles de enfermedades cardíacas, a pesar de esta dieta rica en grasas saturadas y pobre en frutas y verduras. De forma semejante, la gente que sigue la dieta Atkins no sufre más enfermedades cardíacas. Estas dietas están apenas equilibradas desde un punto de vista convencional, y no incluyen la mezcla de cereales, frutas, verduras, carne, huevos y productos lácteos de las pirámides de alimentos recomendadas habitualmente. En un sentido convencional, esas dietas no serían adecuadas. Mientras que

---

1. Nombre común para los distintos pueblos esquimales que habitan las regiones árticas de América y Groenlandoa.

los inuit tienen que consumir unos pocos miligramos de vitamina C para evitar el escorbuto agudo, sería de esperar que la gente sucumbiera rápidamente, por mala salud, con una dieta de poco más que grasas y proteína animal. O, al menos, eso es lo que los llamados expertos han venido diciéndonos.

Los inuit mantienen una salud razonablemente buena con una dieta en apariencia pobre.[8] Su dieta y la dieta Atkins tienen algo en común que las hace lo suficientemente idóneas, aunque están muy lejos de ser las óptimas para una buena salud. La de los Inuit modifica el perfil antioxidante, y puede reducir los daños de los radicales libres y la necesidad de altos niveles de vitamina C.[9] Ambas dietas contienen una proporción relativamente alta entre el azúcar y la vitamina C: aunque la ingesta de vitamina C es baja en la dieta de los inuit, la caída del consumo de carbohidratos es mucho mayor. Una dieta occidental típica puede llegar a contener 500 g de carbohidratos diarios, pero menos de 50 mg de vitamina C. Lo importante es que el azúcar evita la absorción de la vitamina C en las células. Aunque los inuit presentan una ingesta menor de vitamina C, utilizan la molécula de forma más eficaz, ya que la competición con los azúcares, especialmente la glucosa, es también menor. La dieta esquimal, baja en carbohidratos, compensa parcialmente la menor ingesta de vitamina C.

El beneficio principal de las frutas y las verduras es que proporcionan una ingesta mayor de antioxidantes, especialmente de vitamina C. En este libro se explica por qué consumir más verduras, aunque sea un buen consejo, no proporciona todos los beneficios de los suplementos de vitamina C. Algunos médicos afirman que una dosis alta de ácido ascórbico funciona como un poderoso agente antiinfeccioso, que posee el potencial de erradicar las enfermedades cardíacas y de prevenir o tratar el cáncer. Nadie afirma que consumir unas pocas verduras más proporcione los enormes beneficios atribuidos a la vitamina C.

## DIRECTAMENTE DE LA FUENTE

La controversia suscitada sobre la vitamina C se hizo muy conocida cuando el químico y premio Nobel Linus Pauling defendió las megadosis de vitamina C para prevenir y tratar enfermedades como el resfriado común. El doctor Pauling manifestó que la gente necesita dosis cien veces mayores que las recomendadas por los médicos y demás expertos en nutrición. La respuesta de la profesión médica consistió en un ataque devastador contra la capacidad científica del doctor Pauling —algunos incluso llegaron a llamarle «matasanos».

Tras su muerte en 1994, el sistema dijo haber demostrado que Pauling estaba equivocado y que una persona solamente necesita cantidades pequeñas de vitamina C. Decían que si se consumía más, la vitamina no sería absorbida y no tendría los efectos saludables que el doctor Pauling y otros afirmaban; como veremos, las evidencias científicas recientes no apoyan esta afirmación. Históricamente se ha considerado a las vitaminas como micronutrientes esenciales para la buena salud. Sin ellas una persona podría enfermar, o incluso morir. Un micronutriente es una sustancia, como una vitamina o un mineral, necesaria en cantidades diminutas para el crecimiento y el metabolismo adecuados de un organismo vivo. Por definición, cantidades mayores de micronutrientes no son esenciales y hasta podrían ser tóxicas.

La vitamina C recibió su nombre antes de que fuese descubierta y aislada la sustancia que previene la enfermedad asociada a su deficiencia, el escorbuto. Eso resultó prematuro, ya que sus propiedades no podían calcularse antes de que su identidad química fuese establecida. La denominación «vitamina C» presupone que solamente se necesitan pequeñas cantidades de la sustancia. Cuando el médico Albert Szent-Györgyi aisló el ácido ascórbico por primera vez y lo identificó como vitamina C, en el período entre 1927 y 1933, se dió perfecta cuenta de que esta idea preconcebida podría perjudicar las posteriores investigaciones científicas sobre la sustancia. El doctor Szent-Györgyi sospechó desde el principio que, para una salud óptima, la gente necesitaría la vitamina C en niveles medidos en gramos. Según se iban aislando e investigando otras vitaminas, las cantidades de estas necesarias para prevenir enfermedades agudas parecían pequeñas, de manera que la idea de que las vitaminas son micronutrientes se convirtió en un dogma nutricional.

Desde entonces la opinión científica sobre la mayoría de las vitaminas se ha dividido en dos campos. El primero de ellos tiene un apoyo gubernativo y oficial, más que nada por razones históricas. Este grupo oficial considera que la ingesta de vitaminas debe ser solo la suficiente para prevenir los síntomas de deficiencias agudas, como ocurre con el escorbuto. Según este punto de vista convencional, las ingestas superiores al nivel mínimo se consideran innecesarias y pueden presentar algunos peligros teóricos. Estos peligros no se ven apoyados por las evidencias que existen sobre la vitamina C.

Un segundo grupo de científicos y médicos, a los que llamamos grupo ortomolecular, mantienen que las evidencias son incompletas. «Ortomolecular» es una palabra acuñada por Linus Pauling para describir el uso de nutrientes y constituyentes normales («orto») del cuerpo, en cantidades óptimas, como tratamiento primario. Así pues, la salud óptima podría necesitar mucho más que solamente una ingesta mínima. Los científicos de este grupo consideran que la evidencia de los efectos que tiene sobre la salud ingerir vitaminas y nutrientes es, lamentablemente, insuficiente; dicho de otra manera, no disponemos de los datos necesarios para calcular las ingestas óptimas. Si los científicos ortomoleculares están en lo correcto, la nutrición óptima podría prevenir la mayoría de las enfermedades humanas crónicas.

Sorprendentemente, la diferencia entre las recomendaciones convencionales y las ortomoleculares no es muy grande para la mayoría de las vitaminas y minerales. La cantidad diaria recomendada (CDR) para la vitamina E es de 12 unidades internacionales (UI), mientras que los médicos de orientación ortomolecular habitualmente recomiendan niveles más altos, en un intervalo de entre 100 y 1.000 UI al día (entre cinco y cincuenta veces la CDR). En comparación, la discrepancia correspondiente a la vitamina C es enorme. La CDR para la vitamina C en los Estados Unidos es de 90 mg al día para un hombre adulto, mientras que científicos como el doctor Pauling han recomendado valores de 2 a 20 g (2.000-20.000 mg) diarios. Esta diferencia es aún mayor en el caso de enfermos. La postura oficial es que niveles de vitamina C mayores de 90 mg no son beneficiosos; sin embargo, médicos como Robert F. Cathcart III, investigador pionero en la vitamina C, han venido usando dosis de hasta 200 g (200.000

mg) al día para tratar algunas enfermedades, una ingesta unas dos mil veces mayor que la CDR.

Hay una historia que viene al caso, atribuida a Francis Bacon (1561-1626), que fue una figura destacada en la filosofía natural y trabajó en el período de transición entre el Renacimiento y la primera Edad Moderna.[10] En 1432, ciertos frailes tuvieron una disputa sobre el número de dientes que había en la boca de los caballos. La discusión se propagó con furia durante trece días, conforme los eruditos consultaban libros y manuscritos antiguos esforzándose por encontrar la respuesta definitiva. Hasta que, al decimocuarto día, un joven fraile preguntó inocentemente si le estaba permitido ir a buscar un caballo y mirar dentro de su boca. En medio de un griterío tremendo, los otros frailes le atacaron y le expulsaron. ¡Estaba claro que Satanás había tentado al neófito y había hecho que manifestase formas impías de encontrar la verdad, contrarias a las enseñanzas de los padres!

La historia de Bacon nos parece pintoresca en nuestra era tecnológica actual; desgraciadamente, la forma que tenían los frailes de esconderse de la realidad, al estipular cómo debía buscarse la verdad, es la que prevalece en la medicina moderna. Conforme se vaya desplegando la historia de la vitamina C, este nutriente simple dejará al descubierto que la medicina moderna es un oficio dominado por las autoridades institucionales, más que una disciplina científica. Por ejemplo, los ensayos clínicos han utilizado creencias acientíficas sobre la función de los placebos en un intento de negar sus efectos. Los médicos tradicionalistas han tergiversado las dosis bajas de vitamina C, como si correspondiesen a las grandes dosis cuya eficacia se afirma. La medicina convencional deja a un lado e ignora las observaciones clínicas sobre las dosis altas de vitamina C, en menoscabo de la salud de la población.

## UN ASUNTO DE SUPERVIVENCIA

Aunque la vitamina C es esencial para la vida, la mayoría de los animales no necesitan consumirla porque la fabrican ellos mismos en sus cuerpos. Sin embargo, algunos animales, entre ellos los seres humanos, han perdido la capacidad de sintetizarla. De hecho, se han convertido en mutantes del ascorbato, que tienen que confiar en la vitamina C de sus dietas. Sin ella, mueren. Su deficiencia en los seres humanos, simios y cobayas provoca una enfermedad fatal, el escorbuto.

Hace unos cuarenta millones de años, los antepasados de los seres humanos eran unos mamíferos pequeños y cubiertos de pelo. Una de esas criaturas perdió el gen de una enzima necesaria para sintetizar el ácido ascórbico, tal vez por una mutación genética inducida por la radiación.[11] Por consiguiente, los descendientes de esa criatura mutante fueron incapaces de fabricar la vitamina C. Presuntamente, eran en gran medida vegetarianos y consumían una dieta rica en ácido ascórbico, de manera que la pérdida de la enzima no fue catastrófica.

La aptitud evolutiva consiste en la capacidad de un organismo de dejar descendencia viable. Sorprendentemente, la pérdida del gen para fabricar vitamina C no tuvo un gran efecto negativo en la aptitud evolutiva ni en la supervivencia de nuestros ancestros. Sabemos esto porque, en caso contrario, las especies animales con esta mutación se habrían extinguido, y no lo hicieron. Y es probable que algunos animales, incluyéndonos a nosotros, obtuviesen una ventaja evolutiva al perder el gen para fabricar la vitamina C.

Los seres humanos no son las únicas criaturas que necesitan consumir vitamina C. Hay otras, como las cobayas, los simios, algunos murciélagos y varias especies de aves, que también lo precisan. Todos estos animales han evolucionado con éxito y han sobrevivido a la lucha por la existencia durante millones de años. Si la capacidad de fabricar la vitamina C se hubiera perdido solamente en una ocasión durante la evolución, podríamos llegar a la conclusión de vernos ante una rareza interesante. Sin embargo, en el árbol de la vida, las aves y los mamíferos se separaron mucho antes del tiempo en que nuestros ancestros perdieron el gen. Parece que las aves se originaron desde los reptiles, en los períodos jurásico superior y cretácico inferior (hace unos ciento cincuenta millones de años). Los mamíferos evolucionaron desde los reptiles mucho antes, en los períodos carbonífero y pérmico (hace aproximadamente entre doscientos cincuenta y trescientos cincuenta millones de años). Esto indica que las aves y los mamíferos perdieron los genes para fabricar la vitamina C de forma separada e independiente.

En los seres humanos la falta de vitamina C provoca el escorbuto, que produce hemorragias y hematomas por todo el cuerpo. Las encías se inflaman, los dientes se caen y, en pocos meses, el paciente muere de una forma horrible. En los primeros viajes por mar el escorbuto mató a muchos marineros. Extrañamente, algunos eran más resistentes a la enfermedad que otros, lo que podría indicar que unos pocos mantenían una cierta capacidad bioquímica para fabricar vitamina C o para mantener sus niveles en el cuerpo.

Afortunadamente, incluso unos pocos miligramos de vitamina C al día previenen el escorbuto agudo. Podríamos preguntarnos por qué los humanos primitivos no morían de escorbuto y no se extinguían: Los animales herbívoros, incluidos los simios, viven en su mayor parte de una dieta vegetal y su ingesta de vitamina C es alta. Estudiando la dieta de los grandes monos, Linus Pauling calculó que los humanos primitivos probablemente tenían una ingesta de entre 2,5 y 9 g de vitamina C al día.[12] Si un animal consumía una dieta con abundante vitamina C, la pérdida del gen para fabricarla no habría provocado una merma de aptitud evolutiva. Por consiguiente, podemos suponer razonablemente que nuestros ancestros primitivos eran fundamentalmente vegetarianos.

El éxito evolutivo también depende de la reproducción. Siempre y cuando los jóvenes consumiesen suficiente vitamina C para evitar el escorbuto agudo, la ausencia del gen no habría hecho disminuir la aptitud evolutiva de los humanos primitivos. Habría habido la vitamina C suficiente para evitar la enfermedad y mantener los niveles de aptitud durante todo el período de la concepción y la crianza de los niños.

En tiempos de abundancia, la pérdida del gen de la vitamina C podría haber tenido solamente un efecto mínimo. De hecho, los animales vegetarianos que carecen del gen pueden disfrutar de una ligera ventaja energética, puesto que no necesitan fabricar internamente la sustancia. Los animales con el gen y los mutantes que lo habían perdido podrían haber coexistido durante largos períodos en la misma población. Sin embargo, cuando el suministro de alimentos se acortaba, aquellos que no desperdiciaban energía vital en fabricar la vitamina C podrían haber tenido una ventaja para la supervivencia. En palabras del doctor Cathcart, los mutantes podrían haber «superado por hambre» a aquellos que tenían el gen. Durante los períodos de tensión evolutiva máxima, los animales carentes del gen de la vitamina C podrían haber predominado hasta el punto de que los portadores del gen se extinguieran.

## Una ventaja evolutiva

Varias evidencias indican que la población humana cayó estrepitosamente en el pasado. En muchas especies vemos que los cuellos de botella evolutivos son sorprendentemente comunes, porque una especie existe solo mientras pueda competir por su lugar en el ecosistema. La mayoría de las especies que han existido en la Tierra ya se han extinguido. Una especie típica tiene un período vital de unos diez millones de años.[13] Las evidencias actuales indican que los humanos casi se extinguieron hace unos ciento cincuenta mil años; los estudios genéticos muestran que todos los humanos surgieron de una pequeña población de África entre ciento cincuenta mil y doscientos mil años atrás.[14] Una interpretación creativa de los hechos científicos sigue la pista de toda la vida humana hasta una sola mujer, que vivía hace unos ciento cincuenta mil años en el Este de África, el área que ahora abarca Etiopía, Kenia y Tanzania. La «Eva mitocondrial», como se la conoce, es el antepasado femenino común, o matrilineal, más reciente de todos los seres humanos.[15]

Para comprender la importancia de la Eva mitocondrial, hay que recordar que las células humanas contienen unos orgánulos pequeños, llamados mitocondrias, que mantienen la maquinaria química que nos suministra la energía.

Las mitocondrias tienen su propio material genético (ADN), que se transmite a los niños por medio del huevo materno (*ovum*).[16] El esperma masculino es mucho menor que el huevo y no aporta mitocondrias al feto. Los científicos han demostrado que todos los seres humanos tienen el ADN mitocondrial originado en un solo individuo. Esta Eva no vivió sola y probablemente residió en un pueblo pequeño o una comunidad reducida, donde sus hijos tuvieron alguna ventaja evolutiva sobre los demás niños de la tribu.

Existe el correspondiente antepasado masculino común, el llamado «Adán cromosomático Y», que vivió hace entre sesenta mil y noventa mil años. Los cromosomas son paquetes de genes que transfieren el ADN a las células de la descendencia. Los niños adquieren de su padre un cromosoma Y, que se empareja con un cromosoma X de la madre y crea el par XY que define al sexo masculino. Las niñas reciben un cromosoma X de cada progenitor y forman el par XX. Los científicos han seguido las mutaciones en los cromosomas X e Y en el tiempo para identificar al Adán cromosomático Y. A diferencia del Adán bíblico, el Adán cromosomático Y vivió muchos miles de años después de la Eva mitocondrial. Nuestros Adán y Eva bíblicos no deben ser considerados como hechos científicos, sino como historias para ilustrar una interpretación posible de las evidencias disponibles.

Una explicación posible para el Adán cromosomático Y es un acontecimiento supervolcánico que ocurrió hace entre setenta mil y setenta y cinco mil años en el lago Toba, en Indonesia, suceso que podría haber devastado la población humana.[17] Los humanos podrían haber quedado reducidos a unos pocos miles de parejas reproductoras, creándose así un cuello de botella en la evolución humana. El acontecimiento geológico fue de una magnitud quizá miles de veces mayor que la erupción que destruyó el monte Saint Helens, y pudo haber hecho descender la temperatura global durante varios años, desencadenando posiblemente una era glacial. Es posible que el Adán cromosomático Y fuese simplemente el superviviente más eficaz de la catástrofe supervolcánica de Toba.

Esta historia ilustra lo grave que puede ser la presión de la selección sobre los seres humanos. Si la pérdida del gen de la vitamina C proporcionó una capacidad aumentada para sobrevivir períodos de hambruna, también podría haber asegurado la supervivencia final de la especie humana. Es posible explicar a nuestra Eva mitocondrial suponiendo que una mutación en su ADN mitocondrial le otorgó una gran ventaja sobre los demás humanos. En este caso, podría haberse incrementado la población de gente que heredó las mitocondrias de Eva, lo que podría haber hecho que al final esa gente reemplazase a todas las demás formas. Podríamos explicar al Adán cromosomático Y de un modo parecido.

A diferencia de los simios y de otros muchos mamíferos, los humanos poseen muy poca diversidad genética; esto podría haber sido causado por cuellos de botella en la población.[18] Cualquier gen que esté representado en solo un pequeño número de individuos está en peligro de eliminación. Ha habido muchas veces en las que la carencia del gen para la vitamina C podría haber conferido una ventaja evolutiva; los cuellos de botella de la población pueden haber asegurado que los individuos sin el gen llegasen a dominar. Nosotros acarreamos las consecuencias de este accidente evolutivo en nuestros genes.

## El coste del gen perdido

A pesar de su beneficio evolutivo, la pérdida del gen para la vitamina C podría haber situado a los ancianos bajo graves carencias y enfermedades. Una vez que un animal ya se ha reproducido, la selección evolutiva es menos eficaz. En los seres humanos modernos, y en algunos grupos animales, los abuelos pueden estar involucrados en la crianza de los jóvenes, pero en términos evolutivos eso es un factor secundario. En estado salvaje los animales viejos son infrecuentes y los amplios grupos familiares constituyen la excepción. La pérdida del gen para la vitamina C puede conducir a numerosos problemas, como la artritis, las enfermedades cardiovasculares, el cáncer y una respuesta inmunitaria disminuida. Sin embargo, la muerte de un animal que ya ha completado su fase reproductiva no evita que su descendencia capaz forme la siguiente generación. Siempre y cuando esas enfermedades crónicas ocurriesen en un momento posterior de la vida, su efecto sobre la aptitud evolutiva sería pequeño. En términos evolutivos no importa que una cobaya vieja sufra, mientras haya dejado detrás un gran número de descendientes jóvenes y sanos.

Así pues, la evolución humana puede haber otorgado la capacidad de sobrevivir a largos períodos de escasez de alimentos, pero a expensas de padecer enfermedades crónicas. Tales enfermedades serían un problema solo si la ingesta de vitamina C en la dieta fuese insuficiente para las necesidades a largo plazo. No sabemos mucho de nuestros antepasados mamíferos ni del tiempo en el que se perdió el gen para la vitamina C. Cuarenta millones de años es poco tiempo después de la extinción de los dinosaurios, y solo tenemos un registro escaso de huesos fosilizados de esa época. Y más importante aún, disponemos de escasa información de la dieta de nuestros antepasados.

La dieta típica de los seres humanos modernos no consiste predominantemente en verduras ricas en vitamina C. Aunque la gente disfruta de vidas razonablemente largas con esa ingesta limitada, padece cada vez más de enfermedades degenerativas y de una menor calidad de vida. Este sufrimiento innecesario podría no ocurrir si el gen perdido estuviese presente. Nuestra incapacidad para fabricar nuestro propio ascorbato significa que cada niño recién nacido viene de fábrica con una dependencia de vitamina C, con una deficiencia innata de vitamina C.

## LOS BENEFICIOS PARA LA SALUD DE LA VITAMINA C

La verdadera historia de la vitamina C se ha hecho más clara en los últimos años, conforme las afirmaciones de sus singulares beneficios son confirmados por las evidencias disponibles. La idea de que dosis bajas de ascorbato (a niveles de la CDR) sean lo óptimo para los seres humanos tiene poco apoyo científico. Los antioxidantes como la vitamina C son esenciales para la vida, porque los procesos de la enfermedad conllevan casi siempre ataques de los radicales libres, a los que las defensas antioxidantes pueden contraatacar.

La gente va a la consulta del médico esperando recibir una información clara e imparcial de lo que la hace enfermar y de su tratamiento. Y aún más importante que eso: necesita saber qué puede hacer para prevenir las enfermedades. A los pacientes les gustaría tener la información necesaria para tomar decisiones, pero en muchos casos no se les proporciona esta información y, a menudo, los médicos son incapaces de evaluar los datos que necesitan para tomar las mejores decisiones para los intereses de sus pacientes.[19] Con frecuencia la gente no toma en consideración los consejos de los expertos y suplementan su dieta con dosis elevadas de vitamina C y otros antioxidantes. Acaso sorprenda, pero varios grupos de individuos independientes pueden lograr frecuentemente soluciones más acertadas que las que obtienen selectos comités de expertos.[20] Así pues, esta decisión popular tal vez sea un signo de que la medicina se ha extraviado y rehúsa responder racionalmente a las evidencias, porque es incapaz de ello o porque no lo desea.

Dosis elevadas de vitamina C —estamos hablando de gramos— pueden prevenir muchas enfermedades, pero se necesitan dosis mucho más altas para su tratamiento. Las enormes dosis necesarias para la terapia se reciben a menudo con gran desconfianza. Cuando informamos a los médicos de que pueden ser necesarios 50 o 100 g (50.000-100.000 mg) de vitamina C al día para tratar el resfriado común, su escepticismo se transfiere de la eficacia del tratamiento al tamaño de la dosis. La mayoría de los estudios clínicos solamente consideran dosis de un solo gramo. Una dosis cien veces mayor tiene propiedades muy diferentes.

Un motivo para la controversia sobre la vitamina C son los contradictorios resultados clínicos de los ensayos que utilizaron dosis no adecuadas, cien veces menores que las necesarias, y que han roto repetidamente las reglas básicas de la farmacología.[21] Como analogía, imagina que estudiamos a 20.000 mujeres jóvenes fértiles que toman píldoras anticonceptivas para evitar el embarazo. Los investigadores quieren demostrar que las píldoras no funcionan, de modo que les dan una al mes en lugar de una al día, que es lo indicado. Los sujetos de control toman una pastilla de azúcar (placebo) al mes. Ahora bien, supón que los resultados de este ensayo de cinco años de duración indican que cuando se toma una píldora anticonceptiva al mes, las mujeres quedan embarazadas en la misma proporción que las que toman una pastilla de azúcar. Ninguna persona razonable daría como buena la afirmación de que «el ensayo demuestra que la píldora no evita el embarazo». No se puede esperar que una píldora de uso diario administrada una vez al mes tenga el mismo efecto que si se toma en su dosis diaria. Sin embargo, esta es la metodología equivalente a los estudios de vitamina C con los que se ha pretendido demostrar que es ineficaz.

La ingesta óptima de vitamina C es la cantidad que evita las enfermedades mientras, a la vez, reduce al mínimo los riesgos potenciales. Es una suposición muy arriesgada creer que una ingesta para prevenir el escorbuto agudo será la adecuada para prevenir otras enfermedades. Es más, existen evidencias significativas de que la ingesta de vitamina C necesaria para prevenir las enfermedades crónicas es mucho mayor que la establecida como CDR. Desgraciadamente, no se han llevado a cabo estudios directos sobre las enfermedades crónicas y las dosis elevadas de vitamina C, de manera que tenemos que fundamentar nuestras conclusiones sobre una base insuficiente de conocimientos. Normalmente los estudios prospectivos (de *población base* o *cohorte*) proporcionan la información más directa. En este tipo de estudios la ingesta de vitamina C se calcula para grandes cantidades de sujetos (cohortes), a los que se va controlando con el tiempo para ver si desarrollan enfermedades crónicas específicas. Tales estudios son caros y a menudo resultan imprecisos. Por ejemplo, la ingesta de vitamina puede calcularse por medio de un cuestionario, y llevar a cabo su enfoque por las proporciones típicas que se encuentran en artículos alimenticios concretos. Las dietas de la gente pueden cambiar con el tiempo y las tablas de contenido no llevan la cuenta de artículos específicos: las zanahorias frescas de cultivo orgánico contienen más vitamina C que las que se encuentran en conserva, por ejemplo.

Para obtener un cálculo acertado de la ingesta óptima, sería necesario que esos estudios incluyeran ingestas de vitamina C que variasen entre 50 y 10.000 mg al día, y esto no se ha hecho. Algunos investigadores indican, de manera extraña, que la vitamina C presente en los alimentos es, de algún modo, más eficaz que la misma molécula contenida en los suplementos. Sin embargo, una explicación alternativa es que los métodos utilizados para calcular la ingesta de vitamina C con los alimentos tienen una precisión limitada. Otra explicación posible se relaciona con el hecho de que comemos varias veces al día y que la vitamina C se libera de los alimentos en forma más gradual que de los suplementos.[22]

El escorbuto

Mucha gente relaciona la palabra «escorbuto» con las clases de historia, más que con la salud contemporánea. Finalmente, el Almirantazgo británico, tras un retraso de cincuenta años, sancionó el descubrimiento de James Lind, en 1747, de que consumir limones podía prevenir el escorbuto. Miles de marineros murieron en el período intermedio. Desgraciadamente para ellos, el coste de suministrar frutas cítricas era mayor que el de reclutar nuevos marinos. Por aquel entonces, como ocurre hoy, las consideraciones económicas tenían a menudo prioridad sobre la ciencia o el bienestar de las personas.

Quienes padecen escorbuto agudo al final sufren hematomas, sangrados de las articulaciones que provocan hinchazón y dolores agudos, así como pérdida de cabello y dientes. Como ya hemos explicado, esos síntomas son resultado de la falta de colágeno. Los síntomas tempranos, al inicio de la enfermedad, incluyen la fatiga, que es consecuencia de la capacidad reducida para fabricar carnitina, y la vulnerabilidad ante los esfuerzos, por culpa de los bajos niveles de adrenalina y noradrenalina.

En los países desarrollados el escorbuto agudo es infrecuente, ya que consumir unos pocos miligramos de vitamina C al día previene la enfermedad, pero brotes de escorbuto son frecuentes en el Tercer Mundo. Sin embargo, incluso en las áreas desarrolladas, las personas que padecen de enfermedades crónicas, los débiles, los ancianos y los niños pueden estar en peligro, y los niveles bajos de vitamina C en sangre son comunes.[23] El escorbuto crónico puede surgir si una persona tiene una ingesta de vitamina C en cantidad suficiente para prevenir una muerte dolorosa a corto plazo, pero no para mantenerla sana.

## Prevención de las enfermedades cardíacas y las apoplejías

Muchos estudios prospectivos indican que ingestas bajas de vitamina C están asociadas con un riesgo mayor de sufrir enfermedades cardiovasculares. A pesar de que tales estudios no incluyen una investigación sobre ingestas más altas, se supuso, erróneamente, que aproximadamente 100 mg de vitamina C al día proporcionan una máxima reducción de riesgos. El primer Estudio sobre la Salud Nacional y Examen de la Nutrición calculó que el riesgo de muerte por enfermedades cardiovasculares era un 25% más bajo en las mujeres y un 42% en los hombres que tomaban suplementos de vitamina C.[24] La ingesta promedio de vitamina C en suplemento era de 300 mg al día.[25]

En un análisis de nueve estudios, que cubrían una población de 290.000 adultos, se averiguó que aquellos que tomaban suplementos de más de 700 mg diarios de vitamina C tenían un riesgo de enfermedades cardíacas un 25% menor. Esos sujetos tenían aparentemente un sistema cardiovascular sano al comienzo del análisis, que se desarrolló durante diez años.[26] Un estudio realizado con 85.000 enfermeras durante un período de dieciséis años, averiguó que ingestas más altas de vitamina C contribuían a la prevención de las enfermedades cardiovasculares.[27] Una vez más, las altas ingestas de suplementos de vitamina C (un promedio de 359 mg al día) estaban ligadas a una reducción del 27-28% en los riesgos de enfermedades cardiovasculares. En particular, las enfermeras que no tomaban suplementos no se beneficiaron de esta reducción del riesgo.

Se han obtenido resultados semejantes para la vitamina C y la apoplejía. Un estudio cubrió una observación durante un período de veinte años que documentaba 196 casos de apoplejías (incluyendo 109 infartos cerebrales y 54 hemorragias). Los sujetos que presentaban los niveles más altos de vitamina C en sangre tenían un riesgo de apoplejía un 29% menor que aquellos con los niveles más bajos de la vitamina.[28]

Un estudio de una comunidad rural japonesa siguió a 880 hombres y 1.240 mujeres de más de cuarenta años, que inicialmente estaban libres de sufrir una apoplejía cuando se los examinó en 1977. Como era de esperar, aquellas personas que comían verduras casi a diario presentaban un riesgo de apoplejía más bajo que aquellas que las consumían dos días a la semana o menos. Los niveles de vitamina C en el plasma sanguíneo aumentaban con las ingestas de frutas y verduras. Aunque es posible que algún otro componente de la ingesta de frutas y verduras contribuyese al beneficio referido, no hay evidencias que apoyen esta insinuación. Tampoco hay evidencias de que la gente que consumía frutas y verduras pudiera haberse beneficiado de comportamientos o estilos de vida asociados a ello. Un planteamiento más científico es hacer notar que incluso los niveles en plasma en este estudio corresponden a los niveles de deficiencia, y se sitúan muy por debajo del punto de referencia de los bien alimentados. Uno puede preguntarse lo baja que habría sido la incidencia de la apoplejía si a esos sujetos se les hubieran suministrado los suplementos apropiados de vitamina C.

Como podría esperarse de un procedimiento experimental tan directo, ciertos estudios epidemiológicos prospectivos no han revelado un riesgo menor de enfermedades cardiovasculares con el uso de suplementos de vitamina C.[29] Tomados como un todo, sin embargo, estos resultados implican que, de cara a reducir el riesgo de ataques cardíacos, las ingestas de vitamina C tendrían que ser lo bastante grandes como para mantener su acumulación en el cuerpo.[30] También es posible que ingestas mucho más elevadas de vitamina C pudieran erradicar de manera eficaz las enfermedades cardiovasculares.

## Prevención del cáncer

La gente acepta por lo general que consumir frutas y verduras reduce el riesgo de muchos tipos de cáncer.[31] Las verduras contienen un gran número de fitonutrientes y otras sustancias que previenen esta enfermedad, de modo que no es evidente cuánto beneficio puede resultar de incrementar la ingesta de vitamina C.

Un consumo diario más alto de vitamina C se asocia con un riesgo reducido de cáncer en muchos órganos, incluyendo la boca, el cuello, los pulmones y el tracto digestivo (esófago, estómago y colon). En un estudio realizado, los hombres que tenían una ingesta de más de 83 mg de vitamina C al día presentaban un riesgo de desarrollar cáncer de pulmón hasta un 64% menor, comparados con aquellos que ingerían menos de 63 mg al día. Este estudio realizó un seguimiento de 870 personas durante veinticinco años.[32] Hay otros que han relacionado una ingesta aumentada de vitamina C con un riesgo menor de cáncer de estómago. La bacteria *Helicobacter pylori*, que forma úlceras en el estómago, está asociada con un riesgo mayor de cáncer de estómago. Puesto que esta bacteria disminuye la cantidad de vitamina C en las secreciones estomacales, se ha indicado que los suplementos se añadan a la terapia antibiótica contra las úlceras.[33]

La mayoría de los estudios más importantes han encontrado pocas asociaciones entre el cáncer de mama y las ingestas bajas de vitamina C, que son las que se estudian habitualmente. En uno de ellos, sin embargo, se vio que mujeres con exceso de peso con una ingesta media de vitamina C de 110 mg al día tenían un riesgo un 39% menor de desarrollar cáncer de mama, comparadas con mujeres parecidas con una ingesta de 31 mg diarios.[34] El Estudio de la Salud de las Enfermeras indica también una asociación entre los niveles bajos de vitamina C y el cáncer de mama. Se encontró un 63% menos de riesgo de cáncer de mama en mujeres premenopáusicas con una ingesta de 205 mg de vitamina C al día, comparadas con mujeres semejantes que consumían un promedio de 70 mg al día.[35] Estos sujetos tenían antecedentes familiares de cáncer de mama. Una vez más, desgraciadamente no están disponibles los datos sobre ingestas de vitamina C más elevadas (en el intervalo de 1.000 a 10.000 mg).

## Enfermedades víricas

Los resultados sobre tratamientos con dosis masivas de vitamina C referidos casi no tienen parangón en la historia de la medicina. Un ejemplo clásico es el estudio del doctor Frederick R. Klenner sobre la poliomielitis. Alrededor de 1950, el doctor Klenner afirmaba que podía curar la polio en pocos días utilizando vitamina C. Esto ocurría antes de que existiera la vacuna contra la enfermedad y frecuentemente quienes la padecían quedaban paralíticos o morían; sin embargo, el doctor Klenner informó que ninguno de sus pacientes murió ni sufrió de parálisis.

Un grupo de investigación, encabezado por el doctor Jonathan Gould en la década de 1950, llevó a cabo un ensayo clínico con control de placebo sobre la vitamina C como tratamiento para la poliomielitis.[36] Cerca de 70 niños fueron tratados en este estudio; a la mitad se les suministró vitamina C y al resto, un placebo. Todos los niños a los que se les dio vitamina C se recuperaron; sin embargo, del grupo de placebo un 20% aproximadamente tuvieron una discapacidad residual. El doctor Gould no informó de sus conclusiones porque la vacuna contra la polio del doctor Salk acababa de anunciarse, y en aquel tiempo había grandes esperanzas y expectativas en los beneficios de las vacunaciones. Sin embargo, si el informe era correcto, los resultados con la vitamina C son más contundentes.

La vitamina C puede actuar como un «antibiótico» general contra toda clase de enfermedades víricas. Aún hay gente que muere de polio, lo que en muchos casos ha ocurrido por el uso de vacunas con gérmenes vivos de poliomielitis.[37] Los investigadores no han encontrado tratamiento comparable alguno para los desgraciados individuos que cada año contraen esta u otras enfermedades víricas. Sorprendentemente, afirmaciones semejantes, hechas por reputados médicos, sobre los tratamientos con vitamina C para un amplio espectro de enfermedades víricas continuaron durante la siguiente mitad del siglo sin ser sometidas a exámenes clínicos.

## Toxicidad por metales pesados

La intoxicación por metales pesados es un conflicto constante. El plomo ha sido un problema para la humanidad durante cientos de años, y durante algún tiempo se creyó que fue el responsable de la caída del Imperio romano. La idea se basaba en que las propiedades tóxicas de las tuberías de plomo provocaron deficiencias mentales. Es más probable que dichos efectos fuesen minúsculos, pero produjeran una pérdida de vigor y de capacidad en relación con otras civilizaciones competidoras.[38] Las tuberías de plomo se habían utilizado durante cientos de años antes de la caída de Roma, y siguieron usándose en Inglaterra, por ejemplo, hasta que en el siglo XX fueron desapareciendo gradualmente. El efecto tóxico no fue lo bastante fuerte como para evitar el estallido de actividad intelectual que llevó a la revolución industrial y la propulsó.

Los recientes problemas de envenenamiento por metales pesados tienen que ver con el plomo de los gases de los automóviles, el aluminio del agua y el mercurio de los empastes dentales.[39] Utilizaremos el envenenamiento por plomo como ejemplo del papel protector de la vitamina C. Este envenenamiento se ve de cuando en cuando en las mujeres embarazadas, en las que puede provocar un crecimiento y desarrollo anormales del feto. Los niños expuestos de manera repetitiva al plomo padecen de problemas de conducta y dificultades de aprendizaje. En los adultos la toxicidad del plomo puede producir tensión arterial alta y daños en los riñones. En los hombres mayores, niveles más altos de vitamina C en sangre están asociados con concentraciones menores de plomo en el cuerpo. Un estudio sobre los niveles de plomo en 747 ancianos mostró que ingestas orales de vitamina C de menos de 109 mg al día estaban relacionadas con mayores cantidades de plomo en sangre y huesos que en aquellos que consumían 339 mg o más diarios.[40] Este resultado se confirmó en un estudio realizado con 19.578 personas, el cual indicó que niveles más altos de vitamina C en el suero sanguíneo estaban vinculados con concentraciones considerablemente menores de plomo en sangre.[41]

La respuesta de los niveles de plomo en sangre a ingestas moderadas de vitamina C puede darse en cuestión de semanas. Un estudio con control de placebo sobre los efectos de los suplementos de vitamina C (1.000 mg diarios) en las concentraciones de plomo en sangre de 75 fumadores adultos demostró unas reducciones considerables (81%) en los niveles de plomo en el plazo de un mes.[42] Las ingestas menores (200 mg al día) no afectaron a las concentraciones de plomo en sangre

## Cataratas

Teniendo en consideración su papel en la protección contra los daños por radicales libres, se puede predecir que la vitamina C previene las cataratas, una de las causas principales de disfunciones en la visión.[43] Las cataratas se originan por varias razones, entre ellas la exposición continuada a la luz ultravioleta (UV) y a otras radiaciones ionizantes. También están asociadas con los altos niveles de glucosa de los diabéticos, y aumentan en frecuencia y gravedad con la edad. El primer efecto de las cataratas es el de desnaturalizar (deformar) ciertas proteínas llamadas cristalinas en la lente interna del ojo.

Las cataratas más graves están asociadas con niveles bajos de vitamina C en el ojo. Por lo tanto, no es de sorprender que un aumento de los niveles de ácido ascórbico en el plasma sanguíneo esté vinculado también con una disminución en la gravedad de las cataratas.[44] Que el aumento de la ingesta de vitamina C esté asociado con una disminución de las cataratas figura en algunos estudios, pero no en todos ellos, presuntamente porque las dosis no eran lo bastante frecuentes como para aumentar de forma sistemática los niveles de la vitamina en sangre y ojos.[45] Un ensayo clínico sobre los suplementos de antioxidantes —que abarcaba la vitamina C (500 mg), la vitamina E (400 UI) y el betacaroteno (15 mg)— en

4.629 adultos durante seis años no encontró efecto alguno en el desarrollo y progreso de las cataratas.[46] Algunas de las razones posibles de esta carencia de efectos son que las dosis de vitamina C eran bajas y que a algunos de los participantes en el estudio se les suministraba cobre, que interactúa con la vitamina C, provocando la oxidación. Asimismo, el tipo de vitamina E que se utilizó era el dl-alfa-tocoferol sintético, que se usa a menudo en estudios pero que es menos biológicamente activa que la mezcla natural de tocotrienoles y tocoferoles.

Casi todas las enfermedades crónicas han sido relacionadas con una ingesta insuficiente de vitamina C en alguna etapa u otra. Las evidencias científicas disponibles son escasas y podría costar siglos establecer qué enfermedades crónicas están relacionadas con una carencia de ácido ascórbico. Entre tanto, la cantidad óptima de vitamina C es tema de debate continuo. Es hora de que los científicos médicos se den cuenta de que atacar y denigrar a la vitamina C y demás terapias nutricionales es algo que ya no puede tolerarse. Un planteamiento abierto y científico sobre la vitamina C y demás nutrientes podría ofrecer grandes beneficios a la humanidad.

# Capítulo 2

# Los pioneros en la investigación sobre la vitamina C

*El punto de vista convencional sirve para protegernos del penoso trabajo de pensar.*

**JOHN KENNETH GALBRAITH**

«¡Cómete las frutas!, ¡cómete las verduras!, están llenas de cosas buenas», nos decían nuestras abuelas. El consejo era excelente, ya que esos alimentos contienen vitaminas esenciales, que junto con los minerales y los fitonutrientes contribuyen a prevenir las enfermedades y a mantenernos sanos. El consejo nutricional actual de consumir entre cinco y nueve raciones de frutas y verduras concuerda con el de nuestras abuelas, pero no reconoce los rápidos avances que la ciencia de la nutrición ha experimentado en las décadas recientes. Ahora podemos aislar e identificar las sustancias beneficiosas de los alimentos.

## EL DESCUBRIMIENTO DE LA VITAMINA C

Las primeras vitaminas se identificaron a principios del siglo XX. Christiaan Eijkman y su colaborador, Gerrit Grijns, habían demostrado que el salvado del arroz contiene pequeñas cantidades de una sustancia que previene enfermedades en las gallinas. Luego, en 1906, el bioquímico británico sir Frederick Hopkins alimentó ratas con leche artificial, hecha con proteínas, grasas, carbohidratos y sales minerales. Averiguó que las ratas no crecían como se esperaba; sin embargo, añadió un poco de leche de vaca a su dieta y eso les permitió desarrollarse rápidamente. Estaba claro que las ratas, para crecer, necesitaban alguna sustancia añadida a la leche.

En 1912, el doctor Hopkins y el bioquímico Casimir Funk propusieron que la ausencia de las cantidades suficientes de ciertas sustancias en los alimentos provoca enfermedades. Su «hipótesis de las vitaminas» proponía la existencia de cuatro vitaminas que proporcionan protección contra otras tantas enfermedades:

- ➤ La vitamina $B_1$, que previene el beriberi.
- ➤ La vitamina $B_3$, que previene la pelagra.
- ➤ La vitamina D, que previene el raquitismo.
- ➤ La vitamina C, que previene el escorbuto.

Los doctores Eijkman y Hopkins compartieron el Premio Nobel de Medicina de 1929 por el descubrimiento de que las vitaminas son esenciales para el mantenimiento de la salud.

Cuando se le dio el nombre vitamina C a la sustancia antiescorbuto, todos desconocían lo que era. Sabían que se encontraba en las frutas, porque pioneros como James Lind habían demostrado en el siglo XVIII que los cítricos podían curar el escorbuto de los marineros. No obstante, para que la hipótesis de la vitamina C fuese correcta, tenía que haber una sustancia química específica en las frutas y verduras que previniese y curase el escorbuto. En 1928, el doctor Albert Szent-Györgyi, un bioquímico húngaro que trabajaba en Cambridge, aisló un fuerte antioxidante, un polvo blanco que se encontraba en frutas y verduras. Se dio cuenta de que había hallado la esquiva vitamina C, por lo que se le concedió el Premio Nobel de Medicina en 1937. El doctor Szent-Györgyi manifestó sistemáticamente que la gente podría necesitar ingestas de gramos de vitamina C para disfrutar de buena salud, pero su punto de vista no fue muy compartido.

Se había definido a las vitaminas como micronutrientes, y ese paradigma se aplicó también al ascorbato. Sin embargo, la idea de que el ascorbato era algo diferente y de que la gente necesitaría ingestas masivas de vitamina C ya existía cuando fue identificado y aislado por primera vez. Desde entonces los puntos de vista se han polarizado y los médicos que estudian nuestra necesidad de grandes ingestas de vitamina C han sido marginados. Durante décadas, médicos pioneros han investigado los efectos clínicos de las dosis masivas de ácido ascórbico. Sus informes sobre los notables beneficios clínicos han sido reproducidos muchas veces y sus contribuciones se han hecho parte de los fundamentos de la medicina ortomolecular.

## IRWIN STONE

El doctor Irwin Stone (1907-1984) fue uno de los primeros científicos que se dieron cuenta del potencial de la vitamina C. El doctor Stone era un químico industrial que empezó a considerar su uso como conservante de alimentos antes de que la sustancia cambiase su vida. Se había formado como bioquímico e ingeniero químico en Nueva York. De 1924 a 1934 trabajó en los Laboratorios Pease, al principio como ayudante de bacteriólogo, hasta que al final lo ascendieron a jefe químico.[1] Siguió su carrera organizando y dirigiendo un primer laboratorio de bioquímica para la compañía Wallerstein. El doctor Stone utilizaba la vitamina C para evitar la oxidación de los alimentos, algo para lo que todavía se emplea. Obtuvo las primeras patentes sobre las aplicaciones industriales del ácido ascórbico como conservante y antioxidante alimentario, llegó a publicar más de ciento veinte artículos científicos y consiguió veintiséis patentes en los Estados Unidos.

Estaba convencido de que ingestas elevadas de vitamina C podrían ser muy beneficiosas para la salud. En la década de 1930, poco después de que estuviera disponible comercialmente por primera vez, el doctor Stone comenzó a suplementar su dieta con grandes cantidades de vitamina C. Propuso que los seres humanos habíamos heredado la característica genética de necesitar, pero no fabricar, el ácido ascórbico.[2] Esta dependencia innata puede ser satisfecha por nuestras dietas, pero no de forma fácil.[3] Según el doctor Stone, las recomendaciones actuales para la vitamina C son más de cien veces menores de lo que verdaderamente necesitamos, basándose en la cantidad producida endógenamente cada día por los demás mamíferos,[4] y afirmó repetidamente que ignorar este hecho sería fatal.[5]

Un ejemplo supremo de enfermedad atribuida a la deficiencia de vitamina C es el síndrome de muerte súbita infantil

(SMSI). Dos médicos australianos, los doctores Archie Kalokerinos y Glenn Dettman, demostraron que el SMSI puede ser una manifestación del escorbuto infantil. Las madres dependen únicamente de sus dietas para obtener la vitamina C, de modo que si estas dietas son deficitarias en ella, los niños nacen con un escorbuto crónico subclínico. Si estos médicos están en lo correcto, aumentar la ingesta de vitamina C de los niños prevendría el SMSI.[6] El doctor Stone indica que unos diez mil niños al año mueren de SMSI innecesariamente. Por desgracia, el estamento médico, satisfecho con la idea de que el escorbuto es una enfermedad del pasado, ha hecho caso omiso de estas observaciones clínicas.

El trabajo del doctor Stone con la vitamina C continuó, y hacia el final de la década de 1950 había llegado a la conclusión de que el escorbuto estaba mucho más extendido de lo que se pensaba. Además, la vitamina C no tenía las esperadas propiedades de los micronutrientes, ya que el cuerpo necesita cantidades más elevadas.[7] Desde su punto de vista, el ácido ascórbico no era una vitamina en absoluto, sino un agente dietético esencial que se necesitaba en cantidades mucho más altas que los micronutrientes.[8] Los animales fabrican grandes cantidades de ácido ascórbico en sus hígados o en sus riñones. El doctor Stone creía que la gente necesita cantidades mucho mayores de vitamina C que las que recomienda el estamento médico.[9]

En abril de 1966 el doctor Stone conoció al doctor Linus Pauling y le habló de sus ideas sobre la vitamina C.[10] Este último, que por entonces tenía entre sesenta y cinco y sesenta y seis años, dijo que le gustaría vivir otros veinticinco años, ya que la ciencia avanzaba rápidamente y desearía estar presente para seguir su desarrollo. El doctor Stone le sugirió que podría lograr ese objetivo tomando megadosis de vitamina C. El doctor Pauling, convencido por los argumentos, se embarcó en un régimen de dosis altas de vitamina C y consiguió vivir los veinticinco años que pedía y unos cuantos más.[11]

Por entonces el doctor Stone había reunido una gran colección de artículos sobre la vitamina C. Odiaba particularmente el término «vitamina C» y utilizaba sus nombres técnicos alternativos ácido ascórbico o ascorbato. Parece que acuñó la palabra «megavitamina» y que utilizaba «hipoascorbemia» para definir la deficiencia subclínica de vitamina C.[12] Argumentaba que el escorbuto no era una enfermedad por deficiencia, sino un error metabólico. Después de jubilarse en 1971, dedicó el resto de su vida a estudiar y a concienciar a la gente de la necesidad de un consumo diario de varios gramos vitamina C.

En 1972, el doctor Stone publicó su trabajo de investigación y observación durante cincuenta años en su libro *The Healing Factor: Vitamin C Against Disease*. Esta obra contiene un relato condensado de sus eficaces tratamientos con vitamina C contra las infecciones (tanto bacterianas como víricas), las alergias, el asma, el envenenamiento, las úlceras, los efectos del tabaco y las enfermedades oculares, incluso el glaucoma. También describió el tratamiento para el cáncer, las enfermedades cardíacas, la diabetes, las fracturas, las enfermedades de la vejiga y de los riñones, el tétanos, la conmoción cerebral, las heridas y las complicaciones del embarazo. A pesar de que la Federación Sanitaria Nacional afirmó que este podría ser «el libro sobre la salud más importante jamás escrito», la medicina convencional lo ignoró casi totalmente.

## La vitamina C le salvó la vida

Las elevadas dosis de vitamina C que tomaba el doctor Stone incluso podrían haberle salvado la vida. El ácido ascórbico y los demás antioxidantes pueden reducir el estrés asociado con los traumatismos.[13] Para él, esta actividad de la vitamina C fue decisiva en su recuperación de un grave accidente de carretera. Así lo cuenta él mismo:

En las afueras de Rapid City, en Dakota del Sur, tuvimos un gravísimo accidente de automóvil cuando un borracho que conducía por el carril contrario de la carretera dirigió su coche a ciento treinta kilómetros por hora a una colisión frontal con el nuestro. Mi mujer y yo resultamos gravemente heridos, y la única razón por la que sobrevivimos fue el hecho de que durante décadas habíamos tomado regularmente megadosis diarias de ascorbato. No caímos nunca en la conmoción profunda que mata a muchas víctimas de accidentes, y yo fui capaz de verificar experimentalmente el gran poder curativo y el valor para la supervivencia del ascorbato, tomando entre 50 y 60 g diarios durante nuestra hospitalización... Pasé por cinco operaciones graves sin padecer choque quirúrgico alguno, y mis múltiples heridas óseas sanaron tan rápido que fuimos capaces de abandonar el hospital en menos de tres meses, de hacer un viaje de vuelta a casa en tren de más de tres mil kilómetros y de volver al trabajo de dirigir mi laboratorio dos meses después... Mi laringe resultó dañada porque un trozo del volante me ocasionó una profunda herida en la garganta y los médicos no tenían esperanzas de que volviera a hablar de nuevo. Con la ayuda de los megaascórbicos este problema se resolvió poco a poco y conseguí reanudar mi trabajo de hablar en público.[14]

Hay una cierta subestimación en el relato del doctor Stone. Su hijo Steve, abogado de patentes jubilado, añade que el automóvil de sus padres fue golpeado con tanta fuerza que todos los miembros de su padre estaban rotos, menos el brazo derecho, y que sufrió enormes heridas internas. El doctor Stone necesitó una traqueotomía de urgencia y para cuando llegó al hospital había perdido mucha sangre, pero aun así nunca entró en shock. Ambos estuvieron en el hospital desde mayo hasta agosto. En cuanto pudo comunicarse, el doctor Stone insistió en que le suministrasen suplementos de vitamina C y convenció a quienes le cuidaban de que esa fue la razón de que sobreviviera.[15]

## Un pionero de las megavitaminas

Linus Pauling fue un devoto partidario del trabajo del doctor Stone, como lo fue el doctor Szent-Györgyi. En 1982 Stone escribió a Szent-Györgyi sobre un amigo de cuarenta y dos años de edad que tenía cáncer de próstata y había sido tratado con cirugía y radiación.[16] Desgraciadamente, el cáncer se había extendido al hueso pélvico y al amigo le dijeron que solo le quedaba un año más de vida. Por suerte, el doctor Stone fue uno de los primeros investigadores en valorar que la vitamina C podría ser beneficiosa contra el cáncer, tanto para la prevención como para su tratamiento.[17] Su carta proporciona un relato anecdótico del uso de dosis orales de vitamina C contra el cáncer:

Desde que comenzó a tomar 80 g al día en 1979, su salud ha sido excelente; asegura que se siente estupendamente la mayor parte del tiempo. Ha sido capaz de seguir trabajando todos los días y ha vivido una vida bastante normal todos los años que han pasado desde noviembre de 1978, cuando la medicina ortodoxa decía que ya estaría muerto.

A la vista parece más un atleta que un enfermo terminal de cáncer... ¡En las últimas semanas ha sido capaz de mejorar su bienestar aumentando su ingesta de ascorbato entre 130 y 150 g al día! Ha estado tomando cada hora dosis orales de 5 a 10 g de una mezcla de nueve partes de ascorbato sódico más una parte de ácido ascórbico disuelta en agua. [Las dosis ingeridas con esos intervalos tan cortos producirían un alto nivel sostenido de ascorbato en los tejidos, así como en la sangre (flujo dinámico).] Esas dosis son bien toleradas y, en lo que se refiere a la tolerancia intestinal, no ha tenido problema alguno de diarrea, excepto últimamente, cuando ha tenido que reducir la dosis de 150 g al día a 130 g.

Creo que su caso es una buena demostración clásica de que, si se suministra el suficiente ascorbato para contrarrestar plenamente todas las tensiones incidentales, el cáncer puede ser controlado. Si se administran grandes dosis lo bastante pronto en esta enfermedad, el cáncer ya no será un problema. Hasta ahora no nos habíamos dado cuenta de lo elevadas que tenían que ser esas dosis controladoras diarias.

El doctor Stone comprendió que es necesario suministrar dosis altas de vitamina C a intervalos cortos. Las dosis masivas descritas son típicas en aquellos que informan de éxitos en el tratamiento de la enfermedad.[18] Contaba también que el médico del paciente realizó unos análisis de ascorbato que resultaron en los mayores niveles en sangre que hubiera visto nunca: ¡35 mg por ciento! La así llamada población normal tiene un promedio de 1 mg por ciento o menos, y el umbral renal es del 1,4 por ciento. El doctor Stone afirmó que «me gustaría ver un programa de ascorbato intensivo que se empezara en pacientes terminales de cáncer y utilizara dosis en los intervalos que se ha averiguado que mantienen el cáncer bajo control. Puesto que esos pacientes "terminales" ya han sido desahuciados por la medicina ortodoxa, no tienen nada que perder excepto su mala salud».

El nivel sanguíneo que describe el doctor Stone para el umbral renal (1,4 mg por ciento) corresponde a un nivel en sangre de unos 80 $\mu$M/L, que ha sido confirmado después por los resultados de los Institutos Nacionales de Salud.[19] Este es el nivel de referencia mínimo que el cuerpo retiene para prevenir el escorbuto agudo.[20] El nivel del 35% corresponde a una cantidad veinticinco veces mayor (1.980 $\mu$M/L), mucho más elevada que los valores máximos que se declaran en personas sanas. El informe inicial del doctor Stone sobre los beneficios que reportan dosis de ascorbato de 80-150 g al día para un paciente de cáncer es sorprendente; su descubrimiento de niveles tan altos de ascorbato por dosis orales medido en sangre es asombroso.

En mayo de 1984, el doctor Stone se disponía a acudir a una reunión de la Sociedad Médica Ortomolecular y la Academia de Psiquiatría Ortomolecular en Los Ángeles, en la que iba a recibir el Premio Linus Pauling como distinción a sus logros. Desgraciadamente murió la noche anterior, muy probablemente de un ataque cardíaco. En sus setenta y siete años de inmensamente productiva vida, Irwin Stone, a partir del trabajo del doctor Szent-Györgyi, edificó los fundamentos teóricos y prácticos de la medicina ortomolecular. Como ocurre a menudo, se pasa por alto a tales pioneros y el doctor Stone murió unas pocas horas antes de recibir un poco del reconocimiento que merecía.

## FREDERICK R. KLENNER

El doctor Frederick R. Klenner (1907-1984) nació en Pensilvania y llevó a cabo sus estudios universitarios y su licenciatura en Biología en las universidades de St. Vincent y St. Francis. Consiguió su doctorado en Medicina en la Universidad Duke en 1936. Tres años después, a continuación de su época de residente médico hospitalario, comenzó su práctica privada en Reidsville, Carolina del Norte, donde vivió el resto de su vida.

En 1946, el doctor Klenner ayudó a traer al mundo a los cuatrillizos Fultz, los primeros cuatrillizos que sobrevivieron en los estados del sur de Estados Unidos. Antes del advenimiento de los fármacos para la fertilidad, este nacimiento fue lo bastante insólito como para que la Universal Pictures enviase un equipo de rodaje. El hospital Annie Penn, donde nacieron, tenía pocas instalaciones modernas y estaba mal equipado para los partos múltiples. En lugar de incubadora, el doctor Klenner utilizó mantas de gasa y puso a los niños juntos para que compartieran el calor corporal. Hay que decir que nacieron bajo un régimen alto en vitamina C, lo que pudo haber contribuido a su supervivencia. La madre, Ann Marie, era sordomuda, vivía en una granja de aparceros sin agua corriente y ya tenía otros seis hijos.

Siguiendo la tradición de los científicos médicos primitivos, el doctor Klenner experimentaba frecuentemente en sí mismo con grandes dosis de vitamina C. Su especialidad eran las afecciones del pecho, lo que le llevó a interesarse en el ácido ascórbico contra los virus. En 1948 publicó su primer artículo sobre la vitamina C y su uso en el tratamiento de enfermedades víricas. Justo un año después, presentó un artículo a la Asociación Médica Americana en el que detallaba la curación completa de seis pacientes de polio, para la que utilizó ascorbato sódico por vía intravenosa y suplementos por vía oral.

Las dosis de ascorbato del doctor Klenner eran masivas, de hasta 300 g al día. Publicó una serie de artículos que abarcaban el empleo de la vitamina C en el tratamiento de más de treinta enfermedades. Según él, los efectos de la vitamina C eran tan universales y llamativos que, cualquiera que fuera la enfermedad, la primera respuesta de los médicos debería ser suministrar vitamina C. El doctor Klenner se pasó cuarenta años utilizándola en el tratamiento de numerosas enfermedades graves, como la neumonía, el herpes, la mononucleosis, la hepatitis, la esclerosis múltiple, determinadas dolencias infantiles, las fiebres y la encefalitis. Los pacientes y los médicos ortodoxos se asombran a menudo cuando saben que prescribía 1.000 mg por kilo de peso al día.

Uno solamente puede especular sobre cuánto sufrimiento se podría haber evitado si los facultativos de la década de 1950 le hubieran escuchado. Sin embargo, el doctor Klenner inspiró a Linus Pauling y a Irwin Stone a desarrollar la investigación sobre los amplios beneficios de la vitamina C.

## El legado del doctor Klenner

Los artículos médicos del doctor Klenner, algunos fechados en la década de los cuarenta, suponen una contribución espectacular a nuestro conocimiento de la vitamina C como medicina.[21] Incluso hoy, los efectos antibióticos y antivíricos de dosis masivas de vitamina C se quedan en gran medida sin valorar y sin explorar por los profesionales médicos. Gran parte del conocimiento que tenemos en esta área tuvo su origen en el doctor Klenner, cuya vida fue tan azarosa como un melodrama de Hollywood. Su trabajo es asombroso, y su naturaleza puede valorarse por la respuesta del doctor Tom Levy en su libro *La vitamina C, las enfermedades infecciosas y las toxinas: curando lo incurable*:

Cuando me encontré por primera vez con el trabajo de Klenner en los pacientes de polio, me quedé absolutamente maravillado, e incluso un poco sobrecogido, con lo que leí... Saber que la polio había sido curada fácilmente y que tantos bebés, niños y algunos adultos siguen muriendo o sobreviven permanentemente paralíticos por el virus era extremadamente difícil de aceptar... De manera aún más increíble, Klenner presentó brevemente un resumen de su trabajo sobre la polio en la sesión anual de la Asociación Médica Americana el 10 de junio de 1940 en Atlantic City, Nueva Jersey: «Resultaría interesante saber cómo se trató la poliomielitis en Reidsville, Carolina del Norte, durante la epidemia de 1948. Durante los pasados siete años, las infecciones por el virus se trataron y curaron en un período de setenta y dos horas con el empleo de inyecciones masivas y frecuentes de ácido ascórbico, o vitamina C. Creo que si se suministra vitamina C en estas dosis masivas —entre 6.000 y 20.000 mg en un período de veinticuatro horas— a estos pacientes de poliomielitis, ninguno quedará paralizado y ya no habrá más lisiados ni más epidemias de poliomielitis».[22]

El doctor Klenner describió una cura para lo que se podía decir que era la enfermedad infecciosa más temida por los padres en el mundo industrializado. Curiosamente, no hubo respuesta de los facultativos que acudieron a la reunión de la asociación. Aunque la comunidad médica le ignoró, su trabajo recibió alguna aceptación en los medios de comunicación locales. Flontina Miller, periodista del *Greensboro Daily News*, escribió:

> El doctor Klenner recuerda haber utilizado el ascorbato en un hombre que estaba muy cerca de morir por causa de una neumonía vírica grave, pero que no quería ingresar en el hospital: «Acudí a su casa y le administré una gran inyección de cinco gramos de vitamina C. Cuando volví después aquel día, su temperatura había descendido un grado y medio y estaba sentado en el borde de la cama, comiendo. Le puse otra inyección de cinco gramos de vitamina C y seguí con esa dosificación durante tres días, cuatro veces al día. Se recuperó. Entonces me dije: "¡Bien, esto está funcionando!"».[23]

Se ha informado repetidamente de efectos semejantes de la actividad de la vitamina C sobre las infecciones agudas. Por ejemplo, el doctor australiano Archie Kalokerinos llevó a cabo varias observaciones independientes que reprodujeron después los resultados del doctor Klenner.[24] «Hemos utilizado dosis masivas de vitamina C en más de diez mil personas durante un período de treinta años –dijo el doctor Klenner–, y no hemos visto nunca efectos adversos en ellas. Los únicos efectos que hemos observado han sido benéficos». El legado del doctor Klenner es su trabajo, enormemente valioso. Linus Pauling afirmaba que sus primeros artículos «proporcionaban mucha información sobre el uso de grandes cantidades de vitamina C para prevenir y tratar muchas enfermedades; esos artículos siguen siendo importantes».[25] El doctor Klenner es justamente recordado como el primer profesional de la salud en aseverar con atrevimiento que «el ácido ascórbico es la sustancia más segura y más valiosa que está a disposición del médico», y que a los pacientes deberían suministrárseles «grandes dosis de vitamina C para todos los padecimientos patológicos, mientras el médico pondera su diagnóstico».

Los medios informativos se han interesado obsesivamente por el escándalo que sacudió a la familia del doctor Klenner tras su muerte por enfermedad cardíaca en 1984. Fred Klenner Jr., conocido como Fritz, estuvo implicado en el asesinato de al menos cinco personas y murió por propia mano en 1985. La tragedia fue tema de un libro superventas en 1988 (en el que se menciona al doctor Klenner más de cincuenta veces) y de una película para la televisión de 1994. Es muy instructivo darse cuenta de que los noticiarios informaron sobre los crímenes del hijo mucho más de lo que lo hicieron sobre las curaciones del padre.

El trabajo del doctor Klenner inspiró a médicos ortomoleculares como Robert F. Cathcart III, que siguió suministrando dosis masivas de vitamina C a miles de sus pacientes.

Ya sea eclipsada por el escándalo o ignorada obstinadamente por la profesión médica, la terapia de dosis elevadas de ascorbato ha llegado para quedarse. «He utilizado los métodos del doctor Klenner en cientos de pacientes –decía el doctor Lendon Smith–; él tenía razón».

## LENDON H. SMITH

Si el doctor Klenner fue uno de los médicos más innovadores, Lendon H. Smith (1921-2001) se contaba entre los más valientes. El doctor Smith fue uno de los primeros facultativos en apoyar inequívocamente los regímenes de vitaminas en altas dosis para niños. Una postura tal no le granjeó el cariño de sus colegas de la Academia Americana de Pediatría, de manera que llevó la terapia ortomolecular directamente a la gente por medio de su boletín de noticias, *The Facts,* sus muchos libros populares, sus artículos, sus vídeos y sus apariciones en televisión (apareció sesenta y dos veces en *The Tonight Show*, y hasta ganó un Premio Emmy).

El hombre que llegó a ser conocido en todo el país como «el médico de los niños» obtuvo su título en la Facultad de Medicina de la Universidad de Oregón en 1946. Sirvió en el cuerpo médico del ejército de los Estados Unidos de 1947 a 1949, completó después sus períodos de residente en el hospital infantil de Saint Louis y en el hospital conmemorativo Doernbecker, en Portland, Oregón. En 1955, fue nombrado catedrático de Pediatría Clínica en el hospital médico de la Universidad de Oregón. Trabajó como pediatra durante treinta y nueve años, antes de jubilarse en 1987 para dar conferencias, escribir y seguir ayudando a que la palabra «megavitamina» se hiciera popular.

Pasaron más de veinte años de práctica médica antes de que el doctor Smith comenzara a utilizar la terapia megavitamínica. Una paciente «quería que le pusiera una inyección de vitaminas —escribió sobre una mujer alcohólica en 1973—. Yo no había hecho nunca algo tan inútil en toda mi vida profesional, y me avergonzaba un poco que me considerase el tipo de médico que hace esa clase de cosas».[26] Esa «clase de cosas» consistía en una inyección intramuscular del complejo vitamínico B, la cual se mostró tan eficaz que «se encontró tres bares en su camino y no necesitó entrar en ninguno». Eso fue el comienzo de su conversión de pediatra convencional a portavoz de la medicina ortomolecular.

Su primer libro, *El médico de los niños*, publicado en 1969, solo contiene tres menciones a las vitaminas, y dos de ellas son negativas. Sin embargo, conforme iba aprendiendo sobre la prevención médica y la terapia de megavitaminas, empezó a hablar de ello. En su libro de 1979, *Alimenta bien a tus hijos*, recomienda hasta 10.000 mg de vitamina C durante los procesos de enfermedad. En 1981, en *Alimentos para niños sanos*, aconseja tomar vitamina C hasta los niveles de tolerancia intestinal (la dosis máxima tolerada de vitamina C por vía oral), pero incluso sus afirmaciones relativamente modestas, tales como «no comas azúcar» y «el estrés aumenta la necesidad de vitaminas B y C, calcio, magnesio y cinc», pueden ser un tanto extremas para los médicos convencionales. Además, sus recomendaciones sobre las inyecciones del complejo vitamínico B y de vitamina C, autoadministradas por los pacientes, dos veces a la semana durante tres semanas, no se calcularon para evitar la controversia.

En 1979, el doctor Smith era un autor superventas del *New York Times*, y en 1983 proponía ayunos de cuatro días a base de agua, inyecciones de 1.000 mcg de vitamina $B_{12}$ y megavitaminas para los niños. En sus libros no había recomendaciones como las CDR a nivel vitamínico. Era también un crítico declarado de la comida basura: dos de sus frases características eran «la gente tiende a consumir alimentos que le hacen daño» y «si algo te encanta, probablemente no te sienta bien».

El doctor Smith se volvió muy cuidadoso con la vacunación rutinaria: «El mejor consejo que puedo dar a los padres es que renuncien a las inyecciones, pero que se aseguren de que los niños que estén a su cuidado tengan un sistema inmunológico de primera calidad». Su recomendación alternativa era que los niños tuvieran una dieta que impulsase su sistema inmunológico: «Para conseguir eso se necesita una dieta sin azúcar, sin alimentos procesados industrialmente y con una ingesta de vitamina C de unos 1.000 mg al día por cada año de edad, hasta los 5.000 mg a los cinco años».[27] Se daba perfecta cuenta de la conexión entre la ingesta de azúcar y la vitamina C, proclamaba: «Si seguimos consumiendo alimentos basura, tendremos dientes basura».[28]

Esos son grandes pasos para un pediatra que treinta y dos años antes había escrito que el exceso de vitamina C era un desperdicio y no prevenía los resfriados. El doctor Smith podría haber disfrutado de una vida tranquila si hubiese mantenido tales creencias, incorrectas, pero políticamente seguras. Por su fomento de la medicina ortomolecular fue obligado finalmente a dejar su práctica médica en 1987, bajo la presión de las compañías de seguros y del comité de examinadores médicos de su estado. No obstante, continuó hablando a favor de la terapia megavitamínica.

La popularización de la medicina ortomolecular por profesionales valientes como Lendon Smith ha permitido que los beneficios de la terapia nutricional lleguen a las familias que tienen hijos enfermos. Su visión ha logrado maravillas educando y animando a los padres a que usen vitaminas para prevenir y curar las enfermedades. Por esto, Lendon Smith figura junto con el doctor Klenner como uno de los verdaderos pioneros de la medicina nutricional.

## CLAUS WASHINGTON JUNGEBLUT

En las décadas de 1950 y 1960 a los niños se los vacunaba contra la polio. A muchos les asustaban las agujas y se sorprendían agradablemente cuando recibían un terroncito de azúcar en su lugar. Con el tiempo llegarían a conocer el nombre de su benefactor, el doctor Albert Sabin, el hombre a quien se le adjudica el mérito de haber salvado a todos de los riesgos de una vida con parálisis. Irónicamente, esta vacuna oral viva pudo haberse convertido en una causa principal de polio, según se fue reduciendo la incidencia de la enfermedad.[29] Las críticas más fuertes contra la vacuna viva de Sabin provenían de otro de los héroes en la lucha contra la poliomielitis, que desarrolló una vacuna temprana de virus «muertos» de la polio, el doctor Jonas Salk. En septiembre de 1976, el diario *Washington Post* informó sobre la afirmación del doctor Salk de que la vacuna de virus vivos de Sabin había sido «la causa principal, si no la única» de cada caso de polio registrado en los Estados Unidos desde 1961.[30] En 1996, un año después de la muerte del doctor Salk, los Centros de

Control de la Enfermedad (CCE) empezaron a darle la espalda a la vacuna oral viva y recomendaron las inyecciones de virus muertos para las dos primeras series de inmunización contra la polio infantil. En el año 2000, los CCE afirmaron que «para eliminar los riesgos asociados a la vacuna de poliomielitis paralizante, se recomienda que se siga todo el calendario de virus de polio inyectados en las vacunaciones rutinarias infantiles de los Estados Unidos».[31] Se necesitaron dos décadas para que la ortodoxia hiciera caso al fin del aviso del doctor Salk.

Mucha gente conoce los nombres de los doctores Salk y Sabin. En comparación, el público y la medicina ortodoxa todavía no le prestan atención al trabajo del doctor Claus Washington Jungeblut (1898-1976). Jungeblut se licenció en Medicina en la Universidad de Berna en 1921 y dirigió una investigación en el Instituto Robert Koch de Berlín. Fue bacteriólogo en el Departamento de Salud del estado de Nueva York desde 1923 hasta 1927, enseñó en la Universidad de Stanford y se unió al profesorado de la Facultad de Medicina y Cirugía de la Universidad de Columbia. El doctor Jungeblut se jubiló en 1962 y murió en 1976, a los setenta y ocho años. Durante siete décadas influyó en la trayectoria de los profesionales de la medicina nutricional y se granjeó el agradecimiento de sus pacientes, cuya salud y su vida se salvaron por la terapia del ascorbato.

En sus tiempos al doctor Jungeblut se le consideraba un elemento importante en la investigación de la polio. Debido a que los recientes revisionistas de la historia de la lucha contra esta enfermedad generalmente le han restado importancia a su contribución, han dejado de lado lo que podríamos decir que fue su descubrimiento más importante: que la vitamina C puede prevenir y curar la polio. Asombrosamente, el doctor Jungeblut publicó esa idea por primera vez en 1935, poco tiempo después de que se identificase y aislase la vitamina C.[32] Su investigación sobre el ácido ascórbico fue extensa y profunda, prolongándose mucho más allá del tema de la polio. En 1937 demostró que la vitamina C desactivaba las toxinas de la difteria y del tétanos.[33] La investigación del doctor Jungeblut indica que puede dejar inactivas las toxinas y proteger contra los patógenos víricos y bacterianos, incluso los de la polio, la hepatitis, el herpes y los estafilococos.[34] En septiembre de 1939, un artículo de la revista *Time* narraba cómo dedujo el doctor Jungeblut, mientras estudiaba las estadísticas de una epidemia reciente de polio en Australia, que los estados bajos en vitamina C estaban asociados con la enfermedad.[35] Los medios de comunicación populares y profesionales rara vez destacan el trabajo del doctor Jungeblut. Incluso cuando se le recuerda a él y a su trabajo, no se hace mención alguna de la vitamina C.

## ¿Qué ocurrió con la vitamina C como terapia contra la polio?

El doctor Jungeblut llevó a cabo experimentos que indicaban que la vitamina C era enormemente beneficiosa para los monos que padecían de polio. El doctor Sabin, que se interesaba en obtener una vacuna en esa época, no logró reproducir los resultados del doctor Jungeblut. Sin embargo, evitó de hecho que se diese un resultado positivo usando grandes dosis de virus y dosis muy pequeñas de vitamina C, además de suministrar la vitamina con menor frecuencia de la necesaria.[36] Décadas después disponemos de la base de investigaciones para comprender cómo es posible conseguir un resultado negativo utilizando dosis bajas e infrecuentes de vitamina C. El proceso de investigar dosis no adecuadas continúa su desarrollo hasta hoy, lo que da como resultado una impresión continuada de que la vitamina C es ineficaz incluso contra el resfriado común; para qué hablar de la polio.[37]

El doctor Jungeblut demostró que el ácido ascórbico desactiva el virus de la polio. Poco tiempo después, los científicos averiguaron que también se desactivaban otros virus, como los de la *vaccinia* (viruela), los de la rabia, los bacteriófagos y los virus del mosaico del tabaco. En dosis suficientemente altas parece que la vitamina C actúa como un agente antivírico de amplio espectro. Cuando los debates sobre la poliomielitis se vuelven hacia la vitamina C como profilaxis y tratamiento, uno oye frecuentemente el estribillo: «Si la terapia de vitamina C fuese tan buena, todos los médicos la usarían». No obstante, las dosis de vitamina C estudiadas por los investigadores médicos convencionales han sido demasiado bajas y poco frecuentes para ser eficaces.[38] Los experimentos pésimamente conducidos del doctor Sabin convencieron a los expertos de que la vitamina C era ineficaz, dejando así el camino libre para la vacuna contra la polio[39] y paralizando eficazmente la investigación del doctor Jungeblut.[40] Hemos perdido sesenta años durante los cuales se han ignorado los efectos antivíricos de la vitamina C.

## WILLIAM J. McCORMICK

A Charles Darwin le fue mucho más fácil que se aceptase su teoría de la evolución de las especies de lo que les ha sido a los médicos conseguir el reconocimiento del uso terapéutico de la vitamina C. El ácido ascórbico es necesario para elaborar el colágeno y un tejido conjuntivo fuerte, y los suplementos de vitamina C aumentan rápidamente la síntesis del colágeno.[41] Hace unos cincuenta años, el médico de Toronto William J. McCormick (1880-1968) fue pionero de la idea de que la deficiencia de vitamina C era la causa de varios padecimientos, desde las estrías hasta las enfermedades cardiovasculares, pasando por el cáncer.

## Estrías

El doctor McCormick indicó que las estrías son el resultado de la deficiencia de vitamina C, que afecta a la producción de colágeno por parte del cuerpo. El colágeno consiste en largas moléculas de proteínas que funcionan como cuerdas diminutas que sujetan los componentes de los tejidos. Podemos pensar en los tejidos conjuntivos como fibras biológicas compuestas, que se comportan de manera parecida a los materiales de fibra de vidrio o de carbono. En la fibra de vidrio la matriz de plástico obtiene su resistencia transfiriendo la tensión a las fibras; de forma semejante, los tejidos transfieren la tensión a las fibras de colágeno. Los tejidos corporales están formados por células sobre una matriz de tejido conjuntivo. Las células mismas son relativamente delicadas y tienen poca fuerza intrínseca. Los tejidos conjuntivos proporcionan el pegamento que une a las células, del mismo modo que el mortero une a los ladrillos. Si el colágeno es abundante y fuerte, las células del cuerpo se mantienen bien unidas. Las estrías, que son una lesión cosmética relativamente menor, contribuyeron al desarrollo de las ideas del doctor McCormick. Ya en 1948 indicó que esas lesiones deformantes pueden evitarse.[42] Durante el embarazo, los tejidos de la piel pueden estirarse hasta varias veces su longitud original; si la piel del abdomen y los muslos fuera más fuerte y más capaz de repararse a sí misma, las estrías podían disminuir o evitarse completamente.

## Cáncer

Proponer que si las células se mantienen bien unidas en una matriz fuerte y fibrosa, a los tumores no les será nada fácil extenderse entre ellas, es un paso aventurado, aunque lógico. Parece que el doctor McCormick fue la primera persona en conectar el escorbuto con una predisposición al cáncer.[43] Su idea era que el crecimiento de los tumores se vería impedido por la matriz de apoyo de un tejido conjuntivo fuerte. Además, las células cancerosas no se ligarían, o anclarían, a la matriz, de modo que no podrían propagarse. Coherente con esta teoría, estuvo entre los primeros en informar que los pacientes de cáncer tienen habitualmente niveles muy bajos de vitamina C.

El doctor McCormick observó que los síntomas de la clásica enfermedad producida por deficiencia de vitamina C, el escorbuto, se asemejan mucho a los de ciertos tipos de leucemia y otras formas de cáncer. A día de hoy, aunque tradicionalmente el escorbuto se considera prácticamente extinto, el cáncer es demasiado predominante. Si los síntomas del cáncer y del escorbuto son semejantes, ¿podría tratarse de la misma enfermedad bajo nombres diferentes?[44] James Lind, en sus famosos experimentos sobre el cáncer desarrollados en el siglo XVIII, había hecho notar que los síntomas de la enfermedad eran semejantes a los de la peste. El doctor

McCormick pensó que también había similitudes con el cáncer maligno. Por ejemplo, la matriz de colágeno que rodea a un tumor se rompe, perturbando así el firme orden de las células y facilitando la propagación del tumor.[45] Destacó también una referencia oscura, pero interesante, de la edición de 1905 de la Enciclopedia Nothnagel de Medicina Práctica que describía las semejanzas entre la leucemia linfática aguda y el escorbuto: «Los síntomas clínicos más impactantes de esta enfermedad son las hemorragias y sus secuelas... Cada toque produce una hemorragia, lo que hace que los padecimientos de esta enfermedad sean completamente idénticos a los del escorbuto».[46]

El doctor McCormick llegó a la conclusión de que los mayores esfuerzos en la lucha contra el cáncer podrían enfocarse de manera útil en evitar su propagación en el cuerpo por esta alteración celular. Aconsejó el uso de la vitamina C, puesto que la alteración dependía de un tejido conjuntivo debilitado y de otros aspectos de la estructura del tejido en los que es imprescindible el ácido ascórbico. Esta hipótesis sencilla se convirtió en los cimientos de la estrategia terapéutica de Linus Pauling y del doctor Ewan Cameron, estrategia que utilizaba grandes dosis de vitamina C para luchar contra el cáncer y que detallaron en su libro de 1979 *El cáncer y la vitamina C*. Al fin y al cabo, si las células cancerosas van a intentar metastatizarse y propagarse, una cantidad abundante de vitamina C podría fortalecer el colágeno y los tejidos conjuntivos, impidiendo que lo hagan. Resulta que esos mecanismos no están involucrados fundamentalmente en la actividad anticancerígena de la vitamina C, pero la hipótesis del doctor McCormick ha conducido a ciertos experimentos apasionantes.[47] El interés actual por la vitamina C como agente contra el cáncer comenzó con la investigación de esas ideas.

## Enfermedades cardiovasculares

Uno de los síntomas iniciales del escorbuto es el sangrado de las encías, ya que la vitamina C es necesaria para mantener la fortaleza de los tejidos y para luchar contra la enfermedad. El doctor McCormick indicaba que ocurría un proceso parecido en las arterias: una pared arterial que carece de vitamina C puede sangrar literalmente dentro de sí misma. Revisó las causas nutricionales de las enfermedades cardíacas y se dio cuenta de que cuatro de cada cinco casos coronarios hospitalizados mostraban deficiencias de vitamina C. El doctor McCormick estaba señalando que las enfermedades cardíacas eran una forma de escorbuto,[48] y que la asociación de las enfermedades coronarias con la inflamación de las encías todavía es un área de investigación activa.[49]

Sin embargo, no era el único que relacionaba la vitamina C con las enfermedades cardíacas. Ya en 1941 otros investigadores se dieron cuenta de que los pacientes con trombosis coronaria presentaban niveles bajos de vitamina C.[50] En un estudio, más de la mitad de los pacientes de sala general presentaban un estado bajo en vitamina C. Se sabía que la placa arterial, que es la causa máxima de los ataques cardíacos, estaba asociada con las hemorragias capilares. Esto llevó a la idea de que a los pacientes de enfermedades cardíacas debería suministrárseles las cantidades adecuadas de vitamina C. Por supuesto, la definición de «cantidad adecuada de vitamina C» ha sido capital en la controversia nutricional desde entonces. Los suplementos de incluso una cantidad moderada de vitamina C pueden prevenir las enfermedades cardíacas y salvar vidas: se ha informado de que simplemente 500 mg diarios hacen descender la mortalidad debida a todas las causas, incluso las enfermedades cardíacas.[51]

## Otros efectos benéficos

El doctor McCormick proponía la deficiencia de vitamina C como la causa fundamental de numerosas enfermedades contagiosas, y los suplementos como una cura eficaz para ellas. Para apoyar su suposición citó las tablas de mortalidad ya de 1840, e indicó que las muertes por tuberculosis, difteria, escarlatina, tosferina y fiebres reumáticas y tifoideas se debían fundamentalmente a una insuficiente cantidad dietética de vitamina C.[52] Sugerir que las tendencias históricas de la enfermedad se podrían relacionar con una ingesta pobre en vitamina C parece novelesco, tanto hoy como lo era hace más de setenta años. A pesar de eso, la mayor parte del declive en las tasas de mortalidad por enfermedades contagiosas se atribuye generalmente a las instalaciones sanitarias, a las medidas higiénicas y a las mejoras sin especificar en la nutrición.

El doctor McCormick consideraba que la vitamina C es el nutriente terapéutico fundamental. Indicaba que dentro del cuerpo podría funcionar a la vez como antioxidante y, de cuando en cuando, como oxidante.[53] Los efectos de oxidación-reducción de la vitamina C proporcionan una acción quimioterapéutica poderosa, especialmente cuando se administra en dosis elevadas en intervalos horarios. El doctor McCormick se dio cuenta de que el efecto era más pronunciado cuando el ascorbato se inyectaba, lo que está notablemente cerca de nuestro punto de vista de hoy sobre el ácido ascórbico. Pero él fue más lejos al señalar que la accción de la vitamina C era comparable a la de los antibióticos. Es más, la vitamina C tiene la ventaja de evitar las reacciones tóxicas o alérgicas que son comunes en los antibióticos. Si se controlan los síntomas agudos de una enfermedad contagiosa con dosis masivas de vitamina C, la dosis puede reducirse posteriormente a un nivel de mantenimiento. El doctor McCormick empleó la analogía de apagar un fuego: un pequeño extintor químico puede apagar un fuego que esté en su fase inicial, pero si el fuego ya está extendido, se necesitarán grandes mangueras de incendios a alta presión.

Desde que Linus Pauling empezó a publicitar el valor de las megadosis de vitamina C a principios de la década de 1970, ha sido una piedra angular de la mitología médica que la vitamina C puede provocar cálculos renales. La acusación es falsa.[54] Todo el mundo ha oído hablar de los unicornios y podría describir uno en detalle; aun así, los unicornios son seres imaginarios sin fundamento ni evidencias que apoyen su existencia real, justo como los cálculos renales producidos por la vitamina C. Sus detractores descuidan el hecho de que el doctor McCormick usaba la vitamina C para prevenir y curar los cálculos renales ya en 1946.[55] Había observado que la orina turbia se asociaba con ingestas bajas de vitamina C; cuando a los pacientes se les administró una dosis alta (varios gramos) de vitamina C, su orina se hizo clara.

Antes de que se estableciera la relación entre el tabaco y el cáncer de pulmón, fumar con frecuencia se consideraba un pasatiempo benigno. Contrariamente a esto, el doctor McCormick calculaba que fumar un simple cigarrillo podría oxidar hasta 25 mg de vitamina C, más o menos la cantidad que se puede encontrar en una naranja orgánica de buena calidad.[56] Eso era toda una afirmación en 1954, cuando los médicos recomendaban sus cigarrillos favoritos en las revistas y los anuncios de televisión. El doctor McCormick indicó que un gran fumador no podía mantener un nivel saludable de vitamina C solamente de la dieta. De hecho, si este cálculo era acertado, un fumador adulto que consumiese una cajetilla diaria de tabaco y que tomase menos de 500 mg de vitamina C al día sucumbiría pronto al escorbuto agudo o a otra enfermedad grave relacionada con la carencia de ácido ascórbico (afortunadamente, algo de esta vitamina C oxidada puede regenerarse por los tejidos corporales). Este cálculo y otros parecidos sobre la pérdida de vitamina C en los fumadores son ahora parte de nuestra cultura popular, aunque su autor haya desaparecido de la memoria.

El doctor McCormick luchó contra la deficiencia de vitamina C dondequiera que su experiencia clínica la encontrase. Utilizó dosis de gramos para combatir lo que normalmente se consideraban enfermedades no relacionadas con la deficiencia. Esta terapia temprana preparó el escenario para el uso terapéutico actual de dosis de 100 g al día para luchar contra el cáncer y las enfermedades víricas. Para una idea con tales beneficios potenciales, la difusión de este conocimiento ha sido excepcionalmente lenta, pero sin el trabajo publicado del doctor McCormick, podría no haberse difundido en absoluto.

## LINUS PAULING

Del doctor Linus Pauling (1901-1994) se podría decir que fue el crítico más altamente cualificado, y ciertamente el más conocido, del sistema médico deficitario en vitamina C. El doctor Pauling sigue suscitando reacciones extremas, que podrían describirse en palabras que van desde «genio» hasta «matasanos». Sus dos Premios Nobel no compartidos (es la única persona de la historia que ha obtenido esa distinción) no son protección contra sus opositores, que condenan su estrategia con el uso de las vitaminas. Sus ideas se consideran controvertidas porque se atrevió a presentar, directamente al público, su penetrante interpretación de la literatura científica, indicando que altas dosis de vitaminas pueden curar enfermedades. También reexaminó muchos estudios del tipo «las vitaminas son inútiles», explicando que los investigadores habían malinterpretado sus propios datos o presentado opiniones sesgadas, y mostrando de esta manera que la terapia vitamínica tiene de hecho un valor estadísticamente significativo.

La contribución del doctor Pauling es fundamental para la historia de la vitamina C. Extrañamente, su punto de partida fue afirmar que la vitamina C podía prevenir y tratar el resfriado común. Desde ahí, siguió argumentando que sería útil para todas las enfermedades contagiosas: las dosis elevadas de vitamina C podrían considerarse análogas a los antibióticos, pero funcionarían con los virus lo mismo que con las bacterias y reforzarían el sistema inmunológico. Llegando aún más allá, afirmó que el ascorbato sería útil para todas las enfermedades. Explicó que la arteriosclerosis, la causa subyacente de las enfermedades cardíacas y de las apoplejías, era provocada por una deficiencia en vitamina C. Finalmente, declaró que los pacientes de cáncer vivirían mucho más tiempo con la suficiente ingesta de vitamina C, y podrían incluso curarse.

Puesto que tales afirmaciones están mucho más allá de la experiencia diaria de la mayoría de los médicos, apenas sorprende que los profesionales de la medicina pensaran que el doctor Pauling se había extraviado. No obstante, esas ideas no comenzaron con él: varios científicos y médicos independientes habían sido testigos de las notables propiedades de la vitamina C. La contribución del doctor Pauling consistió en situar esas observaciones en un contexto evolutivo, y en jugarse su reputación científica a la vitamina C.

## El caso de las dosis elevadas de vitaminas

El doctor Pauling tuvo en consideración cómo usan los animales la vitamina C. Aquellos que la sintetizan fabrican cantidades relativamente grandes; por ejemplo, supuestamente las ratas elaboran 70 mg por kilo de peso corporal cada día. Si la rata está en tensión, lesa cantidad aumenta hasta unos 215 mg diarios.[57] Sin embargo, esto es insuficiente para mantener los niveles de vitamina C en animales enfermos, y según caen los niveles en sangre, la excreción urinaria se incrementa unas diez veces.[58] Una inyección de vitamina C —una dosis equivalente a 5 g (5.000 mg) en un ser humano— restaura los niveles normales de ascorbato en plasma, la tensión arterial y el flujo sanguíneo (perfusión) capilar, a la vez que inhibe el crecimiento bacteriano. Hay otros animales que también incrementan su producción de vitamina C cuando se hallan bajo tensión.[59] Una explicación verosímil es que los animales enfermos aumentan tanto la fabricación de vitamina C como su excreción. La tasa de producción de ácido ascórbico en las ratas es equivalente a una dosis de entre 5 y 15 g al día, administrados por vía intravenosa, a un adulto humano de unos 70 kg de peso. Tasas semejantes de elaboración pueden verse en las cabras y en otros animales. Los gatos y perros domésticos producen algo menos (2,5 g de equivalente humano). Por hacer la comparación, la CDR en los Estados Unidos es de menos de 0,1 g al día, entre cincuenta y ciento cincuenta veces menor. Además, si se ingiere por vía oral, solamente se absorbe parte de la vitamina C.

Una comparación directa entre las cantidades requeridas por los animales y los humanos puede ser desorientadora. Los seres humanos podrían haber evolucionado para necesitar menos cantidad, por ejemplo. El doctor Pauling utilizaba un argumento evolucionista y calculaba que la cantidad de vitamina C en alimentos vegetales crudos que proporcionen 2.500 calorías supone, al menos, treinta y cinco veces la CDR. Sin embargo, disponemos de pocos datos sobre la dieta de los hombres primitivos y de otros mamíferos. Aunque es probable que las plantas de hace cuarenta millones de años tuviesen niveles de vitamina C similares a los que encontramos hoy, no poseemos mediciones directas. Nuestros antepasados podrían haber sido en gran medida vegetarianos, pero no podemos estar seguros de ello.

Los animales que no sintetizan la vitamina C consumen una dieta vegetariana que les proporciona un nivel alto de esta vitamina. No obstante, no podemos estar seguros de que ese sea siempre el caso ya que no tenemos una lista completa de esos animales. Sabemos que los primates, aparte de los humanos, consumen grandes cantidades de vitamina C en su dieta, principalmente vegetariana. Se supone que una mascota, o un mono de laboratorio, necesita el equivalente a 1 g de vitamina C al día, mucho más de lo que los gobiernos recomiendan para los humanos. Un gorila en estado salvaje consume diariamente una vegetación que contiene unos 4,5 g de vitamina C. A pesar de estas reservas, el doctor Pauling supuso una dieta semejante a la de los grandes primates y calculó que la ingesta de vitamina C de los humanos primitivos estaba entre 2,3 y 9,5 g al día.[60] Indicó que, a menos que pueda demostrarse que nuestra bioquímica sea sustancialmente diferente de la de nuestros parientes animales más próximos, probablemente los seres humanos deberían consumir dosis de varios gramos de vitamina C cada día.

El doctor Pauling se convenció de que existe un caso científico para las dosis elevadas de vitamina C tras haber escuchado las ideas del doctor Irwin Stone. Según este, la gente necesita vitamina C en grandes cantidades para ocuparse adecuadamente de las infecciones y del estrés. Los doctores Stone y Pauling creían que la vitamina C, como ácido ascórbico, se necesita en la dieta por causa de una mutación genética identificable, que podría clasificarse como un error innato del metabolismo.

## «El hombre de la vitamina C»

Un pequeño número de nutricionistas no considera que el ácido ascórbico sea la vitamina C; en su lugar, hablan del «complejo vitamínico C». No existen evidencias que validen este enfoque, puesto que el ácido L-ascórbico, administrado solo, prevendrá y curará el escorbuto. Hallar una explicación en su forma más sencilla es el núcleo del método científico. Guillermo de Ockham en el siglo XIV dejó establecido su principio, el cual se aplica tanto a la filosofía como a la ciencia. Viene a decir que, ante circunstancias iguales, se preferirá siempre la explicación más sencilla. Las insinuaciones de que la vitamina C es alguna mezcla mal definida de sustancias naturales no son científicas, aunque resulten provechosas para las organizaciones comerciales interesadas.

Puede considerarse que la gente que consume vitamina C en los bajos niveles de la CDR es deficitaria en esta vitamina. A las autoridades que afirman que solamente necesitamos cantidades tan bajas debería requerírseles que proporcionen datos sólidos que muestren que esas dosis son las óptimas. A menos que tales datos se presenten, el consejo oficial puede estar sometiendo a millones de personas a una mala salud innecesariamente.[61] Existe un sesgo en el corazón del consejo nutricional convencional. La hipótesis original sobre las vitaminas era que se trataba de unas sustancias necesarias en pequeñas cantidades para mantener la salud. Esta definición se ha arrastrado hasta la medicina moderna y ha llegado a considerarse como un hecho. La gente se ha olvidado de que la idea de que se necesiten las vitaminas solo en pequeñas cantidades era una medida relativa, que comparaba la cantidad de vitaminas con la proporción de grasas, proteínas y carbohidratos de los alimentos habituales. Nos hallamos ahora en la desgraciada posición en la que la idea se ha convertido en un dogma médico.

Se ha venido suponiendo durante décadas (sin evidencia alguna de apoyo) que el escorbuto agudo era la única enfermedad provocada por la deficiencia de vitamina C. La idea de que esta deficiencia a largo plazo podría dar como resultado padecimientos crónicos como las cataratas, las enfermedades cardíacas o la artritis era mayoritariamente ignorada porque no existían «pruebas» para esta insinuación. El doctor

Pauling defendía un aumento en la cantidad necesaria de vitamina C, utilizando bioquímica comparativa y datos evolutivos. Creía que la gente obtenía la suficiente vitamina C de sus dietas para evitar que muriesen o que enfermasen de escorbuto agudo, pero insuficiente a largo plazo para prevenir otras enfermedades.

Linus Pauling llevó las demandas de dosis elevadas de vitamina C ante el público y le puso nombre a una forma nueva de terapia nutricional: medicina ortomolecular. Después de una carrera estelar como uno de los mayores científicos que jamás hayan existido, se sentía feliz de que se le conociera como «el hombre de la vitamina C».

Él y otros científicos y médicos lucharon durante décadas para establecer dosis altas de vitamina C para luchar contra las enfermedades. Aunque han permanecido marginados por la comunidad médica convencional, sus valerosas luchas han llevado los innumerables beneficios de la vitamina C ante la atención de un público más amplio, y durante el proceso han salvado a muchos de un sufrimiento innecesario.

# Capítulo 3

# Consumir vitamina C

*Lo que hace verdaderamente especial al ascorbato es que en cantidades muy elevadas puede actuar como un antioxidante sin tasa límite y un recolector de radicales libres.*

**ROBERT F. CATHCART III**

Muchos nutricionistas se refieren a la cantidad diaria recomendada (CDR) con un nombre alternativo: «cantidad diaria ridícula».[1] La lógica tras la CDR oficial para la vitamina C es la prevención del escorbuto agudo, pero no tiene en cuenta las crecientes evidencias de que dosis más altas proporcionan una salud óptima. Una suposición general utilizada para elaborar la CDR era que las características individuales de la gente no variaban mucho. Así pues, en ella no se incluyen las necesidades de los enfermos, los ancianos y otros que pudieran requerir cantidades mucho mayores. Disponer de la suficiente vitamina C para prevenir el escorbuto agudo significa que la síntesis del colágeno es suficiente para proporcionarle al cuerpo una mínima integridad estructural; sin embargo, este nivel de ingesta, que previene la enfermedad y evita la muerte a corto plazo, tiene poca relevancia ante la pregunta de cuál es la ingesta óptima para la prevención de las enfermedades. La gente que consume las cantidades de la CDR puede estar poniendo en peligro su salud, e incluso su vida, por causa de una ingesta de vitamina C crónicamente deficiente.

La disputa central que ha hecho a la vitamina C tan controvertida tiene que ver con la ingesta óptima. Los científicos no han estado seguros de cuánto necesita una persona para conseguir los mayores beneficios para la salud. Afortunadamente, recientes investigaciones han vertido alguna luz sobre este rincón oscuro de la nutrición. Un hecho que desconcierta es que cada persona es biológicamente única, por lo que podría ser imposible especificar una sola ingesta que cubra las necesidades de una población grande. Un segundo factor es la edad y el estado de salud del individuo. Algunas personas sanas podrían tolerar solamente un par de gramos (2.000 mg) de vitamina C, pero esa tolerancia podría aumentar cincuenta veces, o incluso cien, cuando están psicológicamente estresados.

## ERRORES AL ESTABLECER LA CDR

Unos pocos miligramos al día de vitamina C evitarán el escorbuto agudo. A corto plazo, una persona que consuma esta pequeña cantidad no se pondrá enferma ni morirá de esta enfermedad. Este hecho constituye la base del argumento de que los seres humanos solamente necesitan unos pocos miligramos al día para disfrutar de buena salud. Puesto que la prevención de la enfermedad que acarrea la deficiencia solamente necesita cantidades de ascorbato a nivel de micronutrientes, este se clasificó como una vitamina.

En aquel momento no existían evidencias convincentes que demostrasen la necesidad de dosis mayores que miligramos. En la década de los años 1990, el doctor Mark Levine, de los Institutos Nacionales de Salud (INS) de los Estados Unidos, demostró que un adulto sano que tomase menos de unos 200 mg cada día tendría un nivel en sangre deficiente. Administrando dosis variadas a alumnos médicos voluntarios, el doctor Levine fue capaz de demostrar que el cuerpo intenta mantener un nivel mínimo en la sangre (el organismo retiene entre 60 y 80 $\mu$M/L en el plasma sanguíneo). Si la ingesta cae por debajo de este nivel, las bombas moleculares de los riñones reabsorberán la vitamina C para evitar su pérdida por la orina. Esas bombas son muy eficaces: se tarda entre una y seis semanas sin vitamina C para reducir la concentración en sangre hasta la mitad de su valor original. Estas bombas son fundamentales para prevenir el escorbuto agudo en épocas de escasez de vitamina C.

Los INS declararon que esos niveles de retención en la sangre indican una ingesta requerida de unos 200 mg de ácido ascórbico al día. Además de los niveles en plasma, el doctor Levine midió también la vitamina C en los glóbulos blancos, que tienen bombas moleculares parecidas a las de los riñones, en sus membranas exteriores. Un glóbulo blanco puede acumular un nivel más alto de vitamina C que el plasma a su alrededor, al absorber activamente la molécula. El doctor Levine averiguó que los glóbulos blancos eran menos sensibles que el plasma a las ingestas de vitamina C. De hecho, comparados con el plasma, los glóbulos blancos solo necesitan aproximadamente la mitad de la ingesta de vitamina C (100 mg) para alcanzar su nivel de retención antiescorbuto.

Se utilizó este nivel para la CDR y, al menos superficialmente, parecía tener una base racional para los nuevos valores. A pesar de eso tenemos que examinar el problema un poco más.

El cuerpo tiene dos líneas de defensa contra el escorbuto. La primera es que las bombas renales retienen el nivel mínimo de vitamina C en el cuerpo. Pero algunos tejidos, como el cerebro, las glándulas adrenales (suprarrenales) y los glóbulos blancos son más sensibles a la pérdida de vitamina C. Estas células, que tienen unos requisitos específicos y esenciales de ascorbato, poseen unas bombas especiales que les permiten conservar niveles más altos que otros tejidos. En épocas de escasez mantienen sus altas concentraciones internas, mientras que el plasma sanguíneo y otros tejidos menos sensibles se vuelven deficitarios. Conforme la persona va perdiendo vitamina C, la mayoría de los tejidos corporales se vuelven deficitarios, aunque las células fundamentales y los tejidos que más la necesitan están más protegidos. Solamente en un período más tardío de la enfermedad se volverán enormemente deficitarios esos tejidos; para ese momento la persona sufrirá síntomas graves y estará próxima a la muerte.

El uso de tejidos especializados como los glóbulos blancos para establecer la CDR es un error de bulto.[2] En un individuo que consuma esas bajas ingestas recomendadas de vitamina C al día, la mayoría de sus tejidos pueden ser deficitarios. Ciertamente, el nivel en plasma suele caer con frecuencia por debajo del umbral que mantienen los riñones. Si el doctor Levine hubiese utilizado los glóbulos rojos en vez de los blancos, las recomendaciones habrían sido completamente diferentes. Los glóbulos rojos son más numerosos que los blancos y no están especializados en el uso de la vitamina

C. No se «saturan» de vitamina C con ingestas diarias de 100 mg, pero seguirán absorbiendo la vitamina a niveles mucho más altos. Los glóbulos rojos se ven afectados por el escorbuto antes que los blancos, y proporcionan un cálculo más acertado para la CDR, ya que son semejantes a la mayoría de los tejidos corporales. Una asignación dietética basada en los glóbulos rojos prevendría los síntomas precoces del escorbuto. Si los científicos necesitan un tejido fácilmente disponible para establecer la ingesta humana óptima, los glóbulos rojos serían más adecuados que los blancos.

## LOS EXPERTOS OPUESTOS AL RIESGO

Durante más de cincuenta años, los gobiernos han creído necesario proporcionar guías nutricionales a sus poblaciones. Desgraciadamente, no poseen los datos suficientes para defender un argumento fundamentado sobre muchos de los nutrientes, especialmente la vitamina C. Los gobiernos no son particularmente buenos a la hora de admitir su ignorancia, y normalmente eligen sus comités de entre los científicos que apoyan el mantenimiento de la situación establecida; además, los componentes de tales comités creen que se les pide que sean prudentes. Más que elaborar una valoración objetiva de los beneficios sanitarios potenciales, los miembros del comité toman la cuestión por el lado seguro recomendando una ingesta tan baja como sea posible, sin que nadie caiga en peligro de escorbuto agudo.

Al recomendar una dosis mínima, las instituciones se arriesgan a especificar una ingesta sumamente insuficiente. La gente sana que consume solo unos pocos miligramos al día no morirá, ni sufrirá los agudos efectos del escorbuto. Con ingestas de entre 40 y 60 mg al día, los tejidos especializados como el cerebro y los glóbulos blancos de la sangre mantendrán niveles internos altos. Así pues, los científicos gubernamentales del Reino Unido, adecuadamente prudentes, situaron la ingesta dietética de referencia (IDR) para adultos en 40 mg al día.[3] Su objetivo era, supuestamente, utilizar el principio de precaución de cara a evitar que la gente se envenenase con dosis más altas (sin embargo, no hay evidencias de que la vitamina C tenga tales efectos). La Junta para los Alimentos y la Nutrición de los Estados Unidos también basó su CDR en la cantidad necesaria para prevenir el escorbuto agudo. Las CDR excluyen a gente con necesidades especiales, que puede ser cualquiera que sea anciano, esté enfermo o se encuentre estresado.

El objetivo oficial de la CDR o la IDR es recomendar la ingesta que tenga el menor riesgo de insuficiencia y de toxicidad. Puesto que existe un peligro extraordinariamente pequeño en las dosis elevadas de vitamina C, podríamos esperar que los datos de la dieta recomendada estuviesen fuertemente influenciados por los efectos beneficiosos potenciales. Aun así, en el extraño mundo de la lógica burocrática los efectos beneficiosos se excluyen con frecuencia del análisis de los requisitos. En lugar de un planteamiento bien fundamentado y basado en los datos disponibles, las recomendaciones se basan fundamentalmente en el análisis de los riesgos. Este análisis es útil ante los peligros de los elementos tóxicos del entorno, pero resulta ineficaz cuando se considera una sustancia esencial para la vida. Tales recomendaciones tienen un sesgo contra las dosis más altas, porque en teoría siempre podrían ser peligrosas de alguna manera no especificada.

La ciencia y el sentido común indican que una sola CDR para la vitamina C, o para cualquier otra vitamina, es poco probable que sea adecuada para toda la población. Los seres humanos somos biológicamente diversos, y esa biodiversidad implica que algunas personas necesitarán mucho más que la dosis recomendada. Esta variación en los requisitos puede darse también en una sola persona, según cambien sus necesidades con la enfermedad, o la edad.

Los valores gubernamentales no tienen en consideración los efectos a largo plazo de la carencia, aunque ingestas de hasta varias veces la CDR pueden estar asociadas con las afecciones crónicas. Por ejemplo, la arteriosclerosis y las enfermedades cardíacas pueden ser el resultado de un escorbuto crónico subclínico.[4] Los gobiernos no poseen evidencias de que las enfermedades crónicas no sean un resultado de sus bajas recomendaciones. Investigar los efectos a largo plazo de una escasez de vitamina C es difícil y caro. Sin esas evidencias, las recomendaciones se basan en la opinión de los expertos. Sin embargo, si el escorbuto subclínico provoca padecimientos crónicos, todos sufriremos las consecuencias de dosis que son demasiado bajas. Si los gobiernos e instituciones admitiesen el nivel de incertidumbre de sus recomendaciones, la gente podría ser capaz, al menos, de sacar sus propias conclusiones.

## FACTORES QUE AFECTAN A LA ABSORCIÓN DE LA VITAMINA C

El doctor Levine contribuyó a resolver el problema de los requisitos de la vitamina C utilizando la bioquímica. Indicó que tales requisitos deberían averiguarse por medio de experimentos.[5] Su idea era calcular la ingesta óptima averiguando cuánto se absorbe o excreta de una dosis: alguien que tomase demasiada vitamina C podría no absorberla o excretarla rápidamente.

En aquella época los científicos sabían poco de cómo actúan las dosis de vitamina C en el cuerpo. Existía cierta información sobre adultos jóvenes y sanos, en los que la vitamina C se absorbe activamente en el intestino.[6] De una dosis baja, por debajo de 60 mg, se absorbe casi todo.[7] La cantidad absoluta asimilada aumenta con la dosis, solo que muy despacio: se absorbe hasta entre un 80 y un 90% de una dosis única de 180 mg; esta proporción se reduce al 75% si es de 1 g, al 50% con 1,5 g, al 26% con 6 g y al 16% con 12 g.[8] Solo se absorberán 2 g de una dosis única de 12 g, lo que estipula un límite a la ingesta posible desde una dosis única. En cambio, únicamente se excretan pequeñas cantidades sin cambios en las dosis bajas. Conforme aumenta la dosis, se excreta más vitamina C, porque las bombas renales tienen limitada la cantidad que pueden retener.

Los INS propusieron una CDR de 200 mg de vitamina C al día para hombres jóvenes sanos. Un poco después, el doctor Levine obtuvo resultados parecidos para las mujeres jóvenes sanas. En una serie de artículos muy influyentes describió la absorción, los niveles en sangre y la excreción de la vitamina C.[9] Esos artículos constituyen el núcleo de la evidencia que se utiliza para las actuales recomendaciones gubernamentales. Los INS indicaron que el cuerpo está «saturado» con una ingesta de 200 mg al día. Según esta idea, un aumento en la dosis no mantendría los niveles en sangre por encima de un valor de 60-70 $\mu$M/L, y la mayor parte de las dosis más elevadas no se absorbe en el intestino. Esto claramente es un error, ya que niveles en sangre mantenidos de al menos el triple de esta concentración máxima atribuida pueden conseguirse por medio de dosis orales repetidas.

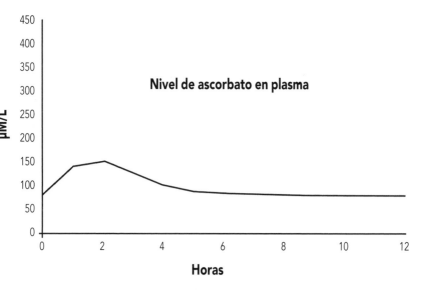

Curva de respuesta a la dosis para concentraciones en plasma sanguíneo después de administrar una dosis de 1.250 mg de vitamina C a un sujeto agotado

Como se ha dicho con anterioridad, la vitamina C no se recluye solamente en el plasma sanguíneo, ya que se bombea en forma selectiva a un cierto número de tejidos especializados, como el cerebro, los glóbulos blancos y las glándulas adrenales (suprarrenales).[10] De esta manera, las células y los órganos que están protegidos son fundamentales para la supervivencia, y requieren unas cotas de vitamina C y de su protección antioxidante más altas de lo normal. Los glóbulos blancos sanguíneos, por ejemplo, tienen requisitos específicos de vitamina C para luchar contra las infecciones. Estos glóbulos blancos tienen un período vital corto, y su muerte se controla por los niveles de antioxidantes.[11] Las bombas que existen en esos tejidos aseguran que en tiempos de escasez los valores de vitamina C permanezcan altos.

Con ingestas de vitamina C por debajo de los 100-200 mg al día, los tejidos especializados están protegidos del escorbuto al acumular niveles altos en comparación con los tejidos normales. Con su recomendación de 200 mg diarios, el doctor Levine añadió que dosis por encima de 400 mg no proporcionan beneficio adicional alguno. Con esta ingesta indicada, la mayoría de los tejidos del cuerpo se hallan en un estado de agotamiento; es más, se requieren al menos 18 g de vitamina C al día para conseguir mantener los niveles máximos en sangre.[12]

## Las bombas moleculares y la vitamina C

La vitamina C, o ácido ascórbico, es una molécula orgánica simple semejante a la glucosa. La molécula de glucosa constituye una gran proporción de la dieta común, normalmente muchos centenares de gramos cada día. Además, la abundante glucosa compite con la vitamina C, limitando más aún los beneficios del ascorbato. Cuando la glucosa (azúcar en sangre) está alta, se transporta menos vitamina C a las células,[13] lo que podría explicar por qué hay mucha gente que no informa de efectos positivos de los suplementos de vitamina C en los resfriados comunes y otras enfermedades.[14] «Toma más vitamina C y come menos azúcar y carbohidratos» podría ser el nuevo lema que reemplazase la sabiduría popular del viejo «mata de hambre al resfriado, no sea que alimentes a la fiebre». Muchas de las pastillas de dosis altas de vitamina C, o las bebidas que están cargadas de azúcar, proveen en esencia el antídoto con el fármaco.

Las células especializadas del cuerpo que concentran vitamina C poseen varios tipos de bombas moleculares en la membrana celular para el transporte del ascorbato. A uno de esos tipos se le conoce como GLUT (del inglés *glucose transporter*, o transportador de glucosa), y se encarga de bombear a las células la vitamina C oxidada (deshidroascorbato, o DHA), que tiene una forma molecular similar a la glucosa, por lo que las bombas GLUT pueden transportar tanto una molécula como la otra. El bombeo es competitivo, lo que significa que si hay mucha glucosa se bombeará con preferencia a la vitamina C oxidada.

Hay otros dos tipos de bombas que transportan vitamina C a los tejidos que tienen una gran necesidad de ella, como los intestinales o los que conforman los riñones, el hígado, el cerebro, los ojos y otros órganos.[15] Aunque las bombas presentan una capacidad de transporte de vitamina C limitada, las células pueden llenarse aun con niveles relativamente bajos en el líquido que las rodea. En concentraciones más altas en el plasma sanguíneo, las células siguen acumulando ascorbato, pero a una tasa baja. El hecho de que las células dispongan de bombas de ácido ascórbico nos da una indicación de que la célula es especialmente sensible a la disminución de la vitamina.

La hormona insulina es capaz de desplazar los transportadores GLUT desde el interior de la célula a su superficie, donde puede transferirse más glucosa.[16] Los diabéticos, que carecen de insulina, son incapaces de llevar a cabo esta forma de aumentar la absorción y el azúcar se acumula en su sangre.

Una explicación de los síntomas a largo plazo de la diabetes es que las células de quien la sufre tienen una escasez crónica de vitamina C. Las hormonas como la insulina pueden afectar también a la capacidad del cuerpo de absorber vitamina C.

Ya hemos descrito el enorme incremento de absorción del ascorbato en los intestinos en períodos de enfermedad y estrés. Desgraciadamente, esta respuesta no se ha investigado y se desconocen los mecanismos subyacentes de control.

## Flujo dinámico

Una gran dosis individual de vitamina C ocasiona una breve respuesta en el cuerpo. Dosis elevadas —varios gramos— producen una respuesta por encima del nivel de fondo (aproximadamente $70\ \mu M/L$) que se excreta por la orina rápidamente. Las concentraciones altas en el plasma sanguíneo se excretan con una vida media de unos treinta minutos. Sin embargo, cuando la dosis se repite, pueden aumentar los niveles en el plasma sanguíneo. Una segunda dosis se añade a los niveles sanguíneos antes de que se excrete la dosis anterior. Separar las dosis en intervalos de menos de 3 o 4 horas puede incrementar los niveles hasta una meseta de unos $250\ \mu M/L$ en un paciente previamente deficitario.

Como simple analogía, consideremos un barril de agua que tenga un agujero en un lado a cierta altura. Si se deja durante un corto período de tiempo sin rellenarse, el barril se estabilizará en un nivel de agua justo por debajo del agujero (el nivel de referencia). Si intentamos llenar el barril hasta arriba con un cubo, solo tendremos un éxito parcial. Un solo cubo de agua subirá el nivel del barril ligeramente,

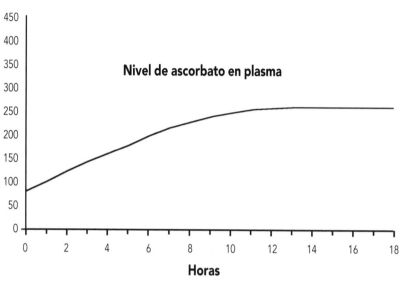

Dosis repetidas de varios gramos de vitamina C en intervalos de una hora producen un estado permanente en una persona agotada; un nivel máximo mantenido requiere una ingesta de unos 20 g al día.

pero pronto se escapará por el agujero. Esto es lo que ocurre cuando se administran dosis simples de vitamina C una vez al día: el nivel en sangre aumenta brevemente, pero pronto vuelve a descender al de referencia. El flujo dinámico es el equivalente a rellenar el barril con un grifo que fluya continuamente. Al aumentar el flujo se puede superar la pérdida del agujero y el nivel de agua del barril se aumentará de forma indefinida.

En el flujo dinámico, la vitamina C abunda en el plasma sanguíneo y se disemina lentamente en los demás compartimentos corporales. Un adulto humano promedio tiene un volumen de sangre de unos cinco litros. Los glóbulos ocupan algo menos de la mitad de ese volumen y el plasma constituye el resto. Los glóbulos rojos son el tipo de célula predominante y absorben la vitamina C lentamente por diseminación en el plasma. Si se les da el tiempo suficiente, las concentraciones en el plasma y en los glóbulos rojos alcanzarán el equilibrio; en ese momento, la concentración en sangre habrá aumentado hasta el nivel de meseta del flujo dinámico, o por encima de él.

La sangre solamente constituye una pequeña parte del volumen total de los tejidos. En un cuerpo humano normal de unos 70 kilos, la sangre representa aproximadamente un 7% del volumen total. Los niveles elevados de ascorbato en plasma se extienden lentamente por los demás compartimentos tisulares. Con el tiempo el cuerpo alcanzará el equilibrio, en el que los niveles tisulares serán iguales, o un poco superiores, a la concentración sanguínea principal. Cuando esto ocurre, la cantidad total de vitamina C en el cuerpo es mucho mayor que la de la persona que no ingiere dosis frecuentes.

Si un individuo que ha estado en flujo dinámico durante un período de tiempo considerable deja de tomar vitamina C, los niveles sanguíneos permanecen altos hasta que los riñones excreten la que almacena en su organismo. Como resultado de ello, la concentración de vitamina C en los tejidos se encuentra a un nivel más alto que la del plasma sanguíneo, de manera que la vitamina C pasa de los tejidos a la sangre. Ese flujo desde los tejidos mantiene la concentración en el plasma durante algún tiempo. Por otra parte, si las personas que están en flujo dinámico enferman de resfriado, o una infección similar, gozan de una gran ventaja: sus niveles en sangre se mantienen por las dosis orales frecuentes y, en momentos de gran demanda, las reservas que tienen en sus tejidos evitarán que el plasma sanguíneo agote las suyas.

## La corta vida media de la vitamina C

Que la vida media en plasma de la vitamina C sea corta significa que una gran dosis oral subirá los niveles en sangre solamente unas pocas horas. Para el resto del día, el nivel en el plasma sanguíneo volverá a caer al valor de fondo de 70 $\mu$M/L. Durante décadas, las investigaciones sobre las propiedades de la vitamina C han sido defectuosas. Muchos científicos consideran que una dosis de varios gramos es elevada, confundiendo nutrición con farmacología. Las ingestas nutricionales se requieren para mantener una salud óptima, mientras que las dosis farmacológicas involucran el uso de la vitamina C para el tratamiento de las enfermedades. Se considera normalmente que las dosis nutricionales sean de unos 10 g al día, pero 10 g serán solo una dosis farmacológica baja. Por ejemplo, el doctor Robert F. Cathcart III y otros han utilizado 40, 60 o incluso 200 g diarios, divididos en varias dosis, para tratar una amplia variedad de enfermedades aparentemente con gran éxito.[17] Muchos estudios sobre la vitamina C y el resfriado común confunden prevención con tratamiento, y a menudo se estudian dosis por debajo de 1 g para los dos.[18] El error predominante ha sido estudiar dosis únicas diarias. Las personas sanas que quieran protección contra el resfriado común u otras enfermedades tomando vitamina C necesitan elevar sus niveles en sangre ingiriendo dosis divididas o formulaciones de liberación lenta.

### ¿CUÁL ES LA INGESTA ÓPTIMA?

No se ha establecido una ingesta óptima para una persona sana. Como hemos visto, gran parte de las cantidades incluidas en la CDR del gobierno es defectuosa y las ingestas de vitamina C recomendadas son tristemente insuficientes. Los estudios recientes han demostrado que las suposiciones sobre las que se basaban las CDR son injustificadas y carecen de base. Actualmente no hay evidencias que respalden la idea de que las dosis bajas de vitamina C sean las óptimas. De hecho, esas ingestas bajas pueden ser la causa de muchas de las enfermedades crónicas que hay en el mundo.

Recientemente, debido a los experimentos de los INS sobre la absorción y la excreción de la vitamina C, se ha elevado la CDR de 60 mg al día para los adultos a 90 mg para los hombres y 75 mg para las mujeres. Se recomienda que los fumadores tomen 35 mg extra al día, ya que las toxinas producidas al inhalar el humo de los cigarrillos aumentan la tensión oxidante y, en cualquier caso, los fumadores tienden a presentar unos niveles menores de vitamina C en sangre. Aun así, esta recomendación puede ser una infravaloración de bulto que deja a los fumadores con una falsa sensación de seguridad: observaciones recientes sobre inyecciones intravenosas de ascorbato sódico indican que fumar produce una oxidación en alto grado, que da como resultado un descenso de los niveles de ascorbato en el plasma.[19]

Una persona que empiece a consumir suplementos de vitamina C parte de un nivel de carencia. Al ingerir dosis repetidas, los valores en los tejidos y en el plasma sanguíneo aumentan y se puede tolerar más cantidad. Parece que las necesidades humanas de vitamina C son más variables de lo que se pensaba anteriormente. El punto clave es que los seres humanos necesitan más, mucho más de lo que se suponía antes. Cambiar los criterios que se utilizaron para establecer la CDR y eliminar los errores supone recomendar que la ingesta de un adulto sano debería estar en el intervalo entre los 500 mg y los 20 g (20.000 mg), e incluso más. Algunas personas necesitarán dosis bajas y no tolerarán ingestas más altas; otras necesitarán niveles más altos, por encima de los 10 g.

*Una persona que quiera calcular sus propias necesidades tiene que establecer su nivel de tolerancia intestinal.* Para hacerlo hay que empezar con una dosis baja y repetirla cada hora hasta que se observen efectos intestinales desagradables (gases, hinchazón y deposiciones sueltas). Este nivel de ingesta será tu nivel de tolerancia, y el nivel óptimo de ingesta es de entre el 50 y el 90% de ese máximo. Mantén presente que una dieta rica en carbohidratos interfiere en el examen de tolerancia intestinal e indica falsamente un nivel menor. Las necesidades de vitamina C cambian con el estado de salud y deben reexaminarse de esta forma de cuando en cuando. Y lo que es acaso más importante, el nivel que puede tolerar una persona aumenta con el tiempo, según se va manteniendo el flujo dinámico.

La gente varía en sus necesidades y no es posible hacer una declaración definitiva sobre ingestas que se apliquen a todo el mundo. Además, las necesidades de una persona cambiarán, aumentando hasta con una ligera enfermedad. La cantidad mínima que se necesita para elevar sistemáticamente los niveles en plasma sanguíneo de un adulto es de 2-3 g (2.000-3.000 mg) al día, repartidos en dosis de unos 500 mg. Para algunos, esto puede ser demasiado alto y es posible que necesiten rebajar un poco la dosis; para la mayoría, esta ingesta será demasiado baja para conseguir resistencia ante las infecciones y enfermedades crónicas.

## FORMAS DE LA VITAMINA C

La vitamina C se encuentra disponible en muchas fórmulas y hay numerosas marcas de suplementos que afirman que son más eficaces. Frecuentemente, las afirmaciones consisten en que su forma de vitamina C en concreto ha mejorado la absorción cuando se toma por vía oral. La mayoría de ellas se absorben en tasas comparables, aunque las formas de liberación mantenida dan como resultado una absorción retrasada.[20] En algunos casos los fabricantes aseguran que ellos tienen una forma más «natural» de la vitamina, insinuando que la suya es la auténtica vitamina C y que el ácido ascórbico no es la vitamina verdadera. Tales afirmaciones son falsas. La vitamina C se define como ácido L-ascórbico y, en general, esta es la preferible, y además se encuentra fácilmente disponible a bajo coste. No obstante, hay advertencias y ventajas asociadas con otras formas de la vitamina.

### La vitamina C natural

La vitamina C natural es la misma molécula que el ácido L-ascórbico.[21] Químicamente son idénticas y no existen diferencias conocidas, ya sean físicas, químicas o biológicas, de manera que no hay ventajas en los suplementos de vitamina C «natural» sobre los del ácido L-ascórbico.[22] Como hemos explicado, los artículos epidemiológicos y los ensayos clínicos indican en ocasiones que la vitamina C de los alimentos es más eficaz que la de los suplementos. Sin embargo, esas indicaciones no tienen ningún sentido, puesto que las moléculas son idénticas.[23] De hecho, en algunos alimentos como el brécol la absorción puede verse disminuida.[24] A pesar de las insinuaciones de que hay factores «mágicos» asociados con la vitamina C de los alimentos, las diferencias entre esta y la de los suplementos puede explicarse más fácilmente por un error experimental, como infravalorar la cantidad de vitamina C de los alimentos. Además, la absorción de esta puede ocurrir más lentamente que la de los suplementos, incrementando de esta manera los niveles en sangre de un modo más eficaz.

La vitamina C natural se encuentra a menudo en combinación con pigmentos de plantas llamados bioflavonoides. Los bioflavonoides son frecuentemente antioxidantes y se encuentran en cítricos y otras frutas y verduras con un alto contenido en vitamina C. Hay ciertas evidencias de que los bioflavonoides aumentan la disponibilidad de la vitamina C. Sin embargo, se necesita una ingesta más alta de bioflavonoides de la que comúnmente se encuentra en las pastillas de vitamina C.[25] En dosis bajas, la vitamina C se absorbe bien, así que los beneficios de los bioflavonoides no están claros.

## Formas minerales

Puesto que la vitamina C es un ácido débil, su combinación con minerales como el sodio, el calcio o el magnesio produce sales no ácidas. Hay varias formas de ascorbato mineral que son comunes en los suplementos, con el ascorbato sódico y el ascorbato cálcico entre las más frecuentes. A algunas personas les parece que las formas minerales son más suaves para el estómago, ya que son menos ácidas. La gente que toma dosis masivas de vitamina C en forma de ascorbato mineral puede acabar consumiendo grandes cantidades de ese mineral. El ascorbato sódico contiene 131 mg de sodio por gramo, y el ascorbato cálcico, 114 de calcio. Consumir muchos gramos de vitamina C en esta forma puede estar contraindicado en algunos padecimientos, como las enfermedades renales.

No obstante, hay una limitación más importante a la hora de consumir dosis masivas de ascorbato mineral: estas formas minerales son menos eficaces. A menudo, las personas enfermas pueden tomar cantidades enormes de vitamina C sin notar una incomodidad oral importante. Por ejemplo, en el umbral cercano al nivel de la tolerancia intestinal, los síntomas del resfriado común a menudo desaparecen. Sin embargo, este efecto parece limitarse a la vitamina C como ácido ascórbico y no se da en los ascorbatos minerales. El doctor Cathcart fue el primero en describir esta respuesta mayor al ácido ascórbico sobre otras formas de la vitamina, lo que ha sido confirmado por otros investigadores. Esto podría ser debido a que la vitamina C contiene dos electrones antioxidantes disponibles, mientras que en las formas minerales de ascorbato este número es menor. En el ascorbato sódico, el átomo de sodio sustituye a un electrón oxidante. Una vez absorbida, la molécula de ascorbato de sodio necesita conseguir un electrón del metabolismo del cuerpo para funcionar. Este efecto podría ser el motivo por el que algunas personas que experimentan con dosis masivas de ascorbato no consiguen los beneficios proclamados.

## Vitamina C liposoluble

Otra variante de la vitamina C, el palmitato ascorbilo, es una forma liposoluble de la vitamina. A diferencia de la marca patentada de ascorbatos minerales Ester-C™, este es un éster verdadero. Una molécula de palmitato ascorbilo es vitamina

C combinada (esterificada) con el ácido graso palmitato. El palmitato ascorbilo se utiliza como aditivo alimentario, pero se encuentra más habitualmente como ingrediente de preparados de uso tópico (externo) y cosméticos antienvejecimiento por sus propiedades antioxidantes y su papel en la síntesis del colágeno.[26] Cuando se toma por vía oral, el palmitato ascorbilo puede descomponerse mayoritariamente en ácido L-ascórbico y palmitato en el hígado, y no está claro si proporciona alguna ventaja sobre el ácido L-ascórbico.[27]

## Vitamina C liposomal

Para personas sanas, y muchas con enfermedades crónicas, la cantidad suficiente de vitamina C se proporciona por los niveles de flujo dinámico alcanzados con la económica vitamina C. No obstante, algunas con padecimientos como el cáncer podrían no ser capaces de conseguir los niveles en sangre suficientes para combatir la enfermedad con los suplementos de vitamina C normales. Las inyecciones intravenosas de ascorbato sódico son una alternativa, pero hay una nueva forma oral, el liposomal C, que también permite que se alcancen mayores niveles en sangre.

Una fina membrana rodea cada célula del cuerpo, hecha de dos capas de una sustancia similar a la grasa llamada fosfolípido. Los fosfolípidos poseen algunas de las propiedades químicas del jabón: contienen una cabeza polar (hidrosoluble) y una cola no polar (liposoluble). La cabeza se disuelve en el agua y la cola en la grasa, lo que en el jabón es útil para descomponer los depósitos de grasa en el lavado. Esta disposición molecular significa que los fosfolípidos pueden formar burbujas cuando se mezclan con agua, lo mismo que el jabón.

Los liposomas están formados por burbujas de fosfolípidos, que con frecuencia encierran y protegen un contenido líquido. Los producidos comercialmente son muy pequeños y pueden complementarse con fármacos o suplementos como una ayuda para su absorción. Facilitan un método para superar la barrera de la absorción oral de la vitamina C. Hemos visto que si a una persona acostumbrada a ingestas bajas de vitamina C se le administra una dosis simple de 12 g, solamente absorberá unos 2 g. Sin embargo, si los liposomas se rellenan con vitamina C concentrada, teóricamente pueden superar este límite de la absorción y repartir la mayoría de los 12 g por el cuerpo. El resultado de una dosis elevada de vitamina C liposomal es un aumento gradual de los niveles en sangre, similar al obtenido con una pastilla estándar. No obstante, el pico puede estar mucho más alto, por encima de los 400 $\mu$M/L, y la respuesta se mantiene. Esos niveles espectacularmente altos de vitamina C en plasma son selectivamente tóxicos para las células cancerosas, de modo que los liposomas amplían el potencial que tienen las dosis orales para combatir las enfermedades, incluso el cáncer.

## ¿SON SEGURAS LAS DOSIS ALTAS DE VITAMINA C?

La idea de que hay quienes quiere hacernos aceptar una falsedad como un hecho es muy conocida, puesto que la publicidad nos bombardea a diario. Gran parte de la publicidad aspira a que asimilemos tales «hechos» engañosos por medio de la repetición frecuente. La expresión «información manipulada» se refiere a una información poco fidedigna a la que se ha otorgado credibilidad mediante un bombardeo constante. La información manipulada consiste en «hechos»

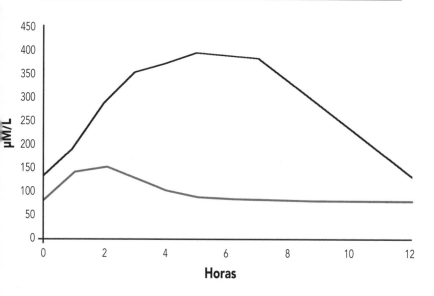

Comparación esquemática entre la respuesta en plasma máxima atribuida (para 1.250 mg de vitamina C, línea gris) y la conseguida con una dosis oral de 36.000 mg de ascorbato liposomal (lína negra). (S. Hickley y otros. JNEM [2008])

que carecían de existencia antes de que aparecieran en una revista, un periódico o la televisión. En su núcleo, una información manipulada es una suposición, o una especulación. Durante varias décadas, una rara campaña médica e informativa ha dado origen a una serie de informaciones manipuladas semejantes, relativas a la seguridad de la vitamina C. Habitualmente, a esas historias de miedo se les da una amplia publicidad en los medios de comunicación antes de que sean sometidas al escrutinio científico.

La vitamina C es extraordinariamente segura, lo que no sorprende si consideramos que es esencial para la vida humana y que el cuerpo la retiene activamente. La vitamina C es una molécula simple, utilizada tanto por animales como por plantas, frecuentemente a altas concentraciones.

Los organismos han tenido cientos de millones de años para desarrollar los mecanismos evolutivos a fin de evitar los daños producidos por la vitamina C; pero incluso admitiendo esa tolerancia, su seguridad es espectacular. Es extraordinaria porque se puede ingerir en dosis masivas, durante largos períodos y sin daño aparente.

Las vitaminas presentan por lo general un perfil de seguridad excelente, pero por regla general los efectos dañinos de las sobredosis se exageran. Cuando las evidencias científicas se consideran desapasionadamente, se hace claro que la gente se enfrenta a un peligro mayor por la deficiencia que por la sobredosis. No obstante, las ingestas de vitaminas deben ser consideradas cuidadosamente para asegurar una nutrición óptima, libre de efectos secundarios.

El margen de seguridad de las dosis elevadas de vitamina C es mucho mayor que el de la aspirina, los antihistamínicos, los antibióticos, los analgésicos, los relajantes musculares, los tranquilizantes, los sedantes y los diuréticos. Dicho de otro modo, la vitamina C es mucho más segura que los medicamentos que se utilizan habitualmente. A pesar de eso, se le han atribuido erróneamente efectos dañinos como hipoglucemia, recidiva del escorbuto, infertilidad, mutagénesis y destrucción de la vitamina $B_{12}$.[28] En la literatura científica no hemos encontrado ningún informe válido de una persona sana que haya muerto por sobredosis de vitamina C. Ni uno solo.

## Tan segura como la leche

Se reconoce habitualmente que la vitamina C es segura. Eso significa que los expertos de la Administración de Alimentos y Medicamentos de los Estados Unidos consideran que puede añadirse con seguridad a los alimentos y los cosméticos. En el caso de los alimentos, se trata de una estrategia sensible porque sin la vitamina moriríamos. Sin embargo, demasiada vitamina C, lo mismo que una sobredosis de agua, puede resultar dañina. El agua, tomada en exceso, puede reducir la concentración de sodio en la sangre y provocar que el cerebro se hinche. Para poner en contexto la seguridad de la vitamina C, consideramos que sería más fácil suicidarse por una sobredosis de agua pura que por ingerir demasiada vitamina C.

Una revisión de veintitrés años de informes de los centros de control de venenos de los Estados Unidos, desde 1983 hasta 2005, muestra que las vitaminas solamente se han relacionado con la muerte de diez personas. De hecho, sus estadísticas confirman que mueren más estadounidenses al año por comer jabón que por tomar vitaminas.[29] Incluyendo el mal uso intencionado y el accidental, el número de presuntas muertes por vitaminas es impresionantemente bajo, con un promedio de menos de una muerte al año durante más de dos décadas. La Asociación Americana de Centros de Control de Venenos (AAPCC, por sus siglas en inglés), que mantiene la base de datos de sesenta y un centros de control de venenos de los Estados Unidos, ha tomado nota de que las vitaminas están entre las sustancias sobre las que más se informa. Por lo tanto, el pequeño número de víctimas mortales no es un reflejo de una carencia de informes. La AAPCC informó de que no se produjo ni una sola muerte debida a las vitaminas en dieciséis de esos veintitrés años.

Esas estadísticas incluyen específicamente a la vitamina A, la niacina (vitamina $B_3$), la piridoxina (vitamina $B_6$), otras vitaminas del complejo B, las vitaminas C, D y E, otras vitaminas como la K y a múltiples vitaminas sin hierro. Los minerales, que son diferentes química y nutricionalmente de las vitaminas, tienen también un excelente registro de seguridad, pero no tan bueno como el de estas. De promedio se atribuyen habitualmente una o dos víctimas mortales al año al envenenamiento por hierro, debido a sobredosis grandísimas de suplementos del mineral. Las muertes atribuidas a suplementos de otros minerales son muy escasas. Incluso el hierro, aunque no es tan seguro como las vitaminas, tiene en su haber menos muertes que los detergentes para ropa o vajilla.

| Muertes anuales en los Estados Unidos relacionadas con las vitaminas | | | | | |
|---|---|---|---|---|---|
| Año | Presuntas muertes | Año | Presuntas muertes | Año | Presuntas muertes |
| 2005 | 0 | 1997 | 0 | 1989 | 0 |
| 2004 | 2 | 1996 | 0 | 1988 | 0 |
| 2003 | 2 | 1995 | 0 | 1987 | 1 |
| 2002 | 1 | 1994 | 0 | 1986 | 0 |
| 2001 | 0 | 1993 | 1 | 1985 | 0 |
| 2000 | 0 | 1992 | 0 | 1984 | 0 |
| 1999 | 0 | 1991 | 2 | 1983 | 0 |
| 1998 | 0 | 1990 | 1 | | |

Hasta el incidente de una sola muerte debe ser tomado en serio. Sin embargo, no se han suministrado los detalles de fondo de esos sucesos referidos. No parece que se haya establecido en la literatura científica ninguna muerte humana por una sobredosis oral de vitamina C; además, una breve consideración de ciertas cifras de mortalidad médica sitúa todo esto dentro de un contexto.

Consideremos justo aquellas muertes y lesiones provocadas por el efecto que tienen los fármacos similares a la aspirina (los medicamentos antiinflamatorios no esteroideos, o MANE) solo sobre las úlceras de los ancianos. Toma nota de que esto supone una limitación en lo que se refiere a los efectos estomacales, y de que se excluye a otros grupos de edad. Estos medicamentos también se usan frecuentemente contra ligeros dolores de cabeza, distensiones musculares y artritis. Unos 41.000 ancianos son hospitalizados cada año en los Estados Unidos. La estancia media en el hospital por úlcera péptica en los ancianos es de más de una semana (ocho días y medio), pero en 1987 se produjeron unos 350.000 días innecesarios de hospital debido a los MANE;[30] de hecho, 3.300 personas mueren al año debido a complicaciones por estos medicamentos.[31] Estas cifras son un reto para cualquiera que diga que las dosis elevadas de vitamina C son un riesgo para la salud; además, son solamente una pequeña parte del gran número de muertes innecesarias que ocurren cada año causadas por los medicamentos con y sin receta médica.

La vitamina C es una de las sustancias menos tóxicas que se conocen. Ha habido una o dos imputaciones, pero no se ha confirmado nada sobre presuntas muertes por vitamina C. La seguridad aguda de un fármaco se describe por el índice terapéutico: la dosis tóxica, dividida por la dosis terapéutica. La dosis mortal 50 ($DM_{50}$) es aquella por la que moriría el 50% de los sujetos. Por ejemplo, una sustancia que tenga una dosis terapéutica de 1 g y una $DM_{50}$ de 2 g, tendrá un índice terapéutico de 2. Un índice terapéutico tan bajo señala un fármaco peligroso, con poco margen para la seguridad. Esta clase de fármaco sería apropiado para un tratamiento únicamente en las situaciones más graves, con riesgo de muerte. El índice terapéutico de la vitamina C para una persona de 70 kg de peso que tome 1 g es al menos 350, lo que indica un alto grado de seguridad. Alguien que ingiere 230 g de una sola vez experimentaría probablemente problemas de acidez de estómago y diarrea; no obstante, es muy probable que sobreviviera.

Por hacer una comparación, el analgésico paracetamol (acetaminofeno), ampliamente utilizado, tiene un índice terapéutico de 25, más o menos. El uso recomendado del paracetamol es de 1 g, pero dosis tan bajas como 4 g pueden provocar graves daños en el hígado.[32] En los Estados Unidos, las sobredosis de paracetamol causan 56.000 visitas a urgencias y 26.000 hospitalizaciones cada año.[33] Provoca 458 muertes al año, muchas por sobredosis accidentales.

Al menos 16.500 personas mueren anualmente en los Estados Unidos por causa de los analgésicos de venta sin receta, y unas 100.000 tienen que ser hospitalizadas por sus efectos secundarios.[34] Los errores médicos son una causa importante de muerte: supuestamente matan al menos a 100.000 personas al año en ese país.[35] Además son muertes evitables los 12.000 casos de operaciones quirúrgicas innecesarias, los 7.000 errores al administrar medicamentos, las 80.000 infecciones hospitalarias, las 106.000 reacciones negativas a los medicamentos y los otros 20.000 errores.[36]

Los medios de comunicación dan mucho protagonismo a las historias de miedo sobre la vitamina C basándose en escasas evidencias, mientras frecuentemente rechazan destacar hechos médicos más importantes, si tal información puede perturbar el orden establecido.

## POTENCIALES EFECTOS SECUNDARIOS
### ¿Provoca cálculos renales la vitamina C?

No existen evidencias de efectos negativos provocados por grandes cantidades de vitamina C.[37] Una de las historias de miedo más frecuentes es la idea de que la vitamina C provoca cálculos renales. Aunque originalmente esto podría haber parecido una hipótesis verosímil, en la práctica no se encuentran tasas elevadas de cálculos renales en personas que consumen grandes cantidades de vitamina C, la cual incluso ha sido propuesta, y utilizada, como tratamiento para los cálculos.[38]

El argumento principal a favor ese aumento de los cálculos renales tiene que ver con las piedras formadas por oxalato cálcico. A diferencia de otros tipos de cálculos, estos se forman en una orina ácida, y la vitamina C es un ácido débil. Las piedras de oxalato cálcico constituyen unas tres cuartas partes de todos los cálculos renales. El exceso de calcio en la orina estimula la formación de cálculos de oxalato cálcico y el magnesio la inhibe.[39] Las ingestas elevadas de carbohidratos también pueden aumentar la excreción de calcio.[40] Algunos investigadores han afirmado que la vitamina C aumenta ligeramente la excreción de oxalato en el cuerpo, pero otros estudios muestran que no hay incremento en esa excreción.[41] Ahora parece que los niveles elevados de oxalato de algunos estudios son el resultado de una mala conservación de las muestras.

Con esos estudios hay un problema fundamental sobre el oxalato y el calcio en la orina. Los investigadores crearon un medio de calcular el riesgo de formación del oxalato cálcico partiendo de la composición química de la orina.[42] Sin embargo, este modelo no incluye el efecto de la vitamina C: la presencia de esta en la orina, como se esperaba que ocurriese con ingestas elevadas, rebajaría el cálculo de los riesgos. La conexión teórica entre el ascorbato y las piedras de oxalato se basa en la ecuación de Tiselius, que relaciona el riesgo de formación de cálculos directamente con el calcio y el oxalato e inversamente con el magnesio, pero no incluye directamente a la vitamina C. La situación real es que grandes dosis hacen que aumente el ascorbato en la orina, y que esto rebaja el riesgo al ligarse al calcio. Es ciertamente extraño que el argumento de base para los riesgos asociados a la vitamina C excluya de los análisis a la molécula en cuestión. Si se incluye el ascorbato en altas concentraciones, ¡el resultado será un riesgo menor de piedras de oxalato! Así pues, muchos médicos han sobrevalorado los peligros de las dosis elevadas de vitamina C, que en realidad pueden ser protectoras.

Hay otras razones para sospechar que la vitamina C podría proteger contra los cálculos renales. Por ejemplo, a altas dosis hace aumentar el flujo de orina: los ríos que se mueven deprisa depositan pocos sedimentos. Además, parece que los cálculos renales se forman alrededor de un núcleo de infección y el ascorbato, puesto que es bactericida a altas concentraciones, podría eliminar el foco de la formación de piedras.

Las evidencias epidemiológicas indican que la vitamina C no hace aumentar los cálculos renales. Un estudio prospectivo de catorce años de duración con 85.557 mujeres no reveló evidencia alguna de que la vitamina C fuese causa de los cálculos renales.[43] Las personas que consumen menos de 250 mg al día de vitamina C y las que toman 1,5 g o más presentan tasas similares de cálculos renales. Un estudio anterior con 45.251 hombres indicaba que aquellos que tomaban más de 1,5 g de vitamina C al día tenían un riesgo menor de desarrollar cálculos renales.[44]

Hay otros tipos menos frecuentes de cálculos renales, como los compuestos de fosfato cálcico y estruvita (fosfato de amonio y magnesio), que pueden darse en la orina infectada, pero que se disuelven en ácido. La orina ácida se produce por la vitamina C que, una vez más, podría ser preventiva. La vitamina C no está involucrada directamente en la formación de piedras de ácido úrico, presentes en la gota, ni de las piedras de cistina en los niños.

## ¿Existen otros efectos secundarios?

En algunas deficiencias de enzimas pueden darse interacciones con la vitamina C. En la enfermedad del almacenamiento de glicógeno (tipo 1), conocida también como enfermedad de Von Gierke, el exceso de glucosa se almacena como glicógeno en el cuerpo, del que puede descargarse rápidamente. Esta enfermedad surge a veces de una deficiencia hereditaria de la enzima glucosa-6-fosfato deshidrogenasa (G6PD). Algunos autores afirman que esta es la deficiencia enzimática más común entre los seres humanos, y que afecta a más de 400 millones de personas por todo el mundo.[45] A pesar de eso, la enfermedad de la deficiencia es realmente rara, con una incidencia de 1 por cada 100.000 nacimientos en los Estados Unidos. No suele darse en las mujeres, puesto que el gen está ligado al sexo y se sitúa en el cromosoma Y. El problema lo sufren más frecuentemente personas de origen mediterráneo, africano y del sureste de Asia. La incidencia entre los judíos no askenazíes del norte de África puede llegar a ser de hasta 1 caso por cada 5.420 personas. La baja incidencia de la enfermedad de la deficiencia clínica de la enzima señala que la dolencia es menos común de lo que se indica habitualmente.

Los individuos con deficiencia de G6PD pueden sufrir la enfermedad del almacenamiento del glicógeno. Antes de la aparición de terapias, como una alimentación continuada y el uso de la harina de maíz cocida, la mayoría de las personas que padecían esta rara dolencia morían jóvenes. Con los tratamientos mejorados hay más pacientes que llegan a la edad adulta; pero incluso con tratamientos, quienes padecen esta dolencia son bajos de estatura y tienen el hígado agrandado. Frecuentemente sufren de artritis gotosa con cálculos renales, aumento de grasas en la sangre, hipertensión, pancreatitis aguda, osteoporosis y un aumento de fracturas óseas.

Se ha indicado que una persona con esta deficiencia enzimática que tome dosis elevadas de suplementos de vitamina C podría acabar padeciendo anemia hemolítica.[46] Existen ciertas evidencias para esta afirmación en niños recién nacidos, e informes esporádicos y anecdóticos en adultos.[47] Pero las afirmaciones sobre este efecto secundario han sido extrapoladas hasta el extremo, y la deficiencia de G6PD provoca escasos riesgos a la gente sana, que toman dosis altas de vitamina C.[48]

Se afirma que las personas que padecen de hemocromatosis, o enfermedad de la sobrecarga de hierro, muestran efectos secundarios con dosis elevadas de vitamina C. En individuos aparentemente sanos, el ácido ascórbico no provoca un exceso de absorción del hierro.[49] Sin embargo, la hemocromatosis hereditaria afecta aproximadamente a una de cada trescientas personas de origen norteeuropeo.[50] Los individuos que padecen esta enfermedad pueden verse afectados negativamente por la ingesta a largo plazo de grandes dosis de vitamina C, aunque este riesgo no ha sido establecido de manera clara.[51] Ha habido informes de uno o dos casos de personas con hemocromatosis que han tenido problemas con las dosis elevadas de vitamina C, pero teniendo en cuenta el gran número de consumidores de suplementos, estos informes podrían reflejar simplemente una coincidencia. Los altos niveles en sangre de vitamina C en adultos y niños prematuros normales y sanos, en presencia del hierro, no parece que provoquen daños por oxidación. Los suplementos de vitamina C pueden evitar tales daños, incluso en un plasma sobrecargado de hierro.[52]

Estas objeciones contra el uso de la vitamina C son exageradas. El doctor Cathcart, que fue uno de los médicos que más experimentaron con dosis elevadas de vitamina C, informó de experiencias directas con dos pacientes de hemocromatosis a los que trató con dosis masivas de ascorbato sin ningún problema. Nunca observó evidencia alguna de reacciones dañinas relacionadas con el hierro entre los miles de pacientes a los que trató. Por su experiencia clínica, señaló que la vitamina C hace aumentar la absorción del hierro cuando el cuerpo lo necesita, e indicó que también podría incrementar la excreción del hierro cuando existe un exceso. Propuso que la vitamina C, en dosis lo suficientemente altas, podría ser un tratamiento eficaz para la hemocromatosis, por las reacciones de los radicales libres. No se conoce bien la química de la vitamina C actuando como oxidante y como antioxidante en tales condiciones. Mientras algunos científicos insinúan problemas teóricos, otros proponen la existencia de efectos beneficiosos. En palabras del doctor Cathcart: «La dificultad teórica que concierne a la vitamina C es un caso típico de que una teoría pase a ser un hecho consumado, sin evidencia alguna».[53]

## EL PRINCIPIO DE PRECAUCIÓN

Durante décadas, la institución médica ha aceptado la idea de que para tener una salud óptima solamente necesitamos dosis bajas de vitamina C. A pesar del hecho de que esta idea tiene poco o ningún apoyo científico, ahora se le da publicidad por las organizaciones médicas y sanitarias de todo el mundo. Por lo tanto, es necesario conseguir evidencias científicas para la hipótesis alternativa: que la gente necesita dosis altas. Esto puede ser absurdo, pero se basa en el principio de precaución, que establece que no se debe implementar una política a menos que exista el consenso científico de que no causará daños a la población.[54] La carga de la «prueba» recae sobre aquellos que defienden el cambio. Una empresa que quiera liberar una sustancia química en el entorno, por ejemplo, necesita aportar evidencias sólidas de que no causará daños. Para el caso de una nueva sustancia potencialmente dañina, tal argumento es prudente y se basa en una precaución apropiada.

Una crítica común a este principio de precaución es que solo se aplica a las ideas nuevas. De hecho, los procedimientos existentes pueden ser igualmente dañinos, o incluso más. De hecho, el principio de precaución establece que, incluso si no hay evidencias de efectos secundarios, todavía tenemos que actuar como si el efecto secundario fuese posible. Siguiendo este principio, uno supone que podría ocurrir lo peor si se recomendase una ingesta de vitamina C demasiado elevada, por lo que sitúa las pautas de actuación en el nivel mínimo. Esto puede ser prudente para las radiaciones, las sustancias químicas potencialmente dañinas para el ecosistema y los fármacos sintéticos; sin embargo, cuando consideramos los nutrientes sin los que no podemos vivir y cuya cantidad que necesita una persona para tener buena salud ignoramos, la estrategia no es apropiada. En el caso de la vitamina C no se aplica bien el principio de precaución, ya que no existen evidencias de que las ingestas bajas de la vitamina sean menos dañinas que las altas.

---

## Cuando los «efectos secundarios» son útiles

Los científicos solamente están de acuerdo en un «efecto secundario» de las dosis elevadas de vitamina C: una dosis alta y única de vitamina C puede utilizarse como un laxante natural. Proporciona una alternativa a los medicamentos para el estreñimiento. La diarrea puede ocurrir con dosis altas, aunque la dosis necesaria para producir ese efecto varía. El nivel al que sobreviene la diarrea se llama nivel de «tolerancia intestinal», y es un indicador de la necesidad que tiene el cuerpo. Cuando una persona está enferma, la tolerancia intestinal puede multiplicarse por cien, de modo que alguien con gripe, que en condiciones normales de salud tolera 2 g al día, podría consumir 200 g (200.000 mg) sin incomodidad alguna.

Por extraño que parezca, el estamento médico clasifica la acción de la vitamina C en el intestino como un efecto secundario negativo, pero no tiene en cuenta el enorme incremento de la tolerancia intestinal en los enfermos. Inverosímilmente, el nivel de ingesta máximo recomendado se ha establecido basándose en la menor de las dosis que podrían causar deposiciones sueltas en algunas personas. Dando esto por hecho, es sorprendente que no haya una ingesta máxima recomendada por el gobierno para los alimentos ricos en fibra, como las judías blancas. El Instituto de Medicina de los Estados Unidos ha decidido aparentemente que la ingesta de vitamina C debe limitarse, pero no ha podido hallar otros efectos secundarios de las dosis elevadas en personas sanas. Han situado la ingesta máxima en 2 g de vitamina C al día, como si a este nivel prácticamente nadie fuese a padecer de diarrea. Es de suponer que la gente tenga el suficiente sentido común para darse cuenta de que tiene diarrea y reduzca su propia ingesta. A pesar de varias décadas intentando encontrar una razón por la que las dosis altas de vitamina C podrían ser dañinas, sus detractores no han encontrado toxicidad en ella, simplemente porque no existe.

Capítulo 4

# La medicina convencional contra la vitamina C

*La riqueza de información crea pobreza de atención.*

**HERBERT SIMON,**
*LOS ORDENADORES, LAS COMUNICACIONES Y EL INTERÉS PÚBLICO*

## LAS LIMITACIONES DE LA MEDICINA SOCIAL

El uso de la medicina social para investigar las acciones y propiedades de la vitamina C ha inflamado y prolongado la controversia. Para investigar las enfermedades de corazón, los epidemiólogos podrían estudiar cuánta gente sufre ataques cardíacos y establecer las características de las personas propensas a la enfermedad: por ejemplo, hombres de mediana edad, con exceso de peso, fumadores y consumidores de comida basura pobre en vitamina C. Un epidemiólogo calcularía entonces los factores más predominantes en individuos con trombosis coronaria, como el entorno, los riesgos laborales, los patrones familiares y los hábitos personales. Sin embargo, lo que le falta a la epidemiología es un alto grado de poder explicativo. Para elucidar cómo sucede un ataque al corazón hay que tener en cuenta la física, la bioquímica y la fisiología; sin los rudimentos de esos conocimientos básicos, la epidemiología puede degenerar en lo que alguna gente llama pseudociencia.[1]

Las limitaciones de la epidemiología se evidencian al considerar los consejos nutricionales para la buena salud, tales como los requisitos para la vitamina C. Conforme a la creencia popular, la epidemiología «demostró» que fumar provoca cáncer de pulmón. Los estudios de población pusieron ciertamente en alerta a los científicos sobre la conexión entre el tabaco y el cáncer de pulmón, pero esto podría haber dado una falsa impresión sobre el poder del planteamiento estadístico. Un cierto número de factores tienen que ponerse en su sitio antes de que la epidemiología pueda identificar un agente potencialmente causal.

Podemos estar seguros de que los cigarrillos provocan cáncer de pulmón, pero la epidemiología solo interpretó un pequeño papel en la explicación. De manera más importante, disponemos de una detallada explicación científica de que fumar causa cáncer de pulmón. Al quemar el tabaco se liberan sustancias químicas que provocan mutaciones genéticas, daños en los cromosomas, irritaciones y proliferación de las células, así como la oxidación de la vitamina C.[2] El acto de fumar libera sustancias químicas productoras de cáncer (carcinógenos) sobre los delicados tejidos de los pulmones y en la sangre, que se encuentran luego por todos los tejidos corporales y se excretan en la orina.[3] Se ha observado que estas sustancias químicas estimulan el cáncer en modelos animales de laboratorio,[4] aunque puede ser difícil reproducir la enfermedad en animales sanos.[5] Sin embargo, si se fuerza a fumar a animales que tienen tumores espontáneos, desarrollarán un número mayor de tumores pulmonares.[6] Así pues, desde nuestro conocimiento de la farmacología y la bioquímica básicas, puede predecirse que el acto de fumar aumenta la incidencia de cáncer de pulmón y otros cánceres.

La epidemiología indica el camino, señalando que existe una relación entre fumar y el cáncer, pero no proporciona por sí misma una explicación científica de esa relación. Si se dan los factores suficientes (o quizá los suficientes factores epidemiólogos), siempre se pueden encontrar relaciones falsas. Por ejemplo, desde 1950 el número de aparatos de televisión se ha incrementado a la par del nivel de dióxido de carbono en la atmósfera. ¿Podríamos llegar a la conclusión, entonces, de que el dióxido de carbono provoca los televisores? La respuesta es claramente «no». Esto es una muestra de la regla estadística que dice que «la correlación no implica la causación». En lenguaje común, solo porque dos factores ocurran simultáneamente no significa que uno sea causa del otro.

## Las reglas de Hill

Bradford Hill y Edward Kennaway, del hospital londinense Saint Bartholomew, investigaron la correlación epidemiológica entre fumar y el cáncer de pulmón en 1947. Richard Doll se unió a la investigación un poco después. Más adelante, este último se hizo consejero de empresas químicas y fabricantes de amianto, que financiaron sus investigaciones. Sus descubrimientos fueron muy criticados por infravalorar los daños que causaban tales productos.[7] Al final, la reputación de Doll se vio afectada cuando salieron a la luz su participación comercial y su parcialidad potencial; pero a Hill se le considera «el principal estadístico médico del mundo».[8]

Quizá sea aleccionador recordar que, por esa época, fumar era común y que pocos creían que podría estar asociado con el cáncer. Sin embargo, supuestamente los alemanes ya habían identificado el fumar como causa de esta enfermedad.[9] En los siguientes cuarenta años, se hizo patente que fumar veinticinco cigarrillos o más al día acrecentaba veinticinco veces el riesgo de contraer cáncer de pulmón, a la vez que rebajaba las reservas corporales de vitamina C.[10] Ahora podemos decir claramente que el tabaco estimula el cáncer, porque, además de la epidemiología, desde la física, la química y la fisiología básicas disponemos de una explicación de los procesos involucrados. Hill era consciente de las limitaciones de la epidemiología: a menos que las estadísticas se apliquen rigurosamente y se pongan a la luz las limitaciones de los datos, esta disciplina puede confundir más que informar. Por esta razón, creó un juego de criterios o reglas que deben cumplirse antes de que pueda inferirse un lazo causal:

> ➤ **VEROSIMILITUD**: la correlación medida debe ser biológicamente verosímil y tiene que existir una explicación racional y teórica del fenómeno. Esta regla significa que la epidemiología (y, de hecho, todas las ciencias clínicas) debe amoldarse a la fisiología y la bioquímica subyacentes.

> ➤ **FUERZA DE LA ASOCIACIÓN**: la relación o correlación observada debe ser fuerte. Las relaciones débiles dan origen a evidencias débiles. Desgraciadamente, muchas afirmaciones médicas sobre enfermedades

crónicas y nutrición se basan en relaciones débiles, como el vínculo entre el colesterol dietético y las enfermedades del corazón. Esta regla debe tomarse como precaución ante relaciones que se expresan comúnmente como «porcentaje de riesgos». También podría ser otra forma de decir que si se necesita una población enorme para detectar un efecto, eso significa que el efecto es probablemente demasiado pequeño como para preocuparse por él.

➤ **COORDINACIÓN DEL TIEMPO**: la causa propuesta debe preceder al efecto; asimismo, el efecto debe ser congruente en el tiempo. Si el consumo de una sustancia varía con los años, lo mismo debería ocurrir con la enfermedad asociada a ella. Si la causa se elimina y se reintroduce, el efecto debería variar en consecuencia.

➤ **RELACIÓN DOSIS-RESPUESTA**: el efecto debe aumentar con la ingesta o dosis del agente causal propuesto (cuanta más exposición a la sustancia, tanto mayor debe ser el efecto medido). Podríamos añadir que los resultados no deben ser extrapolados del rango de las dosis que cubre el ensayo. Esto es un error fundamental en los ensayos sobre la vitamina C, en los que las dosis empleadas son frecuentemente menos del 1% de la ingesta que se tiene como eficaz. Veremos que la tergiversación de las dosis ha llevado a que la medicina fracase al investigar las afirmaciones sobre la vitamina C y el resfriado común.

➤ **UNIFORMIDAD**: la relación debe ser uniforme cuando se repiten los ensayos. La idea ha de considerarse débil, o incluso abandonarse, si los resultados posteriores refutan el indicio. Esta regla indica que los descubrimientos tienen que poder ser reproducidos, lo que constituye la base del método científico.

- ➤ COHERENCIA: los efectos que se afirman tienen que ser coherentes con el conocimiento científico y no deben estar en conflicto con otras ideas. Si alguien tiene una idea alternativa, eso puede proporcionar una explicación mejor.

- ➤ ANALOGÍA: un fenómeno comúnmente aceptado en un área a veces puede utilizarse en otra. Los niveles de ácido ascórbico de los animales que sintetizan la vitamina son equivalentes a la ingesta de varios gramos al día por un ser humano. Por analogía, el rango de ingestas de vitamina C estudiadas debería abarcar esas dosis, pero raramente lo hace.

- ➤ EVIDENCIA EXPERIMENTAL: una relación propuesta debe mostrarse independientemente por medio de experimentos. Las evidencias experimentales de apoyo de la bioquímica, la física o la fisiología incrementan en gran medida la verosimilitud del vínculo que se propone.

- ➤ CAUSA SINGULAR: solo debe haber una causa, en lugar de una lista de factores de riesgo. Este requisito final es un golpe para los que proponen factores múltiples de riesgo epidemiológico para las enfermedades.

Según Hill, pionero de los ensayos clínicos aleatorios y de la epidemiología en medicina, todos esos criterios deben cumplirse antes de que se suponga la causación. Los científicos de otras disciplinas pueden indicar que esas condiciones podrían ser el requisito mínimo hasta para un indicio provisional de relación causal. Estas reglas son, fundamentalmente, sentido común aplicado a los datos obtenidos por estudios estadísticos y sociales de las poblaciones.

La epidemiología puede ser una herramienta científica poderosa, pero a menudo se la aplica de forma pésima. Las reglas de Hill se emplean raramente en la epidemiología moderna, y el resultado es una inundación continua de informaciones aparentemente contradictorias. Por ejemplo, se anunció en 1981 que el café provoca cáncer de páncreas y que eso podría explicar la gran proporción de casos en los Estados Unidos.[11] Este estudio, muy difundido, fue refutado posteriormente.[12] De hecho, existen ahora indicios de que el café podría prevenir otras formas de cáncer.[13] La verdadera ciencia intenta encontrar los mecanismos y modelos subyacentes para explicar los fenómenos por causa y efecto. Las limitaciones de los métodos de investigación médica actualmente en boga pueden obstaculizar gravemente el progreso científico.

## LA VITAMINA C Y LAS DIFICULTADES DE LA MEDICINA SOCIAL

El creciente énfasis en los factores de riesgo y en la medicina como ciencia social puede impedir la investigación adecuada sobre los efectos de la vitamina C. Los análisis de dosis bajas y mínimamente eficaces de vitamina C han dado como resultado unos descubrimientos contradictorios y han extendido la confusión sobre el verdadero potencial del ascorbato. La divulgación pública de tales resultados conduce a una desacreditación gradual del método científico (epidemiología aplicada de forma incorrecta). Casi todo lo que uno hace está implicado supuestamente en una enfermedad u otra, provocando preocupación y confusión en la mente del público. La ingesta de vitamina C de la mayoría de las personas es baja, y los estudios de población se basan en esas ingestas. Las altas dosis que podrían ser eficaces para la prevención de las enfermedades se investigan raramente. Por consiguiente, es improbable que los ensayos clínicos y la epidemiología muestren un claro enlace con la vitamina C, incluso si la escasez de esta provocase las enfermedades.

Durante los pasados cincuenta años, los estudios sobre la vitamina C se han dividido entre los que investigan dosis elevadas y los que siguen la investigación convencional, que se limita a ingestas de micronutrientes. Un agente primordial para la tergiversación por parte de las instituciones del papel de la vitamina C ha sido el ascenso de la medicina social, que sostiene la idea de que las enfermedades son producto de nuestras actividades sociales. Un epidemiólogo estudia la población para investigar los hábitos de la gente y contrastar a los enfermos con los sanos. En un estudio, las personas con enfermedades cardíacas pueden haber consumido más grasas animales, un segundo estudio indica falta de vitaminas C o E y otra investigación implica al azúcar. Temas como la biología medioambiental y la ecología tienen la reputación de ser ciencias blandas. Sin embargo, la naturaleza misma de esos temas conlleva complejidad, y puede ser difícil hacer simplificaciones y dictar leyes generales. Cuando Charles Darwin afirmó que «me he convertido en una especie de máquina de observar hechos y llegar a conclusiones rutinarias», describía una forma concreta de genio que no se puede reemplazar por el análisis estadístico.

El diseño de estudios epidemiológicos acertados presenta grandes dificultades.[14] El primer escollo de la epidemiología es el de elegir qué factores van a medirse. Esto es un problema fundamental que muchos investigadores no entienden. A la dificultad de tener un grupo grande de factores potenciales se le ha dado un nombre muy descriptivo en la ciencia de la decisión: la maldición de la dimensionalidad. Paradójicamente, utilizar factores más allá de un cierto punto hace que disminuya la precisión predictiva de las estadísticas: cuantas más medidas individuales contenga un estudio, tanto menos acertado será su resultado.

Supongamos que deseamos encontrar factores dietéticos, como la vitamina C, que podrían estar relacionados con las enfermedades cardíacas. Existen miles de candidatos potenciales, desde las manzanas hasta el cinc. Medir cada uno de ellos tiene un coste asociado, y también presenta dificultades en la práctica. En 100.000 personas, es difícil calcular precisamente cuánta sal consume cada una en el período de un año, por ejemplo. Claramente, no es práctico tomar muestras y medir cada producto de la dieta de una persona. Incluso si la población de estudio estuviese altamente limitada —por ejemplo, soldados que comen alimentos del ejército—, los problemas permanecen. Hasta los soldados pueden elegir aquello que comen realmente. Puede ser que el soldado A coma brécol, pero que sea goloso y le encante la tarta de manzana, mientras que el soldado B no coma nunca postre, pero que reciba un paquete de alimentos de su familia cada mes.

A menudo, la solución del investigador consiste simplemente en preguntar a los sujetos en un cuestionario lo que comen, y calcular las cantidades de los nutrientes que componen esos alimentos según unas tablas estándar. Por ejemplo, el investigador podría suponer que una manzana pesa 100 g y contiene 25 mg de vitamina C; sin embargo, incluso en este caso que es aparentemente fácil de calcular, los valores están sometidos a grandes errores. Las manzanas tienen tamaños y variedades diferentes, se almacenan durante períodos variables y se las somete a tratamientos y métodos de transporte distintos. Algunas provienen de cultivos orgánicos, mientras que otras se producen en masa, y la cantidad de vitamina C en las frutas y verduras varía ampliamente. Además, un sujeto que diga que come una manzana al día puede confundirse, tener mala memoria o mentir.

El Estudio Framingham es una de las mayores investigaciones médicas del siglo XX y tuvo una gran influencia en el crecimiento de la medicina social.[15] Antes de Framingham las investigaciones clínicas sobre las enfermedades tendían a ser pequeñas, o simples informes de casos descriptivos.[16] Framingham comenzó con el apoyo del por entonces recientemente creado Instituto Nacional del Corazón de los Estados Unidos. El informe inicial de su estudio a largo plazo, publicado en 1961, abarcaba los seis primeros años del seguimiento de los factores de riesgo en el desarrollo de las enfermedades cardíacas.[17] Los resultados indicaban que la tensión arterial alta, el tabaco y los niveles elevados de colesterol estaban asociados de alguna manera con las enfermedades del corazón. Los factores de riesgo emergieron, pero aportaron pocas perspectivas sobre las enfermedades. El seguimiento ha continuado y más de cincuenta años de datos, recogidos por los internos de Framingham, han contribuido a producir más de mil artículos científicos.[18]

El Estudio Framingham identificó algunos riesgos asociados con las enfermedades cardíacas y las apoplejías, pero también creó una revolución en la medicina al cambiar la forma en que vemos los orígenes de las enfermedades. Se afirma que la investigación desbarató la creencia en la causa única de las enfermedades del corazón e inauguró el concepto, ahora ya popular, de los factores de riesgo. Los resultados persuadieron a muchos investigadores para que se enfocasen en esos factores de riesgo en lugar de buscar una causa directa para afecciones como el escorbuto crónico.[19] Desgraciadamente, los datos de Framingham no aportan información que pueda ser útil para decidir si las enfermedades del corazón son el resultado de una deficiencia de vitamina C a largo plazo.

## DE VUELTA A LA CIENCIA BÁSICA

La historia ilustra que la medicina puede equivocarse si se concentra en la epidemiología y los ensayos clínicos a expensas de los métodos científicos principales. En el siglo XIX los médicos achacaban la tuberculosis, conocida como tisis o plaga blanca, a una combinación de factores constitucionales hereditarios junto con los miasmas, o efluvios malignos, del medio ambiente. Se creía que estos factores de riesgo, que parecían explicar el hecho de que la enfermedad tuviese un ámbito familiar, eran la causa de la tuberculosis.

Es fácil sentirse engreído ante la visión retrospectiva que tenemos debida al beneficio del conocimiento médico acumulado. Ahora sabemos que la tuberculosis es el resultado de una infección que puede permanecer latente durante años. Existe un mayor riesgo de contagio en los ambientes cerrados. Personas desnutridas, con una ingesta de vitamina C baja y que viven en la misma casa que un paciente de tuberculosis tendrán una probabilidad muy aumentada de contraer la enfermedad. En el caso de la tuberculosis, los factores de riesgo eran un subproducto del proceso infeccioso, pero se tomaron equivocadamente como sus causas.

Las bacterias causan la tuberculosis; fue Robert Koch quien describió el bacilo que la provoca, el *Mycobacterium tuberculosis*, en 1882. El *Mycobacterium tuberculosis* es una bacteria aerobia de crecimiento lento que se divide cada dieciséis o veinte horas. Koch descubrió la causa de la tuberculosis en el laboratorio, tras haber desarrollado una nueva técnica de teñir la bacteria para su identificación microscópica. En 1905 ganó el Premio Nobel de Fisiología y Medicina por este descubrimiento. Su éxito ilustra que los mecanismos de las enfermedades se descubren utilizando biología básica, más que medicina social. Al enfocarse en la ciencia experimental básica, Koch fue capaz de demostrar la causa principal única. Una vez que se conoció la causa, esta explicaba la asociación con los factores de riesgo.

A John Snow, un médico de Londres, se le conoce a veces como el padre de la epidemiología. Sin embargo, su trabajo sobre la epidemia de cólera de la década de 1850 se basó en un conocimiento teórico nuevo de la causa de la enfermedad. A mitad del siglo XIX se creía que el principal factor de riesgo de las infecciones eran los malos olores (miasmas). El nombre malaria, que significa literalmente «aire malo», proviene de esta idea y permanece como denominación moderna para la enfermedad, transmitida por los mosquitos. Es fácil ver que la infección estuviese asociada con los malos olores: beber agua contaminada y apestosa podía causar la enfermedad, y las heridas infectadas a menudo liberaban un olor pútrido. Mientras que los médicos suponían que los malos olores causaban las enfermedades infecciosas, como el cólera, el planteamiento de Koch fue una forma temprana de la teoría de los gérmenes.[20]

Esto le condujo a detener un brote de cólera en Londres.[21] Rastreando en un mapa el número de víctimas locales, Snow se dio cuenta de una asociación con un pozo del vecindario de Broad Street, en el Soho. También hubo otra gente que elaboró mapas de la infección, utilizando los datos para apoyar la teoría de los miasmas en la enfermedad;[22] los pacientes que la sufrían se marcaron con puntos en los mapas. Más de cincuenta años antes de Snow, Valentine Seaman había utilizado los llamados mapas de puntos para informar de las muertes por fiebre amarilla en Nueva York.[23] Tanto los médicos que creían en el contagio como sus oponentes utilizaron esos mapas para avanzar en sus respectivos razonamientos.[24]

El logro de Snow surgió por causa del conocimiento teórico de la infección. Su forma de utilizar el mapa y la «epidemiología» consistía en proporcionar datos que apoyasen su idea de que venenos animales especiales difunden las infecciones. Ahora llamamos «gérmenes o microbios» a esos venenos. El agua del pozo del Soho era conocida por su claridad y buen sabor. Para un médico que siguiese la teoría miasmática de la enfermedad sería un lugar improbable donde buscar la causa, ya que el agua dulce clara es inodora y por lo tanto es incongruente con esa teoría. La adopción de Snow de la teoría de los gérmenes o microbios le llevó a hacer su descubrimiento. Hizo quitar la bomba del pozo y la epidemia remitió.

Cerca de John Snow vivía otro pionero de la salud, el ingeniero Joseph Bazalgette (1819-1891). Al igual que Snow, Bazalgette iba a liderar el camino de la prevención de las enfermedades; se podría decir que llevó a cabo la mayor contribución práctica. Diseñó y construyó las cloacas londinenses para liberar a la ciudad de los intolerables olores y miasmas del río Támesis, previniendo de esta forma las enfermedades.[25] Con las cloacas llegaron las instalaciones sanitarias a Londres, y finalmente al mundo. La respuesta de Bazalgette a la teoría de miasmas evitó la muerte de millones de personas. Trabajando desde la endeble asociación de la enfermedad con los malos olores, la ingeniería podría haber salvado más vidas que cualquier médico. El logro definitivo de Bazalgette llegó a través de lo fortuito: un resultado correcto basado en un razonamiento defectuoso.

Hoy esperamos una respuesta a las enfermedades basada en evidencias científicas sólidas y, en particular, en sus mecanismos biológicos subyacentes. Es claramente insuficiente que tengamos un conocimiento práctico limitado, basado en factores de riesgo, y que confiemos en acabar evitando la enfermedad por casualidad, como Bazalgette. Snow mostró el camino, no por haber hecho un mapa de la enfermedad, lo que era un planteamiento establecido para seguir las epidemias, sino por utilizar su conocimiento de los mecanismos de la enfermedad.

Los dispositivos de las actividades antivirales y anticancerígenas de las dosis masivas de vitamina C ya están establecidos.[26] Cuando se combinan con las observaciones clínicas de los médicos que informan de sus notables efectos, hay datos suficientes para solicitar ensayos clínicos. El trabajo de

Snow se basaba en un conocimiento nuevo de la enfermedad, pero, incluso ahora, aquellos que fomentan el planteamiento de los factores de riesgo se apropian de su éxito y lo consideran el padre fundador de la epidemiología moderna. En la época de Snow, sus ideas basadas en los gérmenes o microbios tenían pocos seguidores, comparados con los de la teoría de miasmas. De forma semejante, los ensayos clínicos de la vitamina C en dosis elevadas no entran en la mentalidad de la opinión médica actual, que está dominada por la idea de la ciencia como sociología.

Cada vez que se describen los problemas médicos y las enfermedades en términos de factores de riesgo, el conocimiento biológico es imperfecto. Es difícil encontrar nuevas explicaciones científicas; a menudo eso depende de la capacidad de un científico individual para ver a través de la maraña de los factores de riesgo y poder aportar un modelo o una teoría simple; la mayoría de los problemas médicos tienen una explicación sencilla. La escasez de vitamina C puede ser la causa subyacente de las enfermedades cardíacas, de la artritis y de muchos otros padecimientos crónicos con los que nos enfrentamos los seres humanos modernos, pero es poco probable que el planteamiento de los factores de riesgo que tiene la medicina actual para estudiar las enfermedades sea capaz de confirmar o refutar esta idea en un futuro previsible.

## LIMITAR EL VERDADERO PROGRESO

En la actualidad las ciencias sociales y la genética tienen un predominio creciente en la medicina a costa del progreso verdadero. Este énfasis en la medicina social es un fenómeno relativamente nuevo, popularizado desde la década de 1950.

Por desgracia, cuanto más se aleja la medicina del conocimiento fisiológico o bioquímico de las enfermedades, tanto menos progreso científico se logra. Desde que se ha adoptado este nuevo planteamiento, el progreso médico sobre las causas principales de las enfermedades se ha frenado.

La idea de que la enfermedad es un producto de nuestras actividades sociales domina el panorama actual. La medicina social es una forma pragmática de las ciencias clínicas que rebaja la importancia de la teoría, de la bioquímica y de la fisiología. Los estudios a gran escala se han convertido en la forma favorita de investigación: identificar la importancia relativa de los factores de riesgo menores. A pesar de que tal recolecta de información científica detallada de las poblaciones es útil, también puede constreñir el progreso de la ciencia médica. Los avances científicos dependen normalmente del desarrollo de nuevas teorías basadas en la interpretación de las evidencias físicas. Un avance muy importante para la biología molecular, que ocurrió en el siglo xx, fue el modelo de la doble hélice para la estructura del ADN, que surgió del trabajo de Rosalind Franklin, Frances Crick y James D. Watson a principios de la década de 1950. Esta sencilla teoría posibilitó que se hicieran rápidos avances en la genética y en la biología celular. Sin embargo, actualmente la medicina parece aborrecer la teoría y el conocimiento biológicos, y que prefiera estudiar las relaciones estadísticas entre las influencias sociales, los factores de riesgo y las enfermedades. Tal ciencia no da resultado a la hora de describir los mecanismos involucrados. Por consiguiente, la comprensión necesaria para resolver los problemas médicos se vuelve cada vez más difícil de conseguir.

La medicina práctica es un oficio, más que una ciencia. En las manos de médicos más competentes se podría contemplar incluso como un arte; sin embargo, es un arte constreñido por los principios y hechos científicos. La ciencia social puede ser práctica y útil, pero normalmente no se la considera una ciencia pura y dura. Los ensayos clínicos, por ejemplo, son una medida directa de la actuación de un tratamiento y pueden indicar si este será útil en la práctica o no, pero es improbable que ayuden a los científicos a conocer la farmacología o patología subyacentes asociadas con la enfermedad. Cuando se permite que las ideas prácticas, la cultura y la praxis actual dominen el campo de la medicina, la innovación y el progreso se frenan. Los grandes avances, como el descubrimiento de la penicilina por Alexander Fleming en 1928, surgen habitualmente de la observación y la experimentación.

## LA BÚSQUEDA DE LA «PRUEBA»

El modelo convencional de la buena salud es aquel en el que la gente hace ejercicio asiduamente, consume una dieta baja en sodio y grasas y obtiene su vitamina C de cinco raciones diarias de frutas y verduras. Según las autoridades, los suplementos de vitamina C son innecesarios si la persona consume una dieta normal y saludable. Los gobiernos exhiben esas recomendaciones estándar «saludables» como hechos científicos. A pesar de eso, la gente que se amolda a ellas puede tener aún bajos niveles de vitamina C, desarrollar cáncer o morir prematuramente de una enfermedad cardíaca. Puede ocurrir que los vegetarianos no fumadores que hagan ejercicio mueran un poco menos prematuramente, pero para la mayoría eso no es muy tranquilizador.

　　La gente está cada vez más gorda, cada vez come más comida basura y cada vez hace menos ejercicio, pero, paradójicamente, desde la década de 1950 las muertes por enfermedades cardiovasculares han venido descendiendo. Frecuentemente, este descenso en la mortalidad sorprende a aquellos que confían en los medios de comunicación populares para informarse. Los tan divulgados factores de riesgo, como el colesterol, no explican el ascenso y la caída de las enfermedades cardíacas en el siglo XX.[27] A la gente se la bombardea con información útil, aunque con frecuencia contradictoria. Es generalmente bienintencionada, pero basada en evidencias débiles. Los expertos que aportan los consejos se aseguran a menudo de que estos cumplan con la práctica aceptada actualmente o, al menos, de que son congruentes con las ideas predominantes. Con frecuencia, tales consejos se describen como científicamente demostrados. Por contraste, a la medicina alternativa se la retrata como no demostrada. La epidemiología, apoyada por los ensayos clínicos, subyace bajo esas afirmaciones de prueba científica.

　　El descubrimiento de que las personas con cáncer de pulmón por regla general son fumadores tipifica la descripción popular de «prueba» médica. Esta forma de asociación puede ser útil de cuando en cuando, al generar nuevas hipótesis científicas o al confirmar un descubrimiento científico, pero en sí no constituye una prueba.

　　En la primera mitad del siglo pasado la ciencia médica dio grandes pasos, con el descubrimiento de la insulina para la diabetes, los antibióticos para las infecciones, los inicios de la biología molecular y los avances en la cirugía. Pero desde entonces el progreso se ha frenado espectacularmente, hay menos terapias innovadoras. Muchos avances recientes son importaciones de otras disciplinas. Los rayos X, la tomografía computarizada y la resonancia magnética han venido de la física, por ejemplo. Las ciencias relacionadas con la medicina, incluyendo la bioquímica y la genética, han llevado a cabo progresos continuos, pero esto no se ha traducido todavía en nuevos tratamientos médicos revolucionarios que tengan un gran impacto sobre las enfermedades más importantes.

El doctor James Le Fanu, autor de *Ascensión y caída de la medicina moderna*, insinúa que la introducción de la medicina social, junto con el planteamiento genético de la enfermedad, ha provocado esta falta de progreso. La medicina ha dejado de estudiar los datos importantes, tales como las observaciones del doctor Frederick R. Klenner sobre los efectos de las dosis masivas de vitamina C, y en cambio confía en las medidas y estadísticas indirectas. Es como si la ciencia médica hubiera perdido la habilidad de encontrar curas para las enfermedades. Al dejarse dominar por la búsqueda de la «prueba», la medicina está abandonando el método científico. La ciencia es una búsqueda de explicaciones de cómo funcionan las cosas, no de algo llamado «prueba» que, por implicación directa, nos evita ser inquisitivos. El uso repetido de la palabra «prueba» por la medicina lleva consigo la insinuación de ciencia de «culto cargo», una forma de pseudociencia que tiene todos los arreos de la ciencia real y aparenta seguir sus reglas, pero que es incompetente (o, al menos, muy poco productiva) a la hora de desarrollar la base del conocimiento.

## La ciencia de «culto cargo»

En 1974, el físico Richard Feynman describió un fenómeno que llamó ciencia de «culto cargo».[28] En aquella época, el mago Uri Geller había conseguido protagonismo con sus proclamas de poder doblar cucharas, llaves y cualquier otro objeto inanimado solo con el poder de su mente. La idea le vino al doctor Feynman cuando Geller no pudo demostrar su habilidad de doblar llaves para que el doctor Feynman la investigase. Incapaz de evaluar las afirmaciones de Geller directamente, se preguntó por qué los brujos y chamanes habían conseguido practicar su medicina durante tanto tiempo, cuando un simple examen de su actuación los habría expuesto a la luz.

El doctor Feynman recordó que los pueblos de los Mares del Sur habían desarrollado lo que después se conoció como «culto cargo». En la Segunda Guerra Mundial, los aviones llevaban bienes y materiales a las islas y aterrizaban en aeródromos temporales. Después de la guerra, cuando los aviones ya no llegaban, los isleños intentaban reproducir el fenómeno haciendo nuevas pistas de aterrizaje con fuegos pequeños a los lados; esto constituía una buena aproximación a lo que antes había habido allí. Mejoraba la ilusión una choza de madera para que un hombre que llevaba unos cascos con antenas de bambú se sentara en ella. La representación era excelente, pero los aviones no aterrizaban. Sin embargo, aunque nunca aterrizarían vuelos programados, un piloto que tuviese problemas de fallo mecánico o escasez de combustible podría aprovecharse del falso aeródromo. Así pues, la pista había disminuido el riesgo de que no se produjeran aterrizajes en el futuro.

Lo que le falta a la ciencia de culto cargo, según el doctor Feynman, es integridad científica. Los científicos deberían tener cuidado siempre con los datos que no encajan; esos datos explican cómo de limitadas y endebles son las ideas. Cuando las explicaciones alternativas son compatibles con los datos, los científicos reconocen la correspondencia. Lo último que hace un científico es describir su trabajo como «prueba» científica. Por analogía, la ciencia de culto cargo, que se basa en una multitud de factores de riesgo y en afirmar la «prueba», parece ciencia, pero no es un conocimiento verdadero.

No es posible demostrar nada científicamente, la ciencia no funciona así. Un científico tiene una idea, llamada hipótesis, digamos la de que las dosis masivas de vitamina C pueden destruir el cáncer, e intenta desmentirla o refutarla experimentando, o encontrando ejemplos contrarios, y la idea puede modificarse a la luz de los nuevos datos. Este proceso continúa hasta que se demuestre que la idea es errónea y se pueda reemplazar por una idea alternativa. En su forma moderna, este planteamiento se deriva del filósofo Karl Popper; no obstante, el método es parecido en cierto modo al método socrático en filosofía, que conlleva el *elenchus* (debate socrático), consistente en un examen cruzado de algo con el propósito de refutarlo. En la práctica, los científicos utilizan el razonamiento indefinido y la deducción para generar ideas nuevas. Si un resultado experimental no se muestra en absoluto como se espera, es señal de que puede existir una explicación alternativa. Los experimentos examinan esas ideas, que pueden resultar correctas o que pueden ser rechazadas. Este proceso de tener ideas, examinarlas y eliminarlas cuando no funcionan es muy poderoso y ha aportado el desarrollo del conocimiento científico a la humanidad.

Un rasgo vital de la ciencia de culto cargo es la carencia de explicaciones. En un aeropuerto real, los cascos de un controlador de vuelo reciben señales de radio desde el avión. Esto se describe por la física básica, que proporciona una racionalización para el artefacto que lleva el controlador en la cabeza. No existe tal justificación para el uso de cascos de bambú, por bien hechos que estén o por mucho que se parezcan a los originales. Cuando los médicos comenzaron a buscar patrones de riesgo y a rebajar la importancia de los mecanismos científicos subyacentes, la medicina adoptó la práctica de la ciencia de culto cargo.

---

### LAS ÚLCERAS PÉPTICAS Y EL CONCEPTO DE «PRUEBA»

El ejemplo de las úlceras pépticas ilustra los perniciosos efectos de la «prueba» en medicina. El concepto de que algo pueda probarse en la ciencia no solo es erróneo, sino que reprime su progreso. Por ejemplo, si los médicos creen que ha sido demostrado que el estrés provoca las úlceras de estómago, no hace falta buscar una explicación mejor en otro sitio. Durante años se entendía que el estrés provocaba un aumento de ácido en el estómago, lo que llevaba a las úlceras pépticas. A las personas que las padecían se les pedía que cambiasen sus dietas de forma que incluyeran alimentos que hicieran más alcalino el estómago. La medicación básica consistía en el carbonato cálcico, también conocido como tiza, que amortiguaría el ácido estomacal.

Había una cantidad considerable de datos que relacionaban la mayor acidez de estómago con la gastritis (inflamación) y con la formación final de las úlceras. Por esta razón, se veía evidente la propuesta de que un aumento de ácido en el estómago sería un irritante que conduciría a los daños. Esta idea alcanzó su cenit cuando en 1976 se introdujo en el mercado el fármaco Cimetidina (Tagamet). Los receptores de la histamina, una hormona local asociada a la inflamación, se descubrieron en el estómago y se asociaron con la acidez y con un mayor riesgo de ulceración. La Cimetidina y los fármacos relacionados bloquean esos receptores y hacen descender el nivel del ácido.

Cuando la medicina no comprende del todo la fisiología y la patología de una enfermedad, a menudo la relega al estado de efecto psicológico.[29] Se creía que las personas con estrés tenían más probabilidades de sufrir de úlceras de estómago, y los estudios con animales de laboratorio aportaron un apoyo suplementario a esta relación.[30] Entre los humanos, los oficinistas (a los que se suponía extrañamente que estaban altamente estresados) padecían la enfermedad con más frecuencia que los trabajadores manuales. La explicación parecía un caso claro, no había razones para que se diera un reto científico. En época reciente, un investigador podría haber supuesto que décadas de estudio sobre esta enfermedad común habían proporcionado la «prueba» de que el estrés y el aumento del ácido provocaban las úlceras pépticas. Los libros de texto de fisiología normales estipulaban como un hecho que la causa de la úlcera péptica en los seres humanos era el estrés.[31]

A principios de los años 80, el doctor Robin Warren, del hospital Royal Perth, en Australia, encontró bacterias en pacientes que padecían gastritis crónica. La gastritis, o inflamación del estómago, ocurre frecuentemente cuando las úlceras estomacales se están desarrollando. Las bacterias aparecían en aproximadamente la mitad de los casos, y en números que deberían haber sido evidentes en exámenes rutinarios. No obstante, esas pequeñas bacterias les parecían nuevas a los patólogos, y más tarde se les dio el nombre de *Helicobacter pylori*. Estas bacterias, previamente desconocidas, estaban presentes en los estómagos de la mayoría de las personas que sufrían de gastritis y úlceras. Un tratamiento con antibióticos las eliminó, y con ellas la ulceración y la gastritis. Se acepta ahora al *Helicobacter* como causante de la úlcera péptica, y los antibióticos son un tratamiento común.[32] Incluso una dieta baja en carbohidratos puede prevenir e invertir la acidez y la gastritis en mucha gente.[33] Hay que hacer notar que el estamento médico no aceptó esos descubrimientos en varios años. La explicación convencional es que la medicina es prudente y necesita que los descubrimientos se verifiquen sustancialmente antes de que se conviertan en una terapia recomendada. Dicho de manera más cínica, los fármacos antihistamínicos como la Cimetidina eran todavía muy rentables bajo patente; se eliminaron de la lista de medicamentos con receta y estaban disponibles sin ella durante el período en que la *H. pylori* iba consiguiendo aceptación lentamente.

El descubrimiento de que la úlcera péptica era una enfermedad infecciosa se ha convertido al final en una historia del éxito de la medicina moderna. Los desastres científicos pueden ser transformados en triunfos si se les da el tiempo y la publicidad suficiente. En este caso el nivel de incompetencia fue pasmoso: una enfermedad importante, que era relativamente fácil de estudiar, fue malinterpretada durante décadas. Cualquier médico o patólogo que hubiese examinado el tejido estomacal podría haber tomado una muestra de la bacteria culpable e identificarla. Este fracaso de la ciencia médica es claramente el resultado de confiar en las evidencias indirectas y de no examinar el mecanismo de la enfermedad. El concepto de «prueba» no tiene sitio en la ciencia, reprime la innovación y protege los intereses creados.[34]

## LA TERGIVERSACIÓN DE LA VITAMINA C

Existe mucho entusiasmo sobre la «medicina basada en la evidencia» como una iniciativa relativamente nueva, pero eso no indica que sea una disciplina científica. Términos semejantes, como «física basada en la evidencia», sonarían extrañamente ridículos.[35] La física es una ciencia rigurosa, y la idea de que parte de ella se base en la evidencia implica que existe alguna otra parte que no se basa en la evidencia, lo que parece absurdo. La expresión «medicina basada en la evidencia» ya indica que esa ciencia médica va por mal camino.

Conforme estábamos escribiendo este libro, los medios de comunicación estaban llenos de historias sobre que la vitamina C era ineficaz contra el resfriado común. Las cabeceras decían: «La vitamina C es inútil para prevenir o curar los resfriados», «La vitamina C ha sido tildada como la vitamina más penosa del mundo» y «La vitamina C es prácticamente inútil contra los resfriados». El tumulto vino a continuación de una actualización menor de un análisis Cochrane anterior, que contenía poca información añadida y que no llegaba a conclusiones nuevas; pero esa insignificante actualización generó publicidad negativa por todo el mundo.[36] La Cochrane Collaboration es una organización internacional sin ánimo de lucro que se dedica a elaborar actualizaciones de la información sanitaria fácilmente disponible. Asegura que aporta el patrón de oro de los estudios médicos basados en la evidencia, pero el prejuicio y la parcialidad contra la vitamina C han invadido también esta organización. Consideraremos el estudio Cochrane sobre la vitamina C y el resfriado común como un ejemplo de pseudociencia médica.

## Todo tiene que ver con la dosis

Las ingestas requeridas de vitamina C para prevenir los resfriados se malinterpretan con frecuencia. La relación dosis-respuesta es fundamental para la farmacología: la mayoría de las respuestas biológicas varían con la dosis. Este descubrimiento está tan firmemente establecido que apenas hay que repetirlo. Sin embargo, Harri Hemilä y sus colegas, que recopilaron el análisis Cochrane, aparentemente creen que pueden saltarse las leyes básicas de la farmacología utilizando estadísticas.

Los descubrimientos originales del doctor Frederick R. Klenner y otros eran para dosis de vitamina C en torno a los 10 g o más, que previenen los resfriados en la mayor parte de la gente. El estudio de Hemilä consideraba dosis sobre los 200 mg, que es solamente el 2% de la dosis mínima del doctor Klenner. El análisis Cochrane incluía tres intervalos de dosis: entre 200 mg y 1 g al día, entre 1 y 2 g al día, y por encima de los 2 g al día. Sin embargo, solo hubo tres estudios preventivos con más de 2 g al día, y cada uno de ellos utilizó una dosis de solo 3 g.[37]

Parece que algunos defensores de la medicina basada en la evidencia creen que un buen ensayo es aquel que obedece a una fórmula específica en la manera en que se lleva a cabo. La fórmula especifica que el estudio debe ser de tipo aleatorio con controles de placebo. En el análisis Cochrane de la vitamina C, los estudios no llegaron a la ingesta mínima que aseguraba que era eficaz previniendo el resfriado común.[38] Sin embargo, el análisis Cochrane consideraba extrañamente que la vigorosa defensa de Linus Pauling de la vitamina C era el estímulo para una oleada de «buenos ensayos», es decir, ensayos clínicos aleatorios con controles de placebo, en lugar de experimentos bien diseñados que abordasen verdaderamente las dosis de vitamina C que se suponía eran eficaces. El análisis Cochrane afirma que esos ensayos posibilitaban un mejor conocimiento del papel que interpreta la vitamina C en la defensa contra el resfriado común. Nosotros, sin embargo, estaríamos sumamente sorprendidos si el doctor Pauling hubiese considerado relevantes para el uso de la vitamina C contra el resfriado común a esos así llamados buenos ensayos.

El análisis incluía dosis que eran a la vez inadecuadas e insuficientes, sin tener en cuenta las reglas de la farmacología. No se aportaron datos que indicasen si las dosis superiores a los 3 g al día podrían ser eficaces para prevenir el resfriado común. A pesar de eso, en las conclusiones del análisis Cochrane se aplicaron los datos para 3 g o menos a la vitamina C en general, independientemente de la dosis. Consideremos, como analogía, un estudio sobre los efectos del whisky escocés. Como es bien sabido, un vaso de whisky calienta, dos vasos pueden hacer que una persona esté bebida y beber una botella o dos puede matar. Si el estudio Cochrane hubiese investigado el uso del whisky, el autor podría haber analizado estudios en los que la gente consumía la quinta parte de un vaso. Puesto que ningún sujeto se emborracharía, el análisis llegaría a la conclusión de que los informes sobre gente que se emborrachaba con el alcohol eran claramente un cuento.

Las cabeceras de los periódicos del mundo podrían haber declarado «¡El whisky es inútil como producto embriagante!».

Si las dosis que se afirma que previenen el resfriado común son elevadas, las utilizadas para tratarlo son masivas: 1 g o 2 de vitamina C casi no tendrán efecto en un resfriado, o infección similar, que ya se haya producido; eso está fuera de toda duda. La gente que refuta esta indicación está intentando desacreditar el uso de dosis altas y, como hemos explicado, 1 g de vitamina C no es una dosis alta. El doctor Robert F. Cathcart III observó que la gente puede tomar mucha más vitamina C cuando está resfriada.[39] Una persona sana normal puede tomar entre 4 y 15 g al día antes de llegar al umbral de tolerancia intestinal. Para alguien que tenga un resfriado leve, la tolerancia sube a entre 30 y 60 g. Un resfriado grave produce un aumento mayor, en el área entre 60 y 100 g, o incluso más.[40] El doctor Cathcart indicaba hasta quince dosis repartidas al día para lograr una ingesta mantenida.[41]

El estudio Cochrane no aborda esas dosis, sino que utiliza ingestas bajas para tratamiento y prevención. La mayor de las dosis de vitamina C que emplea es unas diez veces menor que aquella de la que se asegura que proporciona un tratamiento eficaz. Hemilä y sus colegas hablan mucho de la inclusión de un estudio que usó una dosis simple de 8 g al principio de un resfriado, y aseguran que aportó un «beneficio equívoco». No obstante, otro estudio incluía una comparación de dosis de 4 y 8 g suministrados en el primer día de la enfermedad.[42] La duración promedio de la enfermedad en el grupo de los 4 g fue de 3,17 días, mientras que la de los que recibían 8 g se redujo a 2,86 días, un resultado significativo. Estos resultados indican que el efecto de una dosis simple de

8 g es mayor que la respuesta para una dosis de 4 g. A pesar del hecho de que una dosis simple de 8 g normalmente no se consideraría suficiente para el tratamiento, estos resultados son coherentes con las repetidas observaciones clínicas sobre los beneficios de las dosis masivas de vitamina C.

La mayor parte de la gente entiende que para prevenir una enfermedad se utilice una dosis baja de un medicamento. Cuando la enfermedad se establece, la dosis del medicamento tiene que aumentarse conforme a su gravedad. Los antibióticos son un ejemplo: una dosis oral baja de antibiótico puede usarse para prevenir las infecciones, pero si la persona enferma, es necesario incrementar la dosis. Aparentemente, en el estudio Cochrane, la relación dosis-respuesta de la vitamina C se considera irrelevante.

## Farmacocinética

El estudio de cómo se absorbe, se distribuye por el cuerpo y se excreta un fármaco es conocido como farmacocinética. Algunas sustancias se absorben mal y esto puede tener sus ventajas; por ejemplo, el óxido de magnesio que se utiliza de vez en cuando para prevenir el estreñimiento. Otras se excretan rápidamente, como las dosis altas de vitamina C. Para conocer la acción de un fármaco o nutriente, es fundamental evaluar la forma en que se absorbe y se excreta.

Los fármacos y los nutrientes a menudo interactúan y se ligan a moléculas de proteínas llamadas receptores, que encajan con su forma como una llave con su cerradura. Los efectos biológicos dependen de la proporción de los receptores ocupados. Si la concentración es baja, están ocupados pocos receptores y la respuesta es proporcionalmente pequeña.

Conforme aumenta la concentración local del fármaco, más cantidad de este se liga a los receptores y el efecto biológico es mayor; a dosis altas están ocupados prácticamente todos los receptores, lo que produce una respuesta máxima. La mayoría de las reacciones a los fármacos y muchos efectos de los nutrientes se explican de esta manera.

La vitamina C interactúa con los receptores en las enzimas y demás proteínas. No obstante, el ascorbato funciona también como antioxidante. Cuando actúa como antioxidante desprende electrones, y el número disponible de electrones depende de la cantidad de vitamina C presente. Las acciones de la vitamina C son altamente dependientes de las dosis y, de alguna manera, excepcionales. Por ejemplo, las dosis bajas de vitamina C se retienen en el cuerpo y tienen una vida media eficaz que se sitúa entre los ocho y los cuarenta días. Por el contrario, las dosis elevadas se excretan cientos de veces más rápido. Así pues, no es posible predecir los efectos de una dosis elevada utilizando los datos de las dosis bajas.

Previamente hemos mencionado las píldoras anticonceptivas como ejemplo de la importancia que tiene la frecuencia de la dosis. La anticoncepción normalmente implica tomar una dosis simple una vez al día durante todo el ciclo menstrual. No se puede administrar el suministro completo en una gran dosis única al principio del mes, porque una dosis tan alta puede tener efectos tóxicos y ser ineficaz. Además, se espera que las hormonas de la píldora se eliminen rápidamente de la sangre. Para ser eficaces como anticonceptivos, las píldoras tienen que tomarse diariamente. Las mujeres que se quejan de que se han quedado embarazadas después de haberse saltado solo una o dos píldoras describen un proceso que se puede predecir por la farmacocinética. Las dosis perdidas significan que los niveles en sangre vuelven al punto de partida en un intervalo corto y que los receptores moleculares que inhiben el embarazo ya no están ocupados. Pocos médicos se sorprenderían si las mujeres que no toman la píldora regularmente se quedasen embarazadas.

La vida media de la excreción de la vitamina C es corta, de modo que una simple pastilla no elevará los niveles en sangre más allá de unas pocas horas. Para el resto del día, los niveles recaerán al punto de referencia. A pesar de eso, el análisis Cochrane sobre la vitamina C y el resfriado común no tiene en cuenta el intervalo de la dosis. Esperar que una dosis diaria simple de unos pocos gramos prevenga el resfriado, equivale a que una mujer confíe en prevenir el embarazo con solo una píldora al mes. El análisis Cochrane espera que la vitamina C funcione cuando no está presente en el cuerpo. Por ejemplo, una persona que tome 1 g de vitamina C por la mañana puede haber recaído a los niveles de referencia a media tarde, cuando vuelva a casa del trabajo y recoja el billete del autobús de la mano de un conductor que tenga un resfriado. El virus entrará en su cuerpo y se multiplicará durante el resto de la tarde y por la noche. Sus niveles de vitamina C en plasma caerán. A la mañana siguiente, cuando tome otro gramo de vitamina C, el virus ya estará bien aposentado y seguirá creciendo. La dosis de 1 g podría no elevar sus niveles en sangre ni siquiera al punto de referencia y tendrá poco o ningún efecto sobre el progreso del resfriado.

## El análisis Cochrane: ¿ciencia de «culto cargo»?

El análisis Cochrane indica que las dosis masivas utilizadas para tratar el resfriado común pueden rebajarse. Sobre los informes del doctor Cathcart y de otros médicos independientes, el análisis dice que «sus observaciones descontroladas no aportan evidencias válidas de beneficios». Aquí entramos en un mundo al revés en el que la lógica es inadmisible. Para los médicos que recopilaron el estudio Cochrane, la observación directa y las mediciones repetidas por múltiples investigadores independientes no son solamente menos importantes que un simple ensayo clínico, sino que tampoco aportan evidencias válidas en absoluto.

El planteamiento Cochrane indica que aparentemente no existen evidencias válidas de que hubiera una erupción volcánica en el monte Saint Helens el 18 de mayo de 1980. Tú podrás haber visto las grabaciones televisivas, o haber leído sobre la erupción en los periódicos, o quizá haber sido testigo de ella tú mismo; podrás conocer a los científicos que midieron los temblores de tierra o que tomaron muestras, midieron y analizaron químicamente las piedras expulsadas por el volcán; podrás tener copias de las imágenes tomadas por los satélites que registraron y midieron independientemente el suceso; sin embargo, para la Cochrane Collaboration esos datos son irrelevantes y no proporcionan evidencias válidas, ya que son observaciones descontroladas.

Mientras que los comentarios de Cochrane sugieren que los geólogos no disponen de evidencias válidas de la existencia de volcanes y terremotos, otros científicos tienen problemas incluso mayores. La física, con sus bases en la observación y la medición directas y repetidas, debería contar con una nueva subdisciplina. Sugerimos el nombre «física basada en la evidencia», en la que la única evidencia que se considera válida proviene de los ensayos estadísticos repetidos que utilizan los métodos prescritos por la Cochrane Collaboration. Las matemáticas y la lógica pueden ser ignoradas completamente.

En un resumen claramente dirigido a la prensa y al público, el estudio Cochrane declara: «Treinta ensayos que abarcan 11.350 pacientes indican que la ingestión asidua de vitamina C no tiene efecto en la incidencia del resfriado común sobre la población corriente». Esto es una declaración en general, que implica que los suplementos de vitamina C, sin tener en cuenta la dosis o la frecuencia, no previenen el resfriado común. Sin embargo, para apoyar una declaración tal los autores tendrían que demostrar que han examinado las dosis apropiadas. No lo han hecho; las dosis examinadas eran demasiado bajas. El consejo de la Fundación de la Vitamina C es: «Al menor síntoma de resfriado o de gripe, empieza a tomar como mínimo 8 g (8.000 mg) de vitamina C como ácido ascórbico cada veinte minutos durante tres o cuatro horas, hasta llegar al nivel de tolerancia intestinal. Continúa con dosificaciones menores, de entre 2 y 4 g, cada 4 o 6 horas durante diez días para prevenir las recaídas».[43]

Se pide que los lectores decidan por sí mismos cuánta confianza les merece el análisis Cochrane sobre la vitamina C y el resfriado común. Estamos de acuerdo con Linus Pauling: la gente «debe ser siempre escéptica, siempre hay que pensar por uno mismo». Los esfuerzos para elaborar medicina basada en la evidencia pueden ser contraproducentes si excluyen fuentes valiosas de información. Si algo proporciona la observación repetida y fácilmente replicable, es una evidencia más directa y fiable que los ensayos clínicos.

## ORO DESLUSTRADO

Convencionalmente, el requisito central de la «prueba» médica consiste en ensayos aleatorios con control de placebo, una forma básica de experimentos para examinar terapias sobre la gente. Cualquier aseveración sobre la eficacia de la vitamina C tiende a ser impugnada por una solicitud para ver los datos de los ensayos clínicos. Como hemos visto, cualquier otra evidencia se subestima. Un médico eminente incluso llegó a sostener que los informes de la notable eficacia de las dosis masivas de vitamina C realizados por profesionales como los doctores Klenner y Cathcart podrían ser simplemente una expresión de deseos y deberse al efecto placebo. La única forma de asegurarse sería desarrollar ensayos clínicos, pero dichos ensayos, que ya llevan un retraso de cincuenta años, no figuran en las previsiones de ningún científico convencional en un futuro previsible. Irónicamente, el estamento médico demanda tales evidencias, pero retiene los fondos que las harían posibles; un perfecto callejón sin salida.

Los ensayos clínicos se enfrentan a la desconfianza pública, mientras que el sistema establecido sigue considerando esta clase de experimentos como el «patrón oro» de la medicina clínica. Las compañías farmacéuticas los ven como una forma de publicidad y los dominan cada vez más.[44] Pero el público en general se mantiene escéptico ante tales investigaciones clínicas; los estadounidenses, en su mayoría, no confían en la información de las investigaciones de las compañías farmacéuticas.[45] Según va pasando el tiempo, hay cada vez menos gente que acepte los informes de los resultados de los ensayos clínicos, con un porcentaje estimado del 72% en 1996 y que en 2002 cayó hasta el 30%. La empresa de investigación de mercados y de sondeo de votos Harris Interactive calcula que solamente el 14% de los estadounidenses consideran honradas a las compañías farmacéuticas, una cifra comparable a la de su opinión sobre las empresas tabaqueras, las petrolíferas y las de compraventa de automóviles usados.[46] A día de hoy, el 70% de la gente cree que las compañías farmacéuticas sitúan sus beneficios por encima de los intereses de los pacientes.[47] Esto es lo que podría esperarse de las empresas comerciales, ya que el beneficio es la razón de su existencia.

El conocimiento debe considerarse siempre provisional. Incluso ante observaciones notables, como la de niños agonizantes que se recuperan unos minutos después de una inyección de ascorbato,[48] tenemos que mantenernos adecuadamente escépticos. Al analizar las evidencias disponibles, es esencial darse cuenta de los problemas básicos que presentan los datos científicos. Por ejemplo, algunos pacientes simplemente se curan por sí mismos. Las remisiones espontáneas son más comunes de lo que la gente cree, y pueden llegar a enmarañar los resultados experimentales.[49] Las características de la exigencia son otro problema: algunos pacientes dicen lo que creen que sus médicos quieren oír. La justificación del esfuerzo es otro efecto relacionado; ocurre cuando los pacientes sienten la necesidad de justificar el esfuerzo y el coste del tratamiento (por ejemplo: «Esta quimioterapia es tan dura y tan cara ¡que tiene que ser eficaz!»). Sin embargo, el factor al que se le da más importancia en los ensayos clínicos es el placebo; pero, a pesar de las afirmaciones de los médicos convencionales, el efecto placebo no puede utilizarse para explicar las observaciones clínicas sobre las dosis masivas de vitamina C.

## ¿El placebo todopoderoso?

El clásico y bien conocido efecto placebo (palabra latina que significa «yo complaceré») ocurre cuando los pacientes esperan ponerse bien y su estado mejora, independientemente del tratamiento. Los médicos suponen que este efecto es tan poderoso que los nuevos tratamientos con fármacos deben examinarse contra una pastilla ficticia, en los llamados ensayos de control de placebo. Estos ensayos están diseñados para asegurarse de que al menos algunas de las mejoras observadas están causadas realmente por el fármaco, más que por el mero acto de tratar al paciente.

A pesar de la suposición generalizada de que el efecto placebo es válido, ciertos científicos dudan de su existencia.[50] Existen numerosos factores que pueden provocar que surja un efecto placebo aparente en los datos experimentales, y hay otros varios mecanismos que pueden explicar los efectos. Factores tales como las mejorías espontáneas, la fluctuación de los síntomas, los tratamientos añadidos, los cambios condicionales en el tratamiento del placebo, las variables de respuesta intranscendentes, las respuestas condicionadas, los juicios erróneos neuróticos o psicóticos y los fenómenos psicosomáticos pueden contribuir al sesgo descrito como efecto placebo. En un ensayo bien diseñado, el uso de un grupo de control es un método para reducir los posibles sesgos.

El efecto placebo puede ser el resultado de un condicionamiento psicológico, una especie de respuesta ensayada, sea cual sea el tratamiento. Desde este punto de vista, los referidos efectos de la vitamina C pueden explicarse como un efecto placebo que surge desde una respuesta condicionada al tratamiento. Una descripción psicológica alternativa de la respuesta placebo es el efecto sujeto-expectativa, un sesgo que ocurre cuando un sujeto espera un resultado y manipula inconscientemente un experimento, o declara lo que se esperaba de él. Esto es parecido al efecto observador-expectativa, que se produce cuando un investigador espera un resultado concreto y modifica inconscientemente el experimento, o malinterpreta los datos, para encontrarlo. El sesgo del experimentador conduce al uso de los ensayos clínicos de doble ciego, en los que ni el experimentador ni el paciente saben quién recibe el tratamiento y quién el placebo hasta que el estudio ha concluido y se analizan los resultados.

Un placebo es una pastilla o sustancia inerte que no posee efecto farmacológico alguno, pero que puede tener un valor terapéutico psicológico. Otros amplían su significado hasta abarcar cualquier terapia o procedimiento que no tenga un efecto bioquímico directo, pero que pueda inducir una respuesta psicológica. El efecto contrario, el nocebo (palabra latina que significa «yo dañaré»), ocurre cuando un paciente cree que un tratamiento provocará daños y experimenta efectos secundarios negativos al administrársele una sustancia inerte.[51] El punto de vista de la medicina convencional sobre la vitamina C es que cualquier beneficio que se logre se le atribuye al efecto placebo, mientras que a los efectos secundarios menores (posiblemente por efecto nocebo) se les da gran importancia.

El efecto placebo se da por sentado en el diseño de la mayoría de los ensayos clínicos, pero los hechos son diferentes, de alguna manera. Los científicos han usado los ensayos clínicos controlados para investigar la eficacia de un placebo en contraste con que no se trate al paciente. Se han llevado a cabo numerosos ensayos para investigar el efecto placebo; recientemente se ha informado de un análisis de ciento treinta experimentos de ese tipo.[52] Sorprendentemente, de los muchos estudios investigados ninguno fue capaz de distinguir entre el efecto placebo y el transcurso natural de la enfermedad. Parece como si la gente que se recupera de una enfermedad de manera natural pudiera atribuir su mejoría al efecto placebo. Estos resultados experimentales indican que el efecto placebo está seriamente limitado en lo que se refiere a las respuestas psicológicas que puede suscitar.[53] De una forma acaso inesperada, los datos experimentales indican que los controles de placebo no son importantes en los ensayos sobre la vitamina C con resultados definitivos. Un resultado definitivo sería la muerte del paciente, la terminación abrupta de los síntomas, la curación de la enfermedad o cualquier otra respuesta física directa. Se excluyeron dieciséis de esos ciento treinta ensayos analizados del placebo porque no proporcionaban suficientes datos de los resultados. Los resultados definitivos estaban presentes en treinta y dos ensayos, que abarcaban a un total de 3.795 pacientes. Esos ensayos no mostraban el efecto placebo, independientemente de si los resultados eran subjetivos u objetivos.

Las implicaciones de esos descubrimientos están claras. Mientras que la descripción del efecto placebo como un cuento o un fraude puede ir demasiado lejos, sus efectos han sido extremadamente sobrevalorados.[54] Por ejemplo, la atribución al efecto placebo sería una crítica débil para un estudio de tratamientos con vitamina C que producen un tiempo de supervivencia cinco veces mayor en pacientes terminales de cáncer.[55] Dicho sencillamente, si el placebo fuese un tratamiento tan eficaz contra el cáncer, avergonzaría a la práctica médica actual.

Echando la vista atrás, deberían esperarse esas limitaciones del efecto placebo. La ciencia básica y las observaciones replicables deben tener preferencia sobre la evidencia estadística. Sin embargo, para la medicina basada en la evidencia sería mera especulación indicar que un suceso físico, como dispararle a una persona al corazón, cause la muerte del sujeto. Sería necesario, aparentemente, llevar a cabo un ensayo clínico aleatorio con control de placebo para mostrar la eficacia de una barrera física, como un chaleco antibalas. Tendríamos que mostrar estadísticamente que murió un número mayor de personas a las que les dispararon al corazón, comparándolo con controles parejos que llevaban puesto el chaleco. Racionalmente, un chaleco antibalas no tiene que ser comparado con una pastilla de azúcar para evitar los daños producidos por una bala: comprendemos los mecanismos implicados y los resultados son definitivos.

Para el caso de la vitamina C y las infecciones víricas, los efectos proclamados sobre el cese completo de los síntomas y la «cura» no se pueden conseguir por medio de ninguna otra sustancia o medicación. En el resfriado común, la enfermedad es leve por lo general, y el debate sobre ella un tanto académico. A pesar de eso, la medicina moderna le niega al paciente que sufre de una infección vírica grave, o de cáncer terminal, la posibilidad de elegir un tratamiento con vitamina C. Dada una enfermedad que no tiene una terapia alternativa eficaz ni un tratamiento que proclame ser altamente eficaz con pocos riesgos, la decisión racional está clara.

Con los resultados subjetivos el placebo puede tener un efecto benéfico. El dolor es altamente subjetivo y continuo en su carácter, y, como ocurre con los problemas psiquiátricos como la depresión, se podría esperar que mostrase una respuesta al placebo.[56] Un resultado continuado se da cuando los efectos se escalan en respuestas de menor a mayor: por ejemplo, a un paciente se le pide que calcule el dolor que sufre en una escala de 1 a 10. El efecto placebo puede estar sesgado hacia los ensayos menores, ya que parece disminuir cuando se incrementa el número de pacientes. Un gran número de ensayos menores (ochenta y dos), con 4.730 pacientes en total, tuvo resultados continuados. El placebo era eficaz en los ensayos subjetivos, como era de esperar.[57] En particular, veintisiete ensayos que mostraban beneficios del placebo involucraban el tratamiento del dolor.

El efecto placebo tiene un escaso papel a la hora de explicar las observaciones clínicas de los médicos que administran dosis masivas de vitamina C. Si el placebo pudiese ser una terapia eficaz central contra las enfermedades víricas, como describieron para la vitamina C los doctores Klenner y Cathcart, no tendríamos que preocuparnos por tales infecciones. Desgraciadamente, incluso las medicaciones antivíricas convencionales más poderosas son en su gran mayoría inútiles contra las enfermedades víricas graves.

Sin embargo, el notablemente limitado efecto placebo no es una razón para banalizar el efecto de los estados cerebrales y de la psicología en medicina. A pesar de que el efecto placebo está sobrevalorado, el potencial de la medicina psicológica se infravalora frecuentemente. Hay mucho más en la medicina psicológica además del humilde placebo. Sin embargo, es imperioso comparar la aceptación, más que dispuesta por parte de la medicina convencional, de las afirmaciones sobre el no tan poderoso placebo con su respuesta a las observaciones sobre la vitamina C de los doctores Klenner, Cathcart y Stone.

## Ensayos aleatorios

Los ensayos aleatorios con control de placebo se consideran el «patrón de oro» de la evidencia clínica, lo que los lleva a una posición de culto en la medicina.[58] No obstante, sin el apoyo de las ciencias básicas de la fisiología, la farmacología y la bioquímica, la utilidad de los ensayos clínicos se ve seriamente limitada. Los requisitos de Bradford Hill para la epidemiología son aplicables con escasos cambios cuando se consideran los ensayos clínicos. Estos son meramente una técnica de medir el valor práctico de una terapia, pero un hincapié exagerado de la importancia de estos ensayos devalúa la información que venga de otras fuentes, tales como los estudios de historia natural, la experiencia clínica y los informes de casos. Con los años se han ido acumulando las evidencias que provienen de esas fuentes sobre los beneficios de la vitamina C. Los estudios aleatorios controlados constituyen una medida práctica importante, aunque no son la única fuente de información científica.

Siempre es un problema escoger a los pacientes que intervendrán en un ensayo clínico. Cada persona es biológicamente única y presenta una respuesta individual a las enfermedades y a su tratamiento.[59] Incluso un sesgo inconsciente a la hora de escoger a los participantes para un experimento puede dar resultados inválidos. Para reducir el potencial de sesgo, a los pacientes que intervienen en un ensayo se los asigna aleatoriamente al grupo de tratamiento o al grupo de control. A pesar de eso, la aleatoriedad eficaz es difícil de conseguir en la práctica. Por ejemplo, se necesita un criterio apropiado para la selección aleatoria, tal como el orden de presentación en la clínica. Incluso cuando los grupos son completamente aleatorios, la gente que abandona el estudio puede reintroducir el sesgo. En el desgaste selectivo, los pacientes que no se beneficien del tratamiento o que sufren efectos secundarios pueden llegar a abandonar el ensayo, dejando un grupo de sujetos más positivo.

Muchos ensayos emparejan a la gente en los dos grupos elegidos aleatoriamente: en ambos puede hacerse una elección adicional para que tengan un rango de edad más estrecho o un número igual de hombres y de mujeres en cada grupo. En caso contrario, la selección aleatoria podría llevar, por ejemplo, a dos grupos de doce pacientes sesgados por sexo, con cuatro mujeres en uno y diez en el otro. Alternativamente, un grupo de tratamiento seleccionado de forma aleatoria que tenga un promedio de edad de setenta y cinco años podría tener un grupo de control seleccionado también de forma aleatoria formado por adolescentes. Estos son ejemplos extremos, que presentan evidencias obvias de las que los investigadores se dan cuenta fácilmente, pero puesto que el número de características para emparejar es muy grande, la distribución aleatoria podría dar origen fácilmente a dos grupos que diferirían en muchas características no emparejadas (el grupo sanguíneo, por ejemplo). El conocimiento de fondo de los procesos subyacentes de las enfermedades puede indicar las características importantes que se han de emparejar en un estudio concreto. A pesar de este emparejamiento, los grupos en los ensayos clínicos aleatorios controlados son sustancialmente diferentes desde el punto de vista biológico.

## Una regresión a la media

Un fenómeno, extraño y no completamente explicado, que suele darse en los ensayos clínicos es que la primera vez que se hace un experimento los resultados son excelentes, pero los experimentos posteriores producen mejoras menos impresionantes. Esta tendencia es una forma de regresión a la media, en la que los resultados extremos tienden a acercarse más al promedio con el tiempo. La regresión a la media puede dar el resultado de llegar erróneamente a la conclusión de que un efecto es debido al tratamiento, cuando en realidad se debe a la suerte. También es una explicación de que los datos de los ensayos clínicos pueden apoyar aparentemente la existencia del efecto placebo.[60] Un grupo de personas seleccionadas para un ensayo clínico no es representativo de la población, sino que, por definición, está sesgado, ya que están enfermas. A menudo los pacientes mejoran con el tiempo, o vuelven a la media durante el período del ensayo. En la mayoría de los ensayos, la regresión será indistinguible del efecto placebo.

En 1886, el estadístico británico Francis Galton (1822-1911), primo segundo de Charles Darwin, describió por primera vez la «regresión hacia la mediocridad», que ahora lleva el nombre más políticamente correcto de regresión a la media.[61] Galton midió la altura de los adultos y de sus padres. Cuando la altura de los padres era mayor que el promedio, los hijos tendían a ser más bajos que ellos; sin embargo, cuando los padres eran más bajos que el promedio, los hijos tendían a ser más altos. Los instructores de vuelo aportan un ejemplo más reciente: cuando elogiaban a un alumno piloto por un aterrizaje excelente, era típico que el siguiente intento de aterrizaje fuera malo.[62] Es comprensible que los instructores creyesen que elogiar a los alumnos fuese contraproducente, pero la explicación real era la regresión a la media.[63]

En ciertos estudios los pacientes diagnosticados de una enfermedad concreta pueden tener otra, o podrían incluso estar sanos;[64] los diagnósticos clínicos pueden ser subjetivos. En estos casos, el experimento puede dar resultados completamente desorientadores, ya que los sujetos ni siquiera padecen la enfermedad que se considera. Otra fuente de errores surge cuando los pacientes reciben más de un tratamiento a la vez y las terapias interactúan:[65] los resultados obtenidos podrían provenir de cualquiera de las terapias o de alguna interacción entre ellas. Esta interferencia entre los múltiples tratamientos no es fácil de desenmarañar de los datos brutos obtenidos en un experimento, y es un problema mayor cuando se considera un gran número de variables.

## Resultados poco fidedignos

La justificación tanto de los ensayos clínicos como de la epidemiología se basa en gran medida en la estadística, pero muchos estudios clínicos proporcionan resultados estadísticos increíbles. Peter Gøtzsche, del Nordic Cochrane Centre and Network, ha investigado recientemente las estadísticas de ensayos clínicos publicados en 2003.[66] Averiguó que muchos de los datos referidos estaban potencialmente sesgados. Los resultados se habían calculado de entre selecciones pequeñas de los sujetos estudiados, o se derivaron de una recopilación de resultados. Estos resultados potencialmente prejuiciosos se refirieron sin explicaciones en el 98% de los doscientos sesenta ensayos. Gøtzsche fue capaz de revisar los cálculos de veintisiete de esos ensayos y averiguó que una cuarta parte de todos los resultados fueron considerados «no significativos» cuando en realidad lo eran. Además, cuatro de los veintitrés resultados referidos como significativos eran erróneos, cinco eran dudosos y otros cuatro estaban abiertos a interpretaciones.

Los resultados significativos extraídos deben ponerse generalmente en duda. Los extractos de artículos son a menudo la única sección leída con detenimiento y frecuentemente contienen datos no corroborados.[67] Cuando se estudia un nuevo fármaco, por regla general el sesgo se presenta bajo una luz más positiva. Por ejemplo, en ochenta y uno de los ochenta y dos estudios, el sesgo en las conclusiones o en los extractos de los ensayos comparativos de dos fármacos antiinflamatorios favoreció sistemáticamente al fármaco nuevo ante el de control.[68] Basándose en esta información, los médicos podrían preferir recetar un medicamento nuevo rentable, aun cuando no posea ningún beneficio mayor que los ya existentes.

Muchos ensayos clínicos se diseñan para producir resultados significativos. A menudo un gran número de exámenes estadísticos se construyen en ellos. De hecho, los ensayos que comprenden más de doscientos exámenes estadísticos se especifican a veces en los protocolos.[69] Un ensayo que contenga doscientos exámenes de fármacos idénticos es casi seguro que produzca uno o más resultados significativos solo por suerte. Así pues, las mejoras estadísticamente significativas deben referirse para un nuevo fármaco, incluso si es idéntico a aquel con el que se compara. Al potenciar el número de exámenes, una empresa farmacéutica puede estar bastante segura de obtener un resultado que será útil para poner el medicamento en el mercado.

A veces se utilizan medidas adicionales para maquillar los resultados clínicos. Los estudios que comparan los diseños de estudio con los informes publicados reales sobre ensayos clínicos han revelado el uso selectivo de datos para sobrestimar la eficacia del tratamiento.[70] Este sesgo selectivo en la información ocurre incluso en los estudios de «alta calidad» financiados por el gobierno.[71] Como resultado de ello, la literatura médica representa un subconjunto selectivo y sesgado de los resultados del estudio[72] y promociona a menudo los nuevos fármacos, que no tienen beneficios mayores que los tratamientos ya existentes.

## Metaanálisis

El metaanálisis es una técnica que se utiliza cada vez más para resumir los resultados de una cantidad de ensayos clínicos. Un análisis reciente indicaba que las vitaminas antioxidantes aumentaban el riesgo de muerte.[73] Sin embargo, los investigadores habían escogido un pequeño número (68) de artículos de entre los muchos (16.111) que consideraron inicialmente. Esta selección fue llevada a cabo por ellos mismos, con pleno conocimiento de los resultados de los estudios. Claramente, un sesgo inconsciente por parte de los investigadores puede producir un resultado engañoso.[74] Como era coherente con la predisposición mediática contra los suplementos, a este artículo se le otorgó un perfil alto tanto en las noticias generalistas como en los reportajes médicos. La vitamina C provee un blanco especial para esos informes erróneos, y es probable que los excesivos y constantes reportajes de historias de miedo sobre la vitamina C contribuyan a la erosión gradual de la confianza pública en el estamento médico.

El fracaso de la medicina convencional, al no considerar siquiera los efectos de las dosis masivas de vitamina C sobre una variedad de enfermedades, es un resultado de suponer que se ha «probado» que solamente se necesitan dosis bajas. Como hemos visto, los investigadores indicaban erróneamente que el cuerpo estaba saturado con solo 200 mg y que a partir de ahí ya no se absorbería más cantidad. Con estos antecedentes, es comprensible que las afirmaciones, aparentemente locas, sobre las dosis mayores de vitamina C fuesen consideradas acientíficas. Al fin y al cabo, habrán podido pensar los investigadores, es solo vitamina C, un polvo blanco inocuo que se encuentra en las frutas. Incluso si una pastilla de vitamina te hace sentir mejor, lo podrían atribuir al efecto placebo.

El problema es que el caso contra la vitamina C es débil, y tanto el tamaño de las dosis como la eficacia proclamada son mucho mayores de lo que, aparentemente, la medicina convencional es capaz de comprender. Los ensayos clínicos con control de placebo son el «patrón oro» de la medicina, pero a menudo el público y los científicos de disciplinas más rigurosas los ven con desconfianza. Las afirmaciones sobre la eficacia de la vitamina C se refieren a sus efectos especialmente espectaculares y objetivos, que no pueden explicarse como placebo. La confianza en los ensayos clínicos y en la «prueba» es un lastre para los avances en medicina. Todos los tratamientos médicos dependen, para su justificación, de las ciencias básicas de la biofísica, la bioquímica y la fisiología. La vitamina C tiene esa justificación.

# Capítulo 5

# La necesidad de los antioxidantes

*La verdad es que la ciencia de la naturaleza ha venido siendo durante demasiado tiempo solamente un trabajo del cerebro y del capricho. Ya va siendo hora de que vuelva a la simplicidad y la solidez de las observaciones sobre cosas materiales y evidentes.*

**ROBERT HOOKE**, *Micrographia*

Los científicos dicen que hace mucho tiempo, antes de que la vida evolucionara, la atmósfera de la Tierra contenía poco oxígeno. Sin embargo, conforme los organismos y las plantas primitivos iban progresando, desarrollaron la capacidad de utilizar la energía de la luz solar para fabricar su propio alimento (glucosa) con el agua y el dióxido de carbono, liberando oxígeno como un subproducto. Este proceso se llama fotosíntesis y proporciona, directa o indirectamente, la energía para la mayor parte de la vida sobre la Tierra. Durante millones de años la concentración de oxígeno en la atmósfera se hizo cada vez mayor, lo que permitió la evolución de organismos que lo utilizan para quemar combustibles y crear así la energía necesaria para la vida, como hacemos nosotros.

Toda vida se basa en cadenas de átomos de carbono, hidrógeno, nitrógeno y oxígeno, que se enlazan para formar moléculas compartiendo electrones. Desgraciadamente, el oxígeno tiene una tendencia a compartir electrones de una forma un tanto unilateral: el fuerte tirón de electrones que ejerce el oxígeno distorsiona a esas moléculas orgánicas al robarles algunos de ellos, en un proceso conocido como oxidación. En una atmósfera cada vez más rica en oxígeno, las moléculas orgánicas se combinarían con él y su estructura resultaría dañada.

Un ejemplo impresionante del proceso de oxidación que a todos nos resulta conocido es el de la combustión. Por ejemplo, cuando quemamos carbón para calentarnos, o gasolina en los motores de los automóviles, el carbón y la gasolina se oxidan. Sin embargo, el proceso no tiene por qué ser tan espectacular: si se expone al aire el aceite de cocina, se deteriora lentamente al combinarse con el oxígeno; lo mismo sucede cuando una manzana cortada se pone marrón. Esta reacción requiere energía, pero es esencialmente lo mismo que una combustión lenta. El suministro de energía para nuestros cuerpos también implica oxidación: metabolizamos lentamente, o «quemamos», las moléculas de nuestros alimentos, produciendo así energía química. Como resultado de ello, cada célula de nuestro cuerpo necesita un suministro constante de oxígeno que alimente nuestros fuegos bioquímicos internos. Los antioxidantes, como la vitamina C, son sustancias que contribuyen a evitar los daños que causa el oxígeno en el cuerpo.

## LA OXIDACIÓN Y LOS RADICALES LIBRES

La célula es la unidad vital más pequeña: puede mantenerse a sí misma, crecer y reproducirse. La mayoría de los organismos, como las bacterias, son criaturas unicelulares, capaces de prosperar sin demasiada cooperación con los demás. Las células tienen que cooperar para crear organismos más grandes; los unicelulares no disponen de brazos, ni piernas, ni ojos y, por consiguiente, tienen un alcance limitado a la hora de interactuar con los ambientes en los que viven. Los animales pluricelulares grandes poseen las ventajas de la vista, el movimiento organizado y el pensamiento como resultado de la colaboración entre las células. Las células vivas necesitan el oxígeno para quemar los alimentos y producir energía; la excepción principal a esta regla son las bacterias anaerobias, que no pueden vivir en presencia del oxígeno. No obstante, la mayoría de las células han evolucionado para desarrollar defensas antioxidantes que fabrican barreras esenciales ante los efectos tóxicos de una elevada oxidación.

El oxígeno tiene la paradójica propiedad de que, aunque es esencial para la vida, también puede ser un veneno mortal. Lo necesitamos para metabolizar los alimentos, pero también puede atacar a nuestros propios tejidos corporales. Una razón para ello puede ser que nuestros tejidos son muy parecidos a los alimentos que consumimos, puesto que están hechos de las mismas moléculas: los pilares fundamentales de nuestros cuerpos y células son las moléculas orgánicas, que están compuestas en su mayor parte de agua, proteínas y grasas. Tanto la carne como las verduras de nuestros alimentos están formados de esos mismos materiales.

Para prevenir los daños causados por el oxígeno, nuestras células han desarrollado numerosos antioxidantes. Antioxidante es el nombre que se le da a cualquier sustancia o mecanismo que evite la oxidación. Nuestras células utilizan una parte importante de su energía para fabricar una gran variedad de antioxidantes, lo que muestra lo importantes que son esos mecanismos. Las células biológicas están llenas de antioxidantes que las protegen de un medio oxidante, pero esa protección consume energía. Así pues, una manzana cortada expuesta al aire se vuelve marrón porque sus defensas antioxidantes se ven superadas por la exposición al oxígeno. Asimismo, la mayoría de las enfermedades y los signos del envejecimiento tienen que ver con las reacciones de oxidación.

El oxígeno puro mata células y tejidos, pero el dañino proceso de la oxidación no necesita oxígeno, ya que existen muchas otras moléculas que comparten la misma propiedad química. También se denomina oxidante a cualquier sustancia que pueda robar electrones de otras moléculas. Por ejemplo, la luz ultravioleta y los rayos X pueden extraer electrones de las moléculas orgánicas, provocando oxidación en ellas. Esa radiación ionizante crea radicales libres.

Los radicales libres son moléculas activas que pueden provocar oxidación y daños en los tejidos. Antes de que podamos conocer lo que es un radical libre, tenemos que estudiar más a fondo la estructura de los átomos y las moléculas. Los átomos consisten en un núcleo de neutrones y protones rodeado de una nube de electrones. Los electrones tienen una carga eléctrica negativa que genera un campo magnético al girar. En las moléculas, la mayoría de los electrones existen como un par estable en el que cada uno de ellos gira en direcciones opuestas, de modo que sus campos magnéticos respectivos se suprimen mutuamente.

Un radical libre es una molécula que tiene uno o varios electrones sin emparejar, lo que puede ser altamente reactivo.[1] Esto significa problemas, porque esas moléculas energéticas pueden atrapar los electrones de otras moléculas. Puesto que los átomos y las moléculas del cuerpo están vibrando y moviéndose constantemente, los radicales libres pueden arrebatar electrones a las proteínas esenciales mismas, o incluso al ADN. Las reacciones descontroladas de los radicales libres también pueden provocar daños en los tejidos; y lo que es aún peor, pueden producir reacciones en cadena dentro de nuestras células según se va oxidando una molécula tras otra.

El oxígeno, como se podría esperar, es un radical libre. Su especial química es en parte un resultado de ser estable a pesar de sus dos electrones desemparejados. Tiene dos electrones que giran en la misma dirección, lo que lo vuelve magnético. Las sustancias magnéticas, como el hierro, tienen como mínimo un electrón desemparejado. La expresión «especies de oxígeno reactivo» se utiliza para describir a un número de radicales libres y de moléculas activas que se derivan del oxígeno. Ciertas especies de oxígeno reactivo no son radicales libres, sino más bien oxidantes altamente activos. Estas especies producen radicales libres dentro de los tejidos y entre ellos está el peróxido de hidrógeno (agua oxigenada), el ácido hipocloroso, el ozono y el oxígeno singlete (molécula de oxígeno de un solo átomo). Las especies reactivas pueden formarse también de nitrógeno y de cloro, como en la lejía doméstica común.

## TIPOS DE RADICALES LIBRES

La molécula de superóxido es una especie de oxígeno reactivo. Es semejante a la molécula de oxígeno ($O_2$), pero la molécula de superóxido consiste en oxígeno que porta un electrón adicional ($\cdot O_2-$). Sin embargo, no está a la altura de su deslumbrante nombre ya que no es muy reactiva: mientras que el superóxido reacciona rápidamente con los radicales libres, sus reacciones con las moléculas orgánicas de la célula necesitan un entorno ácido.

La sustancia más abundante en nuestro cuerpo es el agua. Las moléculas de agua constan de dos átomos de hidrógeno y uno de oxígeno ($H_2O$). Varios radicales libres importantes están relacionados con esta molécula simple. El ión hidroxilo ($\cdot OH$) es agua que ha perdido un átomo de hidrógeno. El punto ($\cdot$) en la fórmula indica que tiene un electrón sin emparejar. Los iones de hidroxilo son altamente activos y especialmente dañinos: reaccionan de forma instantánea con casi cualquier otra molécula con la que se encuentren en su rápida difusión a través de la célula. Si no existe una gran concentración de antioxidantes, el radical hidroxilo puede disparar una cadena de reacciones dañinas.

Si el ión hidroxilo roba un electrón de una proteína esencial, o de una molécula de ADN, se vuelve inerte, o no reactivo; sin embargo, la molécula a la que ha robado tiene ahora un electrón desemparejado y ella misma se ha convertido en un radical libre. Esta secuencia es conocida como reacción en cadena de los radicales libres, y continúa hasta que una de las moléculas cambia su estructura esencial, lo que discapacita su función. En su defecto, esta reacción puede ser detenida por un antioxidante que done un electrón para que el radical libre se vuelva seguro y se detenga así la dañina cadena de sucesos.

Al añadir un átomo de oxígeno al agua, se forma el peróxido de hidrógeno (agua oxigenada, o $H_2O_2$). El peróxido de hidrógeno es muy conocido por su actividad como agente oxidante en los decolorantes para el cabello, pero en concentraciones mucho más altas puede utilizarse como combustible para cohetes. Esta molécula, potencialmente reactiva, está presente en nuestras células y tejidos, afortunadamente en niveles bajos. Aunque al peróxido de hidrógeno se lo considera normalmente dañino, las investigaciones recientes indican que es una parte esencial de los mecanismos señaladores que se usan para el control celular. Las concentraciones elevadas de peróxido de hidrógeno actúan como un agente oxidante, especialmente en presencia de hierro o cobre. Esta reacción con el hierro produce destructivos radicales hidroxilo y daños por radicales libres. En química general, a la reacción del peróxido de hidrógeno con el hierro se le ha dado el nombre «reacción Fenton», nombrada así por el químico Henry Fenton, que la describió a finales del siglo XIX.

## LOS ANTIOXIDANTES Y LA REDUCCIÓN

Los antioxidantes evitan los daños de la oxidación al donar electrones que reemplazan a los que se han perdido debido a ella. Este proceso de suministrar electrones es el inverso de la oxidación y se conoce como reducción.

A los oxidantes se los llama recolectores de radicales libres porque los neutralizan en el cuerpo. Un antioxidante, como la vitamina C, puede donar electrones al radical libre, haciendo así que deje de robar otro electrón. El electrón donado por la vitamina C permite que el electrón del radical libre disidente forme una pareja estable.

En el ejemplo de la manzana cortada, podemos evitar que se ponga marrón si le aplicamos un antioxidante; si la dejamos sin tratar, el oxígeno del aire oxidará el tejido de la superficie, retirando electrones y volviéndola marrón casi al instante. Una disolución de vitamina C o zumo de limón aplicados a la superficie del corte disminuyen la velocidad del proceso de oxidación. Una manzana cortada así tratada se mantendrá fresca y blanca durante un tiempo considerable. Añadir vitamina C aporta un suministro de electrones antioxidantes, que evitan los daños y la decoloración. A menudo se añaden antioxidantes a los alimentos, como a los fiambres o panes, para aumentar su fecha de caducidad y su frescura.

> Oxidación: perder un electrón.
> Reducción: ganar un electrón

El experimento de la manzana ilustra sobre algo más profundo que la simple conservación de los alimentos: muestra que un tejido vivo puede ser dañado por la oxidación y, lo que es todavía más importante, que un antioxidante puede mantener la salud del tejido. La manzana sin cortar, sellada dentro de su propia piel, está protegida del aire y de los daños de la oxidación; sus antioxidantes naturales pueden mantener la salud de los tejidos no expuestos. Sin embargo, cuando estos tejidos se exponen, sus antioxidantes no son suficientes para evitar los daños. Podemos proteger de la oxidación a la manzana cortada añadiéndole un antioxidante; de forma semejante, nuestros tejidos disponen de las defensas antioxidantes adecuadas para mantener un período vital de unos ochenta años. Sin embargo, esas defensas no son suficientes para evitar las dañinas reacciones de oxidación en enfermedades agudas ni en dolencias crónicas.

Nuestros tejidos mantienen un equilibrio de reducción y oxidación controlado, llamado «estado redox». Las células producen antioxidantes y electrones antioxidantes continuamente para evitar los daños de la oxidación. Cuando se trastorna el suministro de energía desde el metabolismo, el equilibrio entre oxidantes y antioxidantes se rompe. Un ejemplo de ello son los daños causados por los ataques cardíacos o por las apoplejías oclusivas. En estas condiciones la arteria que suministra sangre al tejido se bloquea por un coágulo sanguíneo, lo que deja al tejido sin oxígeno (isquemia). Las células son incapaces de generar la suficiente energía metabólica, de modo que desvían la energía disponible sin producir electrones antioxidantes. Si la arteria se abre de nuevo (si el coágulo se disuelve, por ejemplo), el oxígeno irrumpe rápidamente en el tejido y las células vuelven a encontrarse en un entorno redox oxidante, pero que ahora tiene escasez de antioxidantes. Como resultado de ello, el tejido cardíaco o cerebral que sobrevivió al agravio original puede morir. El ahora abundante suministro de oxígeno dispara una explosión masiva de radicales libres que dañan y matan las células. Este proceso se describe como daños de reperfusión y puede ser inhibido por el suministro de los antioxidantes adecuados.[2]

## EL PRINCIPAL ANTIOXIDANTE HIDROSOLUBLE DEL CUERPO

La oxidación y la reducción son esenciales para la vida. Una concentración de oxígeno demasiado elevada envenena los tejidos produciendo daños por radicales libres, algo que puede ser evitado por los antioxidantes. La vitamina C es el antioxidante hidrosoluble más importante de nuestra dieta; también lo es para las plantas y resulta imprescindible para el crecimiento.[3] Su gran abundancia en los tejidos vegetales nos permite prevenir el escorbuto agudo comiendo una cantidad relativamente pequeña de frutas y verduras. Su síntesis en grandes cantidades, tanto en las plantas como en la mayoría de los animales, indica que los niveles altos son indispensables para la buena salud.

Lo extraordinario de la vitamina C es que tiene dos electrones antioxidantes que puede donar para evitar la oxidación. Cuando el ácido ascórbico dona un electrón, se convierte en el radical ascorbilo, que es relativamente no reactivo, inofensivo y de vida corta. Esta falta de reactividad posibilita que la vitamina C intercepte a los peligrosos radicales libres, les done un electrón que satisfaga su demanda y prevenga así los daños. Si un radical ascorbilo dona su segundo electrón, forma el deshidroascorbato. El deshidroascorbato es una forma oxidada y se la puede reducir (donarle electrones) para convertirla de nuevo en ascorbato, que es la molécula de la vitamina C. La reducción y reaprovisionamiento de la vitamina C tiene lugar dentro de las células, pero necesita electrones del metabolismo celular. Los procesos metabólicos de la célula sirven para dos propósitos principales: aportar energía química para las reacciones y generar electrones antioxidantes de alta energía para mantener el estado redox de la célula. Las dosis altas de vitamina C aportan a la célula un suministro de electrones antioxidantes sin hacer uso de su reserva de energía imprescindible. Esto es muy útil para las células sanas, pero las dañadas y tensas consiguen un beneficio doble: un suministro de electrones antioxidantes y una explosión de energía.

## En la salud y en la enfermedad

La oxidación y los radicales libres provocan enfermedades. Los tejidos sanos tienen niveles altos de ascorbato y bajos de su forma oxidada, el deshidroascorbato. En el entorno oxidante de los tejidos enfermos, la vitamina C protege a las células de los daños, oxidándose durante el proceso hasta convertirse en deshidroascorbato;[4] se ha mostrado un aumento de vitamina C oxidada en muchas dolencias diferentes. Los daños en los tejidos provocados por la cirugía pueden aumentar el nivel de deshidroascorbato en relación con el ascorbato.[5] Los diabéticos tienen una tensión oxidante incrementada y mayores niveles de deshidroascorbato.[6] Los niveles elevados de oxígeno aumentan el deshidroascorbato en los ratones.[7] De manera parecida, los ratones que padecen de inflamaciones y artritis presentan niveles más altos de deshidroascorbato. Los riñones diabéticos incrementan la oxidación de la vitamina C en las ratas, como hace la inflamación, pero los suplementos de antioxidantes pueden llegar a inhibir este efecto.[8] Otros recolectores de radicales libres, como el glutatión –el antioxidante que más abunda en las células–, pueden utilizarse también como indicadores de daños o de mala salud;[9] la proporción del glutatión oxidado es una medida de los daños tisulares. La vitamina C y el glutatión trabajan en conjunto para mantener la salud de los tejidos.[10]

La mayoría de los animales fabrican la vitamina C internamente y aumentan la producción cuando están enfermos, incrementando de esa manera su proporción entre ascorbato y deshidroascorbato. Esto es útil para que los tejidos enfermos vuelvan a un estado sano y reducido (lo contrario de oxidado). Sin embargo, los seres humanos, que hemos perdido la capacidad de fabricar internamente la vitamina C, lo compensamos incrementando su absorción en los intestinos: *cuando estamos enfermos, los seres humanos podemos absorber muchísima más vitamina C dietética*, lo que puede ser útil durante las crisis. Esta absorción incrementada solo funcionará si existe una abundancia de vitamina C en la dieta, y puesto que la dieta de los seres humanos modernos tiene generalmente un contenido bajo de vitamina C, la absorción incrementada será ineficaz a menos que la persona utilice suplementos dietéticos.

Antes hemos visto que aplicar una disolución de vitamina C sobre la superficie cortada de una manzana evita que se oxide y se ponga marrón, al menos durante un tiempo. Sin embargo, a la larga los electrones suministrados por la vitamina C añadida se gastarán y la superficie de la manzana se pondrá marrón finalmente; cuando la vitamina C se ha oxidado, ya no puede proteger la superficie de la manzana. Muchos antioxidantes dietéticos aportan una resistencia a la oxidación igualmente limitada. Si un antioxidante, como la vitamina E, penetra en un tejido inflamado o dañado, donará electrones para evitar algunos de los daños de los radicales libres. Cuando ha donado esos electrones, ya no es capaz de proseguir sus funciones de antioxidante. A pesar de eso, en los tejidos sanos el metabolismo suministra energía y electrones para regenerar a los antioxidantes.

Las vitaminas C y E pueden entrar en acción para transferir esos electrones antioxidantes a los radicales libres antes de que puedan causar daños. Desgraciadamente, en los tejidos dañados o enfermos, las células están bajo tensión y pueden ser incapaces de aportar los suficientes electrones antioxidantes desde su agobiada reserva de energía para evitar más daños por oxidación. Bajo esas condiciones, se dice que las vitaminas C y E tienen una tasa limitada, puesto que solamente pueden donar electrones a la misma velocidad con que el metabolismo celular se los suministra. Afortunadamente, como indicó Robert F. Cathcart III, la vitamina C es un antioxidante no tóxico, que no tiene tasa limitada y que está disponible en la dieta.[11]

Supongamos que en lugar de esparcirla sobre la superficie de la manzana como hemos hecho antes, hiciéramos ahora que una disolución de vitamina C fluyese continuamente por ella: la manzana podría mantenerse entonces en su condición inmaculada, protegida por el flujo de la vitamina C y de sus electrones antioxidantes. Conforme las moléculas de vitamina C fuesen donando sus electrones, otras moléculas las reemplazarían inmediatamente y el suministro de electrones se mantendría en abundancia. Si se da un flujo continuo de vitamina C, incluso un tejido enfermo o dañado puede mantener un estado reducido (no oxidado).

La vitamina C es diferente de los otros antioxidantes dietéticos como la vitamina E o el selenio, que no tienen las propiedades necesarias para llegar a los efectos antioxidantes excepcionales de la vitamina C. Algunos, como el selenio, son más tóxicos y no pueden administrarse en dosis masivas. La coenzima Q10 no es tóxica, pero es soluble en grasas y, por lo tanto, se queda retenida en el cuerpo, con lo que es incapaz de aportar el flujo necesario. La vitamina E, una mezcla de moléculas de tocoferoles y tocotrienoles, también es liposoluble, además de ser una molécula grande. El ácido ascórbico es una molécula pequeña, hidrosoluble y con una toxicidad sumamente baja, de manera que puede administrarse en dosis masivas (hasta 200 g al día) para suministrar grandes cantidades de electrones antioxidantes libres. El doctor Cathcart, que utilizaba dosis masivas para tratar las enfermedades, fue el primero en describir el potencial de la vitamina C para actuar de esta manera y, más recientemente, contribuyó a llevar este planteamiento al modelo del flujo dinámico.[12] En el flujo dinámico se mantiene al cuerpo en un estado de reducción, en la salud o en la enfermedad, mediante una ingesta continua y elevada de vitamina C.

El cuerpo puede absorber grandes cantidades mantenidas de vitamina C, que se distribuye por todo él. Sin embargo, a la vez que la absorbe, los riñones la eliminan rápidamente de la sangre. Lo mismo que ocurría con el flujo sobre la manzana cortada, el cuerpo puede mantenerse ahora en un estado de reducción, con daños mínimos causados por los radicales libres. La vitamina C oxidada ya no necesita regenerarse con la energía del metabolismo; simplemente se excreta y se reemplaza por medio de ingestas posteriores. Una célula enferma se encuentra en un estado oxidado y necesita un suministro constante de electrones antioxidantes y energía; al suministrar electrones antioxidantes libres, el flujo dinámico de vitamina C ahorra la energía de la célula y la protege aportando abundantes electrones antioxidantes.

## LA TERAPIA DE VITAMINA C

Las dosis farmacológicas de vitamina C, tal como se utilizan para tratar enfermedades, no deben confundirse con la nutrición básica. Una persona puede tomar, por ejemplo, 8 g (8.000 mg) al día para lograr una protección antioxidante y rebajar la incidencia de las infecciones, ya que una ingesta tal sería eficaz *siempre y cuando se repartiera a lo largo del día en dosis separadas.* Sin embargo, al primer síntoma de resfriado esta ingesta nutricional relativamente alta tendría que aumentarse espectacularmente.

A la gente se la ha confundido sobre las ingestas necesarias para tratar el resfriado común. Muchos creen que la afirmación ortomolecular es que uno debería tomar 1 o 2 g como tratamiento. Esto es un cuento; las recomendaciones auténticas para la vitamina C en el tratamiento de las enfermedades son mayores; por regla general, la dosis se aumenta diez veces o más. La Fundación de la Vitamina C recomienda que se tomen «como mínimo 8 g (8.000 mg) de vitamina C cada veinte minutos durante tres o cuatro horas, hasta llegar al nivel de tolerancia intestinal, y luego dosis menores cada cuatro o seis horas para evitar recaídas».[13] La dosis nutricional de 8 g, elevada en apariencia, ¡es ahora el mínimo que hay que repetir cada veinte minutos!

El doctor Cathcart aportó cálculos de la cantidad de vitamina C necesaria para alcanzar el nivel de tolerancia intestinal (deposiciones sueltas) para varias enfermedades. Esos valores oscilan entre unos 30 g (30.000 mg) para un resfriado ligero hasta los 200 g (200.000 mg) para la neumonía vírica. *El nivel individual de la tolerancia intestinal es proporcional a la gravedad de la enfermedad que se padece.* Mucha gente ha afirmado que la vitamina C no funciona contra el resfriado común; generalmente son personas que solo toman 1 o 2 g y esperan una respuesta terapéutica. *Necesitas la cantidad de vitamina C que tu cuerpo dice que necesita; no la cantidad que creas que tendrías que tomar, sino la que funcione bien*. Aunque parezca mentira, los médicos ortomoleculares y los convencionales están de acuerdo en esto: 1 g de vitamina C no es un tratamiento eficaz contra el resfriado común. La diferencia está en que los médicos convencionales suponen que eso significa que se puede descontar a la vitamina C como tratamiento, mientras que el punto de vista ortomolecular es que una dosis de 1 g es ridículamente baja.

La evidente confusión de la medicina convencional sobre las dosis nutricionales y las farmacológicas no tiene por qué ser inocente. Cuando Linus Pauling publicó por primera vez su libro *La vitamina C y el resfriado común*, el sistema establecido lo atacó sin piedad ni consideración alguna. El doctor Pauling había estado envuelto en disputas científicas a lo largo de su carrera, pero esto fue algo de una naturaleza diferente. Era muy raro que se intentase tildar de matasanos a uno de los principales científicos de todos los tiempos, porque había indicado que la vitamina C podría ser útil contra el resfriado común. Parece fuera de lugar que el estamento médico se enfadase tanto por una simple vitamina y sus efectos sobre el resfriado común; seguramente alguno de sus detractores habían leído la literatura científica y eran conscientes de las evidencias de los efectos de las dosis masivas. El asunto es que si se aceptaban sus afirmaciones sobre la vitamina C, las empresas farmacéuticas podrían perder un buen montón de beneficios procedentes de sus medicamentos para el resfriado.

Si se hubieran realizado estudios clínicos con las dosis apropiadas de vitamina C, no existiría la controversia actual sobre ella. Sin embargo, desde la aparición del libro del doctor Pauling, la medicina convencional ha tenido mucho cuidado en evitar llevar a cabo estudios (y, por tanto, en que nadie los leyera) sobre las dosis masivas de vitamina C. Al definir que un simple gramo de ascorbato es una dosis elevada, los ensayos clínicos repetidos han estudiado dosis limitadas, en el intervalo de hasta 1 g aproximadamente. Se ha demostrado repetidamente que estas «dosis altas» de vitamina C, en el rango de 500-1.500 mg, tienen un efecto irregular y contradictorio sobre el progreso del resfriado común. Ahora ya puede verse por qué es así. Los medios de comunicación se apresuran a informar sobre esos estudios, diseminando preferentemente información negativa al público y asegurando erróneamente que la vitamina C es ineficaz.

Hay una diferencia enorme entre el tamaño de las dosis terapéuticas indicadas y las que se usan simplemente para investigar las propiedades nutricionales de la vitamina C. Las dosis terapéuticas son más de mil veces más altas que los valores de la cantidad diaria recomendada y de la ingesta dietética de referencia. Comparar las dosis nutricionales de la vitamina C con las farmacológicas es como indicar que un arbolito tiene una altura semejante a la del monte Everest: lo mismo que nadie diría que un niño necesita una máscara de oxígeno o una piqueta para hielo para subirse a un árbol, los médicos ortomoleculares no proclaman que dosis de varios gramos de vitamina C vayan a curar la enfermedad.

Uno de los primeros científicos en darse cuenta de que las dosis masivas de vitamina C pueden forzar al cuerpo a entrar en un estado de reducción, y por consiguiente a ser útiles en el combate contra la enfermedad, fue el doctor Irwin

Stone, quien se percató de que toda una gama de enfermedades incrementan la proporción entre vitamina C oxidada y reducida: cuanto más grave la enfermedad, tanto mayor la oxidación.[14] Con el tiempo esto llevó a la idea de que tal vez el proceso de las enfermedades requiere oxidación y produce radicales libres en exceso. Si este fuera el caso, el flujo dinámico de vitamina C podría neutralizar los radicales libres y devolver al tejido enfermo al estado de reducción. La vitamina C modifica la señal celular, modula la respuesta inmune del cuerpo, evita la conmoción y reduce la inflamación. La respuesta corporal a la tensión es óptima en un entorno reductor. Si esto es correcto, significaría que la vitamina C podría proteger contra un amplio espectro de lesiones y de estados patológicos.

El doctor Frederick R. Klenner indicó que en las enfermedades humanas la vitamina C sigue la ley de acción de masas: en las reacciones reversibles, la amplitud de los cambios químicos es proporcional a las masas activas de las sustancias que interactúan. Dicho de otro modo, cuanta más vitamina C se tome, tanto mayor es su efecto. Administrar dosis bajas podría suprimir los síntomas, como mucho, al tiempo que prolongaría la duración de la enfermedad. En el transcurso de medio siglo, otros médicos, como los doctores Robert Cathcart, Abram Hoffer y Tom Levy, fueron informando repetidamente sobre observaciones semejantes. Esas observaciones clínicas son coherentes con todos los hechos científicos conocidos y, dado el tamaño de los efectos referidos, no se pueden explicar por el efecto placebo.

El objetivo de la terapia de vitamina C es mantener alta la proporción entre el ascorbato y el deshidroascorbato. Esto se logra al mantener el suministro entrante en su nivel alto; hacer eso aportará un medio reductor a las células dañadas y facilitará su recuperación. Los antioxidantes están envueltos habitualmente en un ciclo continuo de oxidación-reducción, ciclo que utiliza la energía desde las secuencias metabólicas de la célula.[15] Hay que recordar que las células sometidas a tensión son incapaces de regenerar los antioxidantes suficientes para igualar la demanda elevada, y que por eso tenemos que ir en su ayuda con dosis altas de ascorbato.

Nuestro modelo de muestra para estos daños y tensiones es la manzana cortada: suministrándole la suficiente vitamina C en un flujo continuo podemos mantener la superficie de la manzana en un estado inmaculado. Este mismo proceso puede funcionar con otros tejidos. Dosis masivas de vitamina C acabarán con la mayoría de los radicales libres y repondrán los antioxidantes que se hayan oxidado; ello incrementa la señal redox en el tejido dañado, contribuyendo a proporcionar una respuesta curativa apropiada a las enfermedades. El flujo de vitamina C constantemente renovada por el cuerpo significa que las células enfermas tengan un gran suministro «libre» de electrones antioxidantes, lo que rebaja la demanda sobre el metabolismo energético de la célula. Las dosis masivas de vitamina C liberan a otras moléculas de tener que actuar como antioxidantes y contribuyen a restaurar la función metabólica normal.[16] La vitamina C aporta a las células lesionadas un suministro libre de electrones antioxidantes y las ayuda a devolver la salud al cuerpo lesionado.

La necesidad de vitamina C que tiene el organismo aumenta espectacularmente cuando está enfermo. La cantidad de vitamina C que puede absorber una persona aumenta cuando la salud disminuye. Proveer un flujo dinámico de vitamina C por el cuerpo devuelve al tejido dañado a un estado de reducción y a la salud.

# Capítulo 6

# Enfermedades infecciosas

*No consientas que un escepticismo estéril te eche a perder.*

Atribuido a **Louis Pasteur**

Un lector de la página web DoctorYourself.com subió a ella la historia de que una mañana de lunes de hace algunos años se encontró con una fiebre de 38,9º centígrados, aunque él raramente padecía de enfermedades. Se dispuso inmediatamente a tomar 10 g (10.000 mg) de vitamina C *cada hora*, esperando que enseguida tendría deposiciones sueltas. Sin embargo, a pesar de esa ingesta masiva no alcanzó el nivel de tolerancia intestinal el primer día. El día siguiente aumentó la dosis a 15 g cada hora. Dos días después, como aún se sentía mal, se esforzó en tomarse un tarro entero de la vitamina (250 g). Podría haber hecho los arreglos para una inyección intravenosa, pero no se sentía bien y no había ningún médico cercano que administrase esta terapia. Estaba cada vez más molesto por el hecho de no poder provocar las deposiciones sueltas que esperaba. El viernes, un amigo lo llevó a un hospital local para asegurarse de que no estaba gravemente enfermo. El personal del hospital le recomendó que se quedase ingresado, pero fue incapaz de dar un diagnóstico inmediato. Él rehusó la proposición y se fue a su casa, donde siguió tomando cantidades masivas de vitamina C. El sábado por la noche la fiebre cesó, tras profusos sudores. Acudió a un internista, que declaró que le encontraba perfectamente sano.

Dos semanas antes, este mismo hombre había recibido una llamada de urgencia desde el departamento de salud: tres personas que residían en el hotel en el que él había estado alojado habían enfermado con los mismos síntomas. Cada una de ellas había ido a un hospital diferente y todas murieron, pocos días después, de la enfermedad del legionario, una forma poco frecuente de neumonía que puede aparecer como consecuencia de la inhalación de gotitas diminutas de agua contaminada con la bacteria *Legionella*.[1] La enfermedad del legionario grave tiene una tasa de mortalidad global del 10 al 30%,[2] y un 30-50% de los pacientes necesita cuidados intensivos.[3] Comprobando sus análisis de sangre, uno de los expertos principales en la enfermedad del legionario del país confirmó que el hombre tenía una variedad mortal de la legionelosis. El médico dudó al principio de la validez de los resultados de los análisis, que fueron ratificados en un segundo examen. El doctor parecía sorprendido de que el hombre hubiera sobrevivido... y declaró que la vitamina C no podía ser un factor de curación. Algunos profesionales médicos persisten en la negativa, un tanto acientífica, de la eficacia de la vitamina C en tales condiciones; en este caso, el médico no tenía evidencia directa alguna sobre la que basar una afirmación como esa. No obstante, el paciente sí disponía ahora de una explicación satisfactoria de por qué no había logrado llegar al nivel de tolerancia intestinal, ni siquiera con ingestas enormes de vitamina C por vía oral.

## NEUMONÍA

La anécdota de la acción de la vitamina C sobre la enfermedad del legionario es fascinante, y se ha informado que la vitamina C también es un tratamiento eficaz en formas más comunes de neumonía. Utilizamos la palabra «neumonía» para representar a un gran número de enfermedades infecciosas para las que la gente ha asegurado que la vitamina C es un tratamiento eficaz, e incluso una cura.[4]

Obviamente la prevención de las enfermedades graves es más fácil que su tratamiento. La utilización inmediata de dosis de varios gramos de vitamina C cada hora, hasta el nivel de saturación, generalmente detendrá el inicio de la bronquitis o de la neumonía. El doctor Robert F. Cathcart III abogaba por el tratamiento de la neumonía hasta con 200 g (200.000 mg) de vitamina C al día, a menudo administrados por vía intravenosa (la neumonía es una enfermedad grave y necesita atención médica inmediata de un médico especialista. Asimismo, las inyecciones intravenosas de ascorbato sódico deben administrarse solamente por un médico). Una persona puede simular este proceso tomando vitamina C en dosis elevadas y frecuentes por vía oral. Cuando uno de los autores de este libro (Andrew W. Saul) tuvo neumonía, tomó 2 g (2.000) mg de vitamina C cada seis minutos para llegar al nivel de saturación. Su dosis diaria era de más de 100 g (100.000 mg). La fiebre, la tos y los demás síntomas se redujeron en horas y la recuperación completa ocurrió en unos pocos días. Esta respuesta es comparable a la que se espera de un antibiótico, pero el ascorbato es más seguro y más barato.

Los antiguos pioneros de la vitamina C trataban las infecciones respiratorias y otras infecciones con cantidades masivas de la vitamina, de manera que esto no es una idea nueva. Tanto el doctor Frederick R. Klenner como el doctor Willian McCormick utilizaron esta estrategia con éxito durante décadas, ¡y empezaron ya en la década de 1940! Los informes clínicos han confirmado repetidamente el poderoso efecto antivírico de la vitamina C cuando se usa en cantidad suficiente.

La vitamina C puede usarse sola o junto con medicamentos, si uno lo quiere así. Sin embargo, actualmente los fármacos con receta y los tratamientos convencionales dejan mucho que desear, ya que cada año mueren de neumonía 75.000 estadounidenses.[5] La medicina convencional nunca ha empleado dosis masivas de vitamina C con esta u otras infecciones y, considerando los informes clínicos favorables y el coste anual en vidas, no hay excusas para excluirlas.

## SIDA Y OTRAS ENFERMEDADES VÍRICAS

Se ha afirmado que la vitamina C en dosis suficientes es el tratamiento más eficaz contra las infecciones víricas, desde el resfriado común hasta la poliomielitis. Un ejemplo especialmente potente se ve en los primeros trabajos sobre el síndrome de inmunodeficiencia adquirida. Como era de esperar, el doctor Cathcart fue el primer médico que informó que el sida plenamente desarrollado podía retroceder en gran medida con la ingesta suficiente de vitamina C.[6]

Informó sobre un grupo de aproximadamente 90 pacientes de sida que tomaban dosis altas de vitamina C de forma independiente; se describieron 12 más de sus pacientes afectados por esta enfermedad, 6 de los cuales recibían ascorbato por vía intravenosa. El doctor Cathcart informó de una respuesta proporcional a la cantidad de vitamina C consumida. Solo murió uno de los pacientes, pero este había recibido previamente radioterapia y quimioterapia (presuntamente por cáncer), y además no podía administrársele ascorbato por vía intravenosa ya que sus venas estaban muy dañadas por la terapia anterior. El médico y catedrático australiano Ian Brighthope reprodujo el trabajo del doctor Cathcart. Publicó en 1987 el libro *Los luchadores contra el sida*, en el que declaraba: «Entre nuestros pacientes con sida plenamente desarrollado, que hayan seguido nuestro programa de vitamina C y nutrición, no hemos tenido ni una sola muerte hasta la fecha»[7]

La medicina convencional no consideraba a la vitamina C como tratamiento para el sida ni siquiera antes de que los fármacos antirretrovíricos estuviesen disponibles. No se realizaron ensayos clínicos y los informes de los médicos se ignoraron o se dejaron de lado. Veinte años después, la sugerencia de usar vitamina C se ha vuelto políticamente controvertida. En África, donde la población no tiene acceso a las terapias convencionales con fármacos patentados, se ataca el uso de tratamientos basados en la vitamina C sin aportar ninguna evidencia clínica.[8] «En una acción sin precedentes, la Organización Mundial de la Salud (OMS), las Naciones Unidas (UNICEF) y un grupo activista contra el sida que fomenta la terapia con fármacos en Sudáfrica unieron sus fuerzas oponiéndose a la terapia de vitaminas que sobrepase la cantidad diaria recomendada (CDR), y en particular la vitamina C en dosis que ellos describen como que están "mucho más allá de los niveles seguros"».[9]

El doctor Cathcart proponía probar la terapia de vitamina C en enfermedades víricas emergentes tales como el virus Ébola, para el que no existe un tratamiento eficaz. La fiebre hemorrágica Ébola tiene una tasa de mortalidad de entre un 60 y un 80%, de modo que si contraes la enfermedad, las estadísticas apuntan a que morirás de ella. El doctor Cathcart argumentaba que el Ébola y sus parientes provocan un escorbuto agudo y que debería emplearse el ascorbato por vía intravenosa en estos pacientes. Se dio cuenta de que el primer sujeto que se recuperó de otra enfermedad emergente –la fiebre de Lassa, otra fiebre hemorrágica vírica– había estado tomando vitaminas.[10] El doctor Cathcart indicaba que quizá podrían ser necesarias dosis por vía intravenosa de 500 g de ascorbato sódico. A pesar de que no tiene tratamiento, hasta la fecha la medicina convencional no ha optado por las inyecciones masivas de ascorbato sódico, que podría proporcionar el único tratamiento eficaz disponible actualmente.

## CANTIDAD, FRECUENCIA Y DURACIÓN

El nivel terapéutico de suplementos de vitamina C que utilizaba el doctor Klenner es de 350 mg por kilogramo de peso corporal al día.[11] La tabla siguiente es un resumen orientativo:

| Niveles terapéuticos de suplementos de vitamina C | | | |
|---|---|---|---|
| Peso corporal | Vitamina C por día | Número de dosis | Dosis individual |
| 100 kg | 35.000 mg | 17-18 | 2.000 mg |
| 75 kg | 26.000 mg | 17-18 | 1.500 mg |

| Niveles terapéuticos de suplementos de vitamina C | | | |
|---|---|---|---|
| Peso corporal | Vitamina C por día | Número de dosis | Dosis individual |
| 50 kg | 18.000 mg | 18 | 1.000 mg |
| 25 kg | 9.000 mg | 18 | 500 mg |
| 12,75 kg | 4.500 mg | 9 | 500 mg |
| 7 kg | 2.300 mg | 9 | 250 mg |
| 3,5 kg | 1.200 mg | 9 | 130-135 mg |

En medicina ortomolecular estas dosis son moderadas. El doctor Klenner utilizaba de hecho cantidades cuatro veces mayores, habitualmente mediante inyecciones de ascorbato sódico. Recomendaba dosis diarias preventivas para los sanos, dosis que podrían ser aproximadamente la quinta parte de las cantidades terapéuticas, divididas en cuatro tomas al día. En una ingesta suficiente, la vitamina C tiene propiedades antihistamínicas, antitóxicas, antibióticas y antivíricas. Su naturaleza y su seguridad no cambian con la dosis, pero sí lo hacen su poder y su eficacia. Si se necesitan unos doscientos litros de gasolina para conducir desde Nueva York hasta Albuquerque, no lo conseguirás con cien litros, por mucho que lo intentes. Igualmente, si tu cuerpo requiere 35.000 mg de vitamina C para luchar contra una infección, 7.000 mg no funcionarán. La clave está en tomar la suficiente vitamina C, con la frecuencia suficiente y durante el tiempo suficiente.

*La cantidad, la frecuencia y la duración son las claves de un uso ortomolecular eficaz de la vitamina C en las infecciones.* Mucha gente tiene el punto de vista de que «yo no debería tener que tomar tanta cantidad de una vitamina». En definitiva, es verdad que no tienes que hacerlo; todo el mundo tiene derecho a estar enfermo si así lo quiere. Sin embargo, si deseas la posibilidad de una recuperación rápida, y si quieres usar la vitamina C, deberías emplearla de una forma eficaz: dosis frecuentes hasta llegar al nivel de tolerancia intestinal. Más que tomar lo que creemos que el cuerpo debería necesitar, debemos tomar la cantidad de vitamina C que el cuerpo dice que quiere.

Es importante recordar que médicos expertos como el doctor Cathcart han utilizado dosis diarias de 200.000 mg con plena seguridad. El mayor efecto de una sobrecarga de vitamina C es una diarrea que no puede confundirse con otra cosa. Esto indica una saturación absoluta, por lo que, simplemente, la dosis diaria se rebaja hasta la cantidad máxima que no produzca esa diarrea. Esa ingesta suele ser el nivel terapéutico.

## ÉXITO CLÍNICO

En 1975, el doctor Carthcart informó de que durante un período de tres años había tratado a más de 2.000 pacientes con dosis masivas de vitamina C.[12] Observó efectos beneficiosos considerables en las enfermedades víricas agudas y sugirió que un ensayo clínico podría corroborar sus observaciones. Lamentablemente, no se han llevado a cabo ensayos clínicos sobre esas dosis elevadas. En 1981 dio registros sobre otros 7.000 pacientes a los que se les administró el tratamiento, que había alterado notablemente el curso previsible de un gran número de enfermedades.[13] Desde esa época continuó tratando a muchos miles de pacientes con resultados positivos semejantes.

El doctor Cathcart informó de insospechadamente escasos problemas con las dosis masivas que había puesto en práctica y declaró que la mayoría de los pacientes tenían muy pocas dificultades con ellas. Esto se ha confirmado por la experiencia de otros médicos que practican el tratamiento de dosis altas de ascorbato.[14] Las quejas menores, tales como gases, diarrea o acidez de estómago de los que informaron algunas personas sanas que tomaban dosis altas de vitamina C por vía oral, son raras en los pacientes enfermos.

Por debajo de los niveles de intolerancia intestinal, la vitamina C tiene por lo general poco efecto sobre el proceso de una enfermedad, mientras que dosis que se acercan a ese nivel de tolerancia pueden reducir los síntomas en gran medida. El doctor Cathcart describe que los efectos de esas dosis son clínicamente espectaculares, como si se hubiese cruzado un umbral.[15] Sus pacientes experimentaban una sensación de bienestar a dosis altas y lo consideraban como un beneficio inesperado. Estos sentimientos de bienestar indican que no se hallaba presente ningún efecto secundario perjudicial. El doctor Cathcart informó que en las enfermedades graves, como la neumonía vírica, el beneficio es considerable: describía un cese completo de los síntomas. Es difícil desechar un efecto tan potente, sea este una respuesta de tipo placebo o sea un autoengaño por parte del médico.

De manera importante, en lo que se relaciona con la respuesta a una dosis de vitamina C, los síntomas pueden «apagarse» o «encenderse» ajustando la dosis. Se averiguó que las enfermedades, y los síntomas agudos de dolencias tales como la neumonía, volvían si se rebajaban los niveles de vitamina C. Este proceso de «encender» y «apagar» los síntomas con las dosis de vitamina C es una observación importante, puesto que significa que los pacientes actúan como sus propios controles experimentales. Los autores de este libro hemos puesto en práctica este experimento con el resfriado común y hemos averiguado que las dosis masivas de ascorbato aportan frecuentemente una mitigación considerable de los síntomas y un alivio a la sensación de «decaimiento» que acompaña al resfriado.

La valoración de los niveles de tolerancia intestinal está bien para gente a la que puede persuadirse para que tome cantidades enormes de vitamina C; sin embargo, si la enfermedad es más grave o el paciente es incapaz de tomar dosis elevadas por vía oral, puede optarse por inyecciones intravenosas de ascorbato sódico. Se ha informado de que los efectos clínicos con el ascorbato intravenoso son incluso más espectaculares.

Otros médicos e investigadores que trabajan con dosis masivas de vitamina C hablan de descubrimientos que son enteramente coherentes con los del doctor Cathcart. Los informes clínicos de la actividad benéfica de esas dosis son frecuentemente llamativos: los pacientes con enfermedades graves puede recuperarse con rapidez. El médico australiano Archie Kalokerinos ha visto a niños gravemente postrados, que no respondían al tratamiento y que estaban al borde de la muerte, recuperarse en tan solo unos minutos.[16] A pesar de que el estamento médico ha pasado por alto un descubrimiento importante, múltiples médicos independientes están informando por separado de un efecto considerable que es específico de esta vitamina y que, extrañamente, no se puede obtener con ninguna otra sustancia.

A través de las últimas décadas los médicos han venido informando independientemente sobre las asombrosas respuestas al uso de dosis altas de vitamina C en las enfermedades infecciosas. Las dosis empleadas han sido unas cien veces las que se utilizan en la medicina convencional, pero el estamento médico nunca ha comprobado estas afirmaciones científicamente.

# Capítulo 7

# El cáncer y la vitamina C

*La ideología de la célula cancerosa es
el crecimiento por el crecimiento.*

EDWARD ABBEY

Para la mayor parte de la gente un diagnóstico de cáncer es una experiencia devastadora, ya que se trata de una de las enfermedades más temidas del mundo. Así como la expectativa de vida ha aumentado, también lo ha hecho la incidencia de esta enfermedad: es probable que una de cada tres personas sufra de ella, habitualmente en sus últimos años de vida. Por lo tanto, es muy importante conocer cómo y por qué se desarrolla el cáncer, y lo que podemos hacer al respecto.

Solo recientemente se ha visto claro el papel fundamental de la vitamina C y de los otros antioxidantes en la prevención y el control de esta enfermedad. Las sustancias químicas de la oxidación-reducción (redox) dan la señal a las células para dividirse, cambiar su estructura y su comportamiento, y morir. Uno de los factores de control más fundamentales es la disponibilidad de la vitamina C; las dosis elevadas de ácido ascórbico, en combinación con los nutrientes relacionados, puede prevenir o incluso curar el cáncer.

## UNA CONSECUENCIA DE LA EVOLUCIÓN

Para poder evaluar el papel de la vitamina C tenemos que conocer los mecanismos que conducen al cáncer. El cáncer es una enfermedad de las células: se forma cuando algunas de ellas dejan de cooperar con el resto del cuerpo y comienzan a actuar como agentes independientes. Las células se ponen fuera de control de esta manera por causa de factores relacionados con la forma en que animales y plantas han evolucionado durante millones de años. Por esta razón podemos considerar que el cáncer, como el envejecimiento, es una consecuencia de la evolución.

La evolución biológica tiene que ver con cambios en los rasgos heredados de los organismos vivos durante generaciones, lo que da como resultado el desarrollo de especies nuevas. En términos evolutivos, los seres humanos son sumamente recientes: empezaron a surgir hace unos tres millones de años. La mayor parte de la larga historia de la vida se la ha llevado la evolución de los microorganismos unicelulares. Los científicos han encontrado restos de microbios en rocas de hace tres mil quinientos millones de años, mientras que los fósiles más antiguos de organismos pluricelulares se encuentran solamente en rocas de menos de mil millones.

Hace unos tres mil millones de años, las células primitivas desarrollaron la capacidad de llevar a efecto la fotosíntesis, que utiliza la energía de la luz solar para crear azúcares desde el dióxido de carbono y el agua, y produce oxígeno como un producto de desecho. Casi toda la vida depende directa o indirectamente de esta reacción redox. Las reacciones redox conducen la química de los organismos vivos. En las etapas primitivas de la evolución, la vitamina C se convirtió en el antioxidante soluble en agua más abundante en las plantas. Los animales también pueden necesitarla, a menudo en grandes cantidades; una razón de esta necesidad es que la vitamina C es una parte primordial de los controles que se desarrollaron para prevenir el cáncer en las criaturas pluricelulares, como los seres humanos.

## Microorganismos y pluricelularidad

Durante la mayor parte de la historia de la vida en la Tierra, los organismos vivos consistían en células simples. Los biólogos las clasifican en grupos que abarcan a las bacterias, los hongos, las arqueas y las protistas. Los organismos pluricelulares tardaron mucho tiempo en evolucionar, debido en parte por los niveles mayores de organización y cooperación que necesitan. Hay que tener en cuenta que los organismos unicelulares no son inferiores a las criaturas pluricelulares grandes; en muchos aspectos tienen más éxito biológico que ellas. Los organismos unicelulares dominan la Tierra: son el grupo de organismos vivos más simple, diverso y extendido del planeta.

Habitualmente la gente no es consciente de estos microorganismos a menos que sean patógenos. Los microbios patógenos son una causa principal de enfermedad y muerte. A pesar de esta amenaza, la existencia continuada de los seres humanos, las plantas y los animales sobre la Tierra depende en definitiva de las actividades de numerosas bacterias y demás microorganismos. Sorprendentemente, muchos de ellos son fábricas químicas más eficaces que los animales y pueden subsistir con unas cuantas sustancias químicas simples. Estos organismos necesitan poco suministro exógeno de vitamina C.

Por regla general, los organismos unicelulares actúan independientemente, como indica su nombre, aunque pueden llegar a producir colonias, que no son organismos pluricelulares auténticos sino una colección de células simples que tienen una cooperación mínima entre sí. Otras criaturas primitivas unicelulares, como los mohos mucilaginosos, se agrupan cuando están bajo tensión y cooperan para producir un esporocarpo móvil («mucílago») para dispersarse e invadir otros hábitats. Esto es un nivel mayor de cooperación y refleja los orígenes de la pluricelularidad. A través de la evolución las células simples se las han arreglado para cooperar con otras a fin de llevar a cabo la transición hasta formar organismos pluricelulares. En cada caso, la forma final pluricelular proporcionaba una ventaja para la supervivencia. Una de las razones por las que cooperan los organismos unicelulares es para conseguir una capacidad mayor de procesar información, puesto que las células cooperantes tienen que interactuar a menudo con un entorno exigente.[1]

La formación de estructuras pluricelulares conlleva mecanismos de control, puesto que incluso las colonias más simples tienen que organizarse. Por ejemplo, las células del moho mucilaginoso liberan sustancias químicas en el entorno que hacen que las células cercanas se agreguen al esporocarpo móvil.[2] Una liberación de sustancias químicas parecida hace que ciertas poblaciones de bacterias alteren su expresión genética.[3] Una vez que se ha formado, una colonia tiene que desarrollar y mantener su estructura interna. Los organismos pluricelulares son complejos: un brazo humano consiste en huesos, músculos, grasa, vasos sanguíneos y nervios ordenados en una anatomía tridimensional. Para que el brazo se mueva de una forma coordinada, las células cooperan para generar el movimiento basándose en señales electroquímicas del cerebro.

Los organismos pluricelulares grandes dependen de la vitamina C y demás antioxidantes para controlar su organización interna, una dependencia que surgió en parte de la necesidad de prevenir el cáncer y sus trastornos asociados. Para formar un organismo pluricelular complejo, como un mamífero, las células individuales tienen que estar firmemente controladas. El equilibrio local de oxidantes y antioxidantes, como la vitamina C, es fundamental para este mecanismo de control.

## Suicidio celular

El ejemplo más exigente del control ocurre en el desarrollo, cuando las células tienen instrucciones de morir, a menudo por un aumento local de la oxidación. Nuestros cuerpos están formados por una organización de crecimiento y muerte celular que produce estructuras tridimensionales. Además de esto, las células reciben instrucciones de encender algunos genes y de apagar otros, lo que las convierte en tipos diferentes, como las células musculares, las grasas o las nerviosas (en un proceso llamado diferenciación). Un ejemplo clásico de muerte celular durante el período del desarrollo es el crecimiento de los dedos individuales. Al principio la mano es como una manopla, pero más adelante las células que están entre lo que se convertirá en dedos, mueren. Se ven obligadas a entrar en un programa de suicidio llamado apoptosis. A menos que las células individuales se suiciden ante una señal apropiada, no se podría formar la estructura de nuestros cuerpos. Así pues, por extraño que parezca, el suicidio celular es absolutamente imprescindible para la vida pluricelular.

Por el contrario, las células simples evolucionaron para mantener su existencia bajo cualquier condición: esa es su lucha por la vida. El suicidio no es una actividad útil para un organismo unicelular. ¿No se agarrarían a la vida y evitarían el suicidio hasta las bacterias defectuosas? Aunque este punto de vista parece evidente, cierta forma de suicidio ocurre en las bacterias y se asocia a las que forman colonias. Un comportamiento tal en la formación de colonias puede requerir una forma de suprimir células anormales para evolucionar con éxito.[4]

Algunos organismos unicelulares forman comunidades complejas que tienen varias de las características de los organismos pluricelulares. De manera más general, las bacterias existen en comunidades ecológicas; la placa que se forma en los dientes es una muestra de un tipo conocido como biopelícula. Las bacterias de la placa dental logran protegerse con la biopelícula y esta puede ser difícil de erradicar, incluso bajo la abrasión mecánica de un cepillo dental.

La muerte programada de las células individuales dañadas es beneficiosa para una comunidad pluricelular. La función «autodestrucción» puede verse como algo semejante a inundar compartimentos de un barco en llamas para mantener la nave. Una vez más, una señal que se usa para controlar este proceso es el nivel local de oxidación. Por ejemplo, el suicidio celular puede limitar que una infección vírica se extienda por el cuerpo. De forma similar, en épocas de escasez las células que mueren pueden donar sus cuerpos a las células vecinas como nutrientes; pero un comportamiento altruista como ese no significa en absoluto que las bacterias individuales lleguen a suicidarse. Para explicar el suicidio celular en un contexto evolutivo, la muerte tiene que conllevar una ventaja para la supervivencia.

En los organismos pluricelulares se puede superar esta paradoja. Los organismos pluricelulares complejos consisten generalmente en células que tienen los mismos genes. Bajo ciertas circunstancias, la muerte de células individuales hace que aumente la probabilidad de que sobrevivan otras células con los mismos genes (o parecidos). Por ejemplo, una camada de nueve perritos tendrá problemas para alimentarse de ocho pezones, y la dura regla de la evolución establece que la pérdida de uno de ellos incrementa la probabilidad de supervivencia de los otros ocho. La pérdida de una simple copia de los genes permite que sobrevivan muchas más copias. Los organismos pluricelulares protegen de modo similar la integridad del conjunto sacrificando células individuales, a las que ordenan suicidarse cuando sea necesario.

Pero ¿qué ocurre si la célula rechaza las instrucciones de suicidio? Puesto que una célula individual puede empezar a actuar independientemente en cualquier momento, los organismos pluricelulares tienen que hacer que tales deserciones sean costosas. Disponen de una serie de penalizaciones para las células que desertan; por ejemplo, pueden enviar una señal redox que dé instrucciones a la célula para que muera. Sin embargo, si se pierden esos controles o se dañan por una escasez crónica de vitamina C y demás antioxidantes, la célula disidente podría empezar a crecer y dividirse sin tener en cuenta las necesidades del cuerpo entero: a esto es a lo que llamamos cáncer.

### ¿EXISTEN MUCHOS TIPOS DE CÁNCER?

Frecuentemente los médicos describen el cáncer como un gran número de problemas diferentes, pero todos y cada uno de ellos implican una división y crecimiento anormales de la célula. Los cánceres que surgen en tejidos específicos, o que tienen características definidas particulares, se consideran enfermedades distintas. La desventaja de este planteamiento es que no proporciona una visión de conjunto de los mecanismos biológicos subyacentes en la enfermedad. Sin embargo, el planteamiento de «muchos tipos» también tiene sus ventajas, en concreto que indica que ciertas formas de cáncer pueden ser más vulnerables a terapias especiales. Por ejemplo, los tratamientos con base hormonal pueden ser más eficaces contra cánceres que se originan en tejidos que responden a las hormonas, tales como la próstata o la mama, mientras que el que se origina en el pulmón no responde favorablemente a ellos.

El cáncer se describe clínicamente a menudo en términos del sitio original donde surgió el tumor. Por ejemplo, el «cáncer de pulmón de células pequeñas» es un tipo de cáncer que surge en el pulmón, como indica su nombre, y que tiene células relativamente pequeñas. Conforme las células cancerosas van proliferando, forman tumores que pueden ser benignos o malignos. Muchos tumores benignos son no invasivos y relativamente seguros, aunque algunos, como los fribromas uterinos (que pueden llevar ocasionalmente a hemorragias), pueden poner la vida en peligro. Los nódulos de tejido graso bajo la piel (liposomas) son una forma común de tumores benignos relativamente inofensivos.

Los tumores malignos son la forma de enfermedad que más teme la gente, muy comprensiblemente. Un tumor maligno es una masa creciente de tejido que invade lo que la rodea, extendiéndose como dedos dentro de los tejidos. El nombre cáncer viene de la palabra griega que significa «cangrejo», ya que se pensaba que las protuberancias invasoras se asemejaban a las patas y las pinzas de los cangrejos. Los cánceres malignos no tienen unos bordes bien definidos o una cápsula que los rodee. Al tocarlo, un tumor maligno parece muy unido a los tejidos circundantes, a diferencia del nódulo claramente diferenciado que es la característica de los benignos.

La mayoría de los tumores se clasifican en dos grupos principales: carcinomas y sarcomas. Los primeros se originan en los tejidos epiteliales y endoteliales, que forman los envoltorios de las superficies externas e internas del cuerpo y abarcan la piel y los revestimientos de la boca y los intestinos. Los carcinomas son comunes, porque surgen en los tejidos que contienen células que se dividen continuamente. Por su función protectora del cuerpo, estos tejidos pueden dañarse por tensiones mecánicas, ataques químicos u oxidación. Los sarcomas son menos comunes y surgen en los tejidos conjuntivos y no epiteliales, como los huesos, cartílagos, músculos o grasas. Clasificar los tumores malignos en esos tipos diferentes es algo en cierto modo arbitrario, porque los cánceres pierden los rasgos característicos de las células de donde surgen.

La clasificación de los cánceres en tipos particulares puede ser equívoca y oscurece las semejanzas y los cambios uniformes en los niveles de oxidación. El planteamiento de muchos tipos de enfermedad oculta asimismo el papel primordial que tiene la vitamina C al conducir los tejidos normales a estados reducidos y a los tejidos enfermos a estados oxidantes. Conocer el papel de la vitamina C y demás antioxidantes en la generación y crecimiento del cáncer nos lleva más cerca del objetivo de la cura.

## UNA SOLA ENFERMEDAD

Ver el cáncer como una sola enfermedad con muchas variantes posibilita que los investigadores establezcan sus mecanismos de base. El rasgo principal del cáncer es la proliferación celular: una sola célula cancerosa, en un medio favorable con abundancia de nutrientes, puede producir una descendencia de miles de millones de células. En teoría, una sola célula anormal puede dividirse hasta formar un tumor grande. Las células cancerosas, al crecer rápidamente, pueden desplazarse e invadir el tejido circundante. Durante la invasión de esos tejidos circundantes, las células cancerosas pueden superar los factores que habitualmente limitan el movimiento y crecimiento de los tejidos. A menudo producen enzimas que rompen la matriz del tejido circundante, lo que les posibilita su expansión. Este procedimiento invasivo es a la vez activo y agresivo: los tumores invasivos pueden incluso destruir el tejido óseo.

Pensar en el cáncer como una sola enfermedad nos ayuda a conocer el proceso de la carcinogénesis desde el punto de vista de la evolución. El cáncer es el resultado de la lucha por sobrevivir de cada una de las células individuales. Hemos visto que la biología construye organismos pluricelulares utilizando un sistema férreo de controles para reforzar la cooperación y la diferenciación celular. Sin embargo, esos delicados controles desarrollaron además mecanismos primitivos y más resistentes que fomentan la supervivencia de las células individuales. Dañar una célula puede romper la continuidad de los relativamente frágiles mecanismos de control pluricelular, pero puede respetar los mecanismos de supervivencia de la célula individual, más primitivos y robustos. Estos mecanismos instruyen a la célula para que sobreviva dividiéndose, creciendo y propagándose: las características fundamentales del cáncer.

Dicho de otra manera, las células cancerosas poseen los atributos de un organismo biológico que lucha por la supervivencia en un medio hostil. Para cuando el cáncer llega a ser maligno, es distinto genéticamente que las células normales; una célula cancerosa típica habrá perdido unos fragmentos de cromosomas y habrá adquirido otros. No obstante, esta idea es engañosa porque no existen células «típicas» en los tumores malignos. Las células difieren mucho unas de otras, ya que los errores en la división celular han embrollado los cromosomas. Puede ocurrir que una célula cancerosa tenga solo diez cromosomas y que otra tenga más de cien. Un cáncer maligno es realmente un ecosistema que contiene organismos unicelulares que compiten entre sí, luchando cada uno por imponer su éxito genético.

La manera más sencilla es considerar que una célula de un cáncer maligno es una especie nueva. Cada célula crece e intenta dejar más descendencia que sus competidoras; las células cancerosas que crezcan rápidamente, se difundan por zonas nuevas y se nieguen a morir dejarán más descendencia. Según las leyes de la evolución, tales células «en buena forma» sobrevivirán; por eso el cáncer es tan difícil de curar: las células cancerosas son supervivientes triunfadores en un campo de batalla evolutivo.

Los organismos pluricelulares luchan una batalla constante contra el cáncer. Para sobrevivir, tienen que evitar que la enfermedad comience. Si esta se arraiga, las células sanas tendrán una ventaja para la supervivencia si pueden destruirlo antes de que el cáncer les reduzca su capacidad para sobrevivir. Así pues, los seres humanos han evolucionado para resistir al cáncer durante largos períodos de sus vidas. Frecuentemente se supone que la resistencia del organismo anfitrión depende de que el sistema inmunológico elimine las células potencialmente cancerosas. Las sustancias redox proporcionan una alternativa y con ella mecanismos más genéricos para eliminar las células anormales, así como una explicación para las remisiones espontáneas.

Las remisiones espontáneas de cánceres avanzados son infrecuentes, pero pueden tener que ver con los cambios en el estado redox local del tejido. Con los años se han venido describiendo cientos de casos de remisiones espontáneas.[5] Ya incluso en 1966 se calcula que se habían registrado entre doscientos y trescientos casos de remisiones aceptadas como tales. Sin embargo, los casos de remisiones de las que no se informó pueden ser mucho más numerosos, puesto que ciertos casos pueden remitir antes de que muestren síntomas, y otros podrían haber sigo registrados como curaciones realizadas por los tratamientos cuando en realidad se curaron espontáneamente. Las oxidaciones locales, o la destrucción de los tumores por el sistema inmunológico, podrían explicar las remisiones espontáneas. Una ingesta alta de vitamina C ayudará a los mecanismos redox y a los inmunitarios que haya tras esas remisiones. De hecho, una de las razones de la abundancia de vitamina C y de los demás antioxidantes, tanto en animales como en plantas, es la resistencia al cáncer.

## LA VITAMINA C Y EL CÁNCER

En 1940, pocos años después de que la molécula de la vitamina C fuese identificada, los investigadores estudiaron sus efectos en la leucemia y se dieron cuenta de que a menudo los pacientes eran deficitarios en la vitamina.[6] Se creía que podría ser terapéutico corregir ese déficit con ascorbato sódico por vía intravenosa. Poco tiempo después el doctor William J. McCormick previó que existía una relación entre el cáncer y una escasez de vitamina C.[7] Desde su punto de vista, el cáncer maligno era una enfermedad por insuficiencia de colágeno, que era resultado de una carencia de vitamina C.

En 1969 se demostró que dosis suficientemente altas de vitamina C eran de hecho tóxicas para las células de los cánceres malignos. En la década siguiente hubo informes apasionantes de la investigación sobre la vitamina C y el cáncer que indicaban un planteamiento completamente nuevo sobre la prevención y el tratamiento de la enfermedad. El doctor Irwin Stone documentó asimismo una relación entre la escasez de vitamina C y el cáncer.[8] Observó que el ascorbato había producido una remisión completa de la leucemia, como mínimo en un informe. Un investigador había tratado a un paciente que sufría de leucemia mieloide con 24-42 g de vitamina C al día. El paciente dejó dos veces de tomar la vitamina y su estado se deterioró, pero cuando se retomó el tratamiento la enfermedad volvió a remitir.[9]

Esta investigación primitiva fue la que condujo a los doctores Linus Pauling y Ewan Cameron a llevar a cabo sus influyentes estudios sobre la vitamina C y el cáncer.[10] Se curó un cierto número de pacientes del doctor Cameron.[11] Por su parte, el doctor Pauling informó que «los pacientes tratados con ascorbato han vivido, de promedio, cinco veces más que los correspondientes pacientes de control».[12] Investigaciones más recientes indican que los mecanismos redox basados en la vitamina C pueden tener una gran importancia en la protección contra la carcinogénesis.[13] Cuando una célula anormal comienza a dividirse, se vuelve más oxidante, y puede ser más vulnerable al estado redox y demás señales para suicidarse por apoptosis.[14] Los mecanismos de control que los organismos pluricelulares han ido adquiriendo por la evolución para combatir el problema del cáncer pueden proporcionar estrategias nuevas para prevenir y tratar la enfermedad.

## Incremento de los mecanismos redox

La vitamina C es un antioxidante singular que mantiene el cuerpo en un estado químicamente reducido (no oxidado). Sin embargo, ciertos científicos indican que también puede actuar como oxidante y que los oxidantes provocan daños en las células. Objetivamente tienen razón, pero lejos de que eso sea un menoscabo para las dosis altas, en realidad puede ser útil para *protegernos* del cáncer. Los cambios en los niveles de oxidación de las células son fundamentales para el desarrollo de esa enfermedad, pero los niveles altos de vitamina C pueden evitar esos cambios e inhibir la carcinogénesis. Es más, en los tejidos cancerosos la vitamina C actúa como oxidante y mata selectivamente a las células anormales.

El estado redox de la célula es una propiedad bioquímica importante porque el nivel global de oxidación regula los genes y su expresión. Las células utilizan moléculas, tales como la de peróxido de hidrógeno (agua oxigenada), como señales ya sea dentro de las células o entre ellas. La oxidación y la reducción controlan algunos de los aspectos más importantes del comportamiento celular, entre ellos el crecimiento, la multiplicación y la muerte de las células. Este control es un rasgo de las criaturas pluricelulares, uno de los mecanismos más destacados que se usan para controlar el cáncer. El fundamental papel de la vitamina C en el desarrollo y el tratamiento potencial del cáncer surge de su rol dual como antioxidante y oxidante. La reducción y la oxidación se combinan para controlar los mecanismos de la división celular y de la muerte de las células.

El estado redox global de las células se mide en milivoltios (mV). Lo mismo que la electricidad tiene que ver con el movimiento de los electrones, el movimiento de los electrones entre las moléculas de los tejidos corporales produce un cambio en la carga eléctrica. Los electrones tienen una carga eléctrica negativa diminuta. En un entorno reductor, donde abundan los antioxidantes, están disponibles más electrones libres y el estado redox (voltaje) de los tejidos es más negativo (carga eléctrica negativa). Por el contrario, un tejido dañado bajo un ataque de radicales libres se halla en un estado oxidante y tiene menos antioxidantes. La oxidación y los daños en los tejidos se asocian con un estado redox más positivo (carga eléctrica positiva). Los cambios en el estado redox se asocian con diferentes comportamientos celulares.[15] En descanso, el estado redox de la célula es relativamente reductor, menos de -260 mV, que corresponde a una célula sana que cuenta con una defensa antioxidante activa. Un aumento de la oxidación, señalado quizá por un pequeño incremento de peróxido de hidrógeno u óxido nítrico, hace que suba el estado redox hasta situarse entre los -260 mV y los -210 mV, lo que lleva a la proliferación de las células.

En general, los agentes causantes del cáncer provocan la oxidación o la proliferación celular, lo que incrementa cualquier error genético que se halle presente, o que haya sido causado por los daños de los radicales libres. Más que ser un efecto secundario de la carcinogénesis, lo que realmente hace la proliferación celular es aumentar la diversidad celular y empujar a las células hacia la malignidad. Las células disponen de mecanismos inherentes de control para evitar el desarrollo del cáncer. Conforme el estado redox se eleva hacia el nivel de oxidación necesario para producir una proliferación excesivamente rápida, las células intentan la diferenciación, que ocurre entre los -210 mV y los -180 mV. Las que han cambiado en una forma más especializada dejan de dividirse. Si una célula dañada no puede dividirse es incapaz de convertirse en cáncer; puede estar enferma, o ser anormal con una escasa función, pero no formará un tumor.

Una célula que se niegue a diferenciarse se enfrenta a otro mecanismo de defensa. Cuando el nivel redox aumenta hasta situarse entre los -180 mV y los -160 mV, se desencadena la apoptosis, o muerte celular programada. Puesto que el organismo anfitrión ha sido incapaz de salvar la célula convirtiéndola en una célula especializada que ya no se divide, utiliza señales como instrucciones para que la célula muera. Una célula muerta puede quitarse de en medio eficazmente, de manera que no presenta ninguna amenaza concreta para el organismo anfitrión.

Si el mecanismo de apoptosis de la célula ha sido dañado y esta se niega a suicidarse, existe un mecanismo final disponible para proteger al organismo anfitrión. Cuando el estado redox se vuelve muy oxidante, por encima de los -150 mV, la célula muere inmediatamente de necrosis. Mientras que la apoptosis restringe la liberación de los contenidos de la célula y evita que se aumenten así los daños en el tejido, la necrosis es catastrófica: la célula pierde su estructura y se hace literalmente pedazos. El estado de oxidación ha aumentado hasta el punto en el que la célula muere sin la debida ceremonia. Utilizada como tratamiento de altas dosis, se ha averiguado que la vitamina C provoca necrosis en el cáncer de algunos pacientes.

La vitamina C y demás antioxidantes inhiben la proliferación celular y el riesgo de cáncer manteniendo el estado redox antioxidante. La literatura que existe sobre los genes supresores, como el p53, que previene activamente el cáncer, indica que funcionan como antioxidantes.[16] En cambio, los genes que fomentan el cáncer (oncogenes) aumentan por regla general el estado de oxidación de la célula. Otros agentes que causan y fomentan el cáncer, tales como los rayos X y la radiación ultravioleta, incrementan también el estado redox y provocan daños por radicales libres. Un suministro abundante de vitamina C aporta electrones libres antioxidantes e inhibe de ese modo el desarrollo del cáncer.[17]

## Un agente anticáncer no tóxico

La vitamina C es un agente anticáncer especialmente útil por su baja toxicidad. Como hemos explicado, los tumores son poblaciones de células que pueden desarrollar formas de resistir los tratamientos, lo mismo que los insectos se vuelven resistentes a los pesticidas o las bacterias desarrollan resistencia a los antibióticos. Con tratamientos diferentes de la cirugía, los médicos esperan cambiar el equilibrio vida/muerte de modo que mueran más células cancerosas que las que se producen por la división celular. Si se consigue esto, el tumor se reducirá.

Los oncólogos utilizan el encogimiento tumoral como una medida cuantitativa de la eficacia de una terapia. Desgraciadamente, incluso si un tratamiento consigue disminuir un tumor, no es seguro que el paciente viva durante más tiempo ni que sufra menos síntomas. Este mal resultado se produce porque se eliminan las células que son fáciles de matar, pero las más fuertes se escapan y son altamente resistentes al tratamiento, o de lo contrario no habrían sobrevivido. La duración de la quimioterapia convencional es por lo normal relativamente corta porque es venenosa para la salud del paciente, lo que da como resultado unos efectos secundarios insoportables o que incluso ponen su vida en peligro. Si a pesar del tratamiento hay células que permanecen, el tumor crece de nuevo con una proporción mayor de células resistentes. Las células resistentes ahora se enfrentan con menos competencia con otras células cancerosas por los recursos, de modo que a menudo crecen más rápidamente. Los tratamientos posteriores serán menos eficaces, puesto que las células son menos vulnerables y se han seleccionado por su resistencia. Si el paciente completa varios ciclos del tratamiento, las células cancerosas pueden volverse completamente resistentes, y serán libres para crecer e invadir el cuerpo. Así pues, el encogimiento inicial de un tumor no es una indicación fiable del éxito del tratamiento.

*Una terapia eficaz debería aumentar la duración vital de los pacientes y aumentar su calidad de vida.* Es importante considerar cuidadosamente para cada paciente las relaciones coste-beneficio y dolor-provecho de las terapias convencionales del cáncer. Normalmente, los fármacos anticáncer son sustancias químicas tóxicas que matan células; en algunos casos esos fármacos tóxicos son un poco más eficaces matando células cancerosas que matando células sanas. Cuando se administran, las células vulnerables del tumor pueden ser aniquiladas rápidamente, pero posiblemente se dañen también otras células vulnerables, como las de los folículos del cabello y las de los tejidos intestinales. Como consecuencia de los tratamientos, las células cancerosas se seleccionan por su resistencia, mientras que las células anteriormente sanas de la persona se dañan cada vez más y se vuelven incapaces de aguantar la terapia.

La solución a este punto muerto terapéutico es utilizar agentes anticáncer no tóxicos. Hay disponibles numerosos compuestos no tóxicos, pero *el componente principal de una* _dieta anticáncer es la vitamina C._ La vitamina C puede ser eficaz por sí sola, pero su acción se multiplica varias veces cuando se la combina con otros nutrientes y vitaminas redox, como el ácido alfalipoico o vitamina $K_3$. Los nutrientes actúan en sinergia redox para destruir células cancerosas selectivamente. La fuerza impulsora de esta destrucción del cáncer es la disponibilidad de cantidades masivas de vitamina C. La estrategia basada en la vitamina C produce una presión constante sobre la población de células tumorales que inhibe su crecimiento; pero, además, el ascorbato actúa como antioxidante y protege a las células sanas de los efectos tóxicos de la quimioterapia.[18]

_La vitamina C, actuando como antioxidante, es selectivamente tóxica para las células cancerosas_: inhibe su crecimiento o las mata completamente. Matar el cáncer utilizando una estrategia nutricional basada en el redox tiene pocos efectos secundarios y existen evidencias de que puede aumentar la esperanza y la calidad de vida del paciente. Esto son buenas noticias sobre el cáncer y el ascorbato.

Damos aquí una terapia de sinergia redox típica basada en la vitamina C.[19] Esto debe considerarse como una estrategia estándar para la mayoría de los pacientes de cáncer que no se encuentren en las etapas finales de la enfermedad:

> ➤ Vitamina C (en forma de ácido L-ascórbico), nivel de flujo dinámico. Al menos 3 g cinco o seis veces al día, hasta un suministro total diario de 20 g o más (>90% del nivel de tolerancia intestinal). Se recomiendan encarecidamente las formulaciones liposomales de la vitamina.

➤ Ácido R-alfalipoico, 200-500 mg con cada dosis de vitamina C (hasta 5 g de ingesta total por vía oral).

➤ Vitamina $D_3$, 4.000 UI diarios.

➤ Selenio, 800 $\mu$G al día (en forma de metil selenocisteína). Este nivel de ingesta de selenio corresponde a las indicaciones del gobierno de los Estados Unidos como «efectos secundarios no observables», y es la ingesta máxima considerada segura ante cualquier efecto secundario.

➤ Magnesio absorbible, entre 400 y 2.500 mg al día (en forma de citrato o quelato de magnesio).

➤ Una dieta muy pobre en carbohidratos y baja en calorías.

➤ Gran cantidad de verduras frescas crudas.

Esto es una restricción dietética rigurosa que implica pocas calorías y, en particular, una ingesta reducida de carbohidratos y proteínas. En esencia se corresponde con la restricción dietética rigurosa de las ingestas más altas toleradas de vitamina C y de ácido alfalipoico.

Un caso

La anécdota siguiente narra la experiencia de uno de los autores (Andrew W. Saul) con un paciente de cáncer que tomaba grandes dosis de vitamina C:

---

Joe tenía cáncer terminal de pulmón; tosía sangre constantemente y tuve que hablar con él en el salón de su pequeña casa suburbana porque estaba demasiado enfermo para acudir a mi consulta. De hecho, estaba demasiado enfermo para levantarse siquiera de su sillón reclinable. Era allí donde transcurría su vida, día y noche. No podía andar y tenía demasiados dolores para tumbarse. Se pasaba las noches en ese sillón. No quería comer, pero sí quería vivir y estaba dispuesto a probar incluso con las vitaminas, si eso le ayudaba a sentirse aunque fuera un poco mejor. Era el mes de octubre y las hojas, de colores naranja y amarillo brillante, caían fuera de la ventana apaisada según hablábamos. Nunca es fácil trabajar con los agonizantes; como estudiante de asistencia sociopsicológica, había visto muchos de ellos en el hospital Brigham de Boston. En aquel entonces yo escuchaba y miraba; ahora escuché, miré y recomendé vitamina C.

—¿Cuánta? –carraspeó Joe.

—Tanta como sea humanamente posible en estas circunstancias –le contesté. Le expliqué el nivel de tolerancia intestinal y respondí a las habituales preguntas de su familia. La mayoría de ellas se centraban en si la terapia funcionaría o no. Algunos eran comprensiblemente escépticos, otros se hallaban en un estado de negación excesivamente optimista–. La vitamina C merece que le deis una oportunidad, habida cuenta de lo enfermo que está Joe –añadí–. Todos estaban de acuerdo en que Joe no tenía nada que perder.

Joe tenía constantemente una gran jarra de agua y una botella de cristales de vitamina C en una mesita al lado del sillón. Al cabo de pocos días, dejó de toser sangre. Ya solo esto habría sido un beneficio más que suficiente, pero hubo más buenas noticias durante la semana. Su esposa me dijo que volvía a tener apetito y que era capaz de tumbarse en la cama. Dormía mucho mejor y con mucho menos dolor. Una y otra vez he visto un alivio profundo de los dolores y una mejora espectacular en el sueño de los pacientes terminales que toman cantidades enormes de vitamina C.

Aunque la vitamina no hubiese hecho nada más, esos beneficios habrían constituido unos argumentos indiscutibles para usarla.

Más o menos una semana después, Joe era capaz de caminar por la casa con la ayuda de un bastón, e incluso de andar por el jardín. Su esposa estaba muy conmovida cuando me hablaba de sus progresos. En cierto nivel, ella sabía que no era probable que Joe sobreviviese a un cáncer tan grave, y, al final, no lo hizo. Pero fue capaz de añadir un tiempo a su vida, y la calidad de esa vida mejoró extraordinariamente con la vitamina C.

¿Cuánta tomó? Unos 4.000 mg cada media hora cuando estaba despierto, por el día o por la noche. Eso se aproximaba a los 100.000 mg al día. Joe nunca tuvo diarrea. Conforme pasa el tiempo y aumenta nuestro conocimiento, nos damos cuenta de que los beneficios de la vitamina C para los pacientes de cáncer se aumentan en gran medida si la combinamos con otros nutrientes. La vitamina C funciona mucho más eficazmente en una sinergia redox con otros nutrientes, tales como el ácido alfalipoico y la vitamina $K_3$. Si esta información hubiera estado disponible en aquel momento, Joe podría haber vivido más tiempo y se hubiera sentido incluso mejor».

---

El cáncer es una de las enfermedades más temibles; su incidencia y su capacidad de devastación han venido incrementándose a lo largo de la historia moderna. Sus causas radican en el equilibrio de oxidantes y antioxidantes en la célula. Los seres humanos somos animales pluricelulares complejos y hemos desarrollado evolutivamente numerosas defensas contra la carcinogénesis y su malignidad. Un elemento fundamental en estas defensas es la vitamina C.

# Capítulo 8

# Las enfermedades cardíacas

*A veces uno encuentra lo que no busca.*

**Alexander Fleming**

La vitamina C es fundamental para un corazón sano. La gente no tiene por qué morir de enfermedades coronarias o de apoplejías oclusivas, porque las evidencias indican que una ingesta adecuada de vitamina C y demás antioxidantes prevendría y eliminaría en potencia esos padecimientos. Los médicos ortomoleculares han venido afirmando durante décadas que la causa de los ataques cardíacos y de las apoplejías es un escorbuto de bajo nivel. Ignorar esta indicación puede haber hecho que estas enfermedades sean los peores asesinos del mundo occidental.

Aunque resulte extraño, sin embargo, las muertes ocurridas por estas enfermedades eran poco frecuentes en el pasado: esta epidemia es nueva. No se reconoce normalmente que la enfermedad coronaria es un problema relativamente reciente, circunscrito a ciertos seres humanos que viven en las condiciones modernas. La mayoría de los animales no padece ataques cardíacos coronarios; es verdaderamente infrecuente que ocurra en ellos, y se asocia con una carencia de vitamina C. Algo ha cambiado en la forma de vivir de la gente en los últimos cien años aproximadamente, algo que está provocando una epidemia de enfermedades cardíacas y de apoplejías. Esos cambios excepcionales no se han establecido por completo y tampoco se han comprendido, que es aún más importante. Lo más que se ha conseguido es una asociación estadística con los factores de riesgo. Sin embargo, hay una pista común: los factores de riesgo de las enfermedades cardíacas aumentan, directa o indirectamente, la necesidad que tiene el cuerpo de vitamina C y de los demás antioxidantes.

## EL CORAZÓN Y LA CIRCULACIÓN

En palabras sencillas, el corazón es la bomba y los vasos sanguíneos son las cañerías utilizadas para transportar la sangre de un lado a otro por el cuerpo. El sistema cardiovascular tiene que estar autorregulado en gran medida y ser capaz de repararse a sí mismo rápidamente. Tiene muchas funciones, pero una simple necesidad fundamental es la de llevar oxígeno a los tejidos.

La sangre, que consiste en células sumergidas en un líquido circundante llamado plasma, transporta oxígeno en los glóbulos rojos, sujeto a ellos por una proteína llamada hemoglobina. La hemoglobina es roja cuando se liga al oxígeno; eso es lo que le da a la sangre su color. Los glóbulos rojos son las células más abundantes de la sangre, lo que es coherente con su propósito de suministrar oxígeno al cuerpo. Cuando a un órgano se le impide el suministro de sangre, los tejidos no reciben su aporte de oxígeno para generar energía y sufren daños rápidamente. El suministro principal de energía de las células se pierde si carecen de oxígeno, como se pierde su capacidad de generar antioxidantes; cuando eso sucede, se ven sometidas a una rápida oxidación y a los daños causados por los radicales libres.

El oxígeno impulsa las reacciones de oxidación y reducción (redox), que proveen energía y una fuente continua de antioxidantes. El oxígeno se necesita para la producción de energía mediante la combustión de nuestros alimentos en una serie de reacciones de radicales libres. La ausencia de oxígeno significa que esas reacciones de oxidación se interrumpen, y las células vulnerables, tales como las del cerebro, se quedan muy rápidamente sin energía. Nuestros cuerpos llevan a cabo una serie de reacciones redox: la oxidación elimina electrones de las moléculas y su opuesta, la reducción, mediante la vitamina C y los demás antioxidantes, provee electrones. El daño tisular y la muerte suceden si se interrumpe esta función, aunque sea por poco tiempo.

El corazón tiene cuatro cámaras, dos de recepción (aurículas) y dos de bombeo (ventrículos). El índice de contracción del músculo cardíaco se modifica mediante señales del sistema nervioso, o a través de hormonas como la adrenalina. Una sección especializada del sistema nervioso, llamada sistema neurovegetativo o autónomo, mantiene el control de las funciones corporales básicas sin que la atención consciente sea necesaria. La vitamina C protege al sistema neurovegetativo y es absolutamente imprescindibles para la síntesis de la adrenalina.[1] De hecho, las mayores concentraciones de ascorbato de tu cuerpo se encuentran en las glándulas adrenales (suprarrenales).[2] Así pues, para que el cuerpo responda apropiadamente a la tensión y para prevenir el choque circulatorio es fundamental un suministro adecuado de vitamina C. Esta actividad de la vitamina C puede ser uno de los mecanismos principales, por su efecto protector contra las enfermedades, las infecciones y las toxinas.[3]

## ATAQUES CARDÍACOS, EMBOLIAS Y APOPLEJÍAS

La coagulación inadecuada de la sangre provoca ataques cardíacos y apoplejías. Un coágulo sanguíneo es el resultado de la coagulación de la sangre, función fundamental en el mecanismo de reparación de los vasos sanguíneos. Los coágulos sanguíneos se forman al acumularse las plaquetas en el lugar lesionado del vaso sanguíneo. Aunque los coágulos son esenciales para evitar pérdidas innecesarias de sangre y mantener la integridad del sistema cardiovascular, los que se forman en el lugar y tiempo erróneos pueden llegar a bloquear los vasos sanguíneos y provocar un ataque cardíaco. Los coágulos sanguíneos anormales pueden interrumpir el flujo normal de la sangre. Durante la fibrilación auricular, cuando las cámaras superiores del corazón, más pequeñas, laten rápida e ineficientemente, el flujo de sangre se hace más lento y se pueden formar coágulos en la sangre estacionaria. Otras circunstancias que pueden llevar a la aparición de coágulos sanguíneos son el fallo cardíaco y sentarse durante largos períodos de tiempo en los vuelos de larga duración.

Parece que la mayor parte de la gente que fallece de un ataque cardíaco entra en un período de fibrilación ventricular poco antes de morir. Si un coágulo en las arterias coronarias interrumpe el suministro de sangre al músculo cardíaco, los daños resultantes pueden sobrecargar el control de la contracción ventricular. La señal en forma de onda para la contracción se altera en el área dañada de la pared del corazón; como resultado de ello, la señal se desvía y alcanza las fibras musculares en un momento erróneo, lo que conduce a una contracción descoordinada. Cuando fibrilan los ventrículos, hay partes diferentes del músculo cardíaco principal que se contraen de maneras diferentes al mismo tiempo, y el músculo entra en un espasmo irregular. Estos espasmos alteran el corazón y de hecho detienen su acción bombeadora. Ya que el músculo cardíaco se aporta a sí mismo su propio suministro de sangre, se queda sin energía rápidamente y los ventrículos finalmente se dilatan con la relajación subsiguiente.

El bloqueo de un vaso sanguíneo que suministre sangre al cerebro provocará una apoplejía oclusiva. También pueden verse afectados de esta manera otros órganos imprescindibles que tienen capilares finos; es el caso de la embolia pulmonar, que bloquea el suministro de sangre a una parte del pulmón; esos bloqueos son esencialmente iguales que los que se producen en un ataque cardíaco o una apoplejía oclusiva.

El músculo y los tejidos cardíacos se suministran de sangre por un sistema de vasos sanguíneos locales (las arterias coronarias derecha e izquierda). El flujo de sangre por esos vasos está en gran medida bajo control local y responde a los aumentos de la demanda incrementando su flujo. Las hormonas locales al igual que el radical libre monóxido de nitrógeno (NO, u óxido nítrico) dilatan las arterias coronarias.

Así como el bloqueo de una de las arterias coronarias con un coágulo sanguíneo matará o dañará rápidamente el músculo que se quede sin suministro, si el flujo sanguíneo se restringe más despacio, los vasos sanguíneos subsidiarios podrán adaptarse al cambio y aportar un suministro alternativo. Las arterias pequeñas del corazón están a menudo interconectadas (anastomosadas) y pueden compensar el flujo cuando se bloquean los vasos menores; desgraciadamente, las arterias grandes son independientes, y por consiguiente los bloqueos en ellas ponen en riesgo la vida.

Como resultado de décadas de investigación científica disponemos de un buen conocimiento del sistema cardiovascular humano. Una acumulación de grasa que bloquee el flujo sanguíneo no es causa de ataques cardíacos, como a menudo se describe erróneamente. Los ataques cardíacos, y muchas apoplejías, son el resultado de un coágulo que se forma en una zona inflamada dentro de la pared arterial y que se desprende y circula hasta bloquear un vaso sanguíneo coronario. Este proceso patológico depende de una deficiencia de vitamina C y antioxidantes relacionados.

## ARTERIOSCLEROSIS

Las placas de arteriosclerosis consisten en tejidos grasos y células que se acumulan en la pared arterial. Las primeras etapas de la formación de las placas involucran la atracción de glóbulos blancos y la proliferación de células en el tejido arterial. En el desarrollo de la placa arterial, el comportamiento celular se interrumpe y se deposita colesterol. A diferencia de las incrustaciones en las cañerías de agua, la formación de placas es un proceso activo que depende de la respuesta de las células a la lesión local. Al principio la pared arterial responde engrosándose localmente y dilatando su diámetro, lo que mantiene a la sangre fluyendo mientras la placa crece. El engrosamiento de la pared de una arteria que suministra sangre al corazón evita que se dilate cuando aumenta la presión arterial al hacer ejercicio; el resultado es una *angina pectoris* (angina de pecho), una sensación de tirantez y opresión en el pecho. En otras arterias esto lleva a tirantez y presión en las piernas (claudicación intermitente). Al final, la placa comienza a obstruir el vaso sanguíneo y a reducir el flujo de sangre; este estrangulamiento se llama estenosis.

En ciertos casos la placa puede seguir aumentando hasta bloquear completamente la arteria, evitando así el flujo de sangre. A pesar de eso, solo un 15% aproximadamente de los ataques cardíacos son el resultado de un bloqueo directo provocado por una placa en crecimiento; la mayoría se provocan cuando se rompe la placa. Generalmente las placas provocan ataques cardíacos de forma indirecta al causar coágulos sanguíneos.

Existen fundamentalmente dos tipos de placas: estables e inestables. Las primeras son relativamente seguras: pueden crecer lentamente y bloquear por completo una arteria, pero eso rara vez ocurre. Las placas inestables, como su nombre implica, son mucho más peligrosas. Tienen una capa fina y fibrosa que cubre un núcleo blando de grasa y glóbulos blancos que contribuyen a reforzar y contener la grasa inflamada de la placa, proporcionando una estabilidad aumentada durante un tiempo. Pero esas placas inestables contienen un nivel elevado de radicales libres, lo que puede llevar a que la capa fibrosa se parta. Una vez que la capa se ha dañado, el cuerpo intentará curar esta lesión como lo haría con cualquier otra: formando coágulos. La coagulación es un mecanismo primario para evitar la pérdida de sangre y mantener la integridad de los vasos sanguíneos dañados.

La coagulación asociada a la placa bloquea la arteria rápidamente. Con frecuencia, trozos del coágulo se liberan y viajan por el torrente sanguíneo antes de llegar a detenerse en una arteria demasiado pequeña para que el nódulo pase. Cuando esto ocurre en una arteria que suministra sangre al corazón, priva de oxígeno al músculo cardíaco y provoca un ataque. A veces el coágulo acaba en el cerebro y mata una zona de tejido en una apoplejía oclusiva.

Todos los procesos que llevan a estos sucesos catastróficos pueden frenarse o detenerse con la vitamina C. Los ataques cardíacos pueden reflejar simplemente una escasez en el suministro de vitamina C y demás antioxidantes relacionados. Hace más de medio siglo el doctor William J. McCormick y otros investigadores pioneros de la vitamina C fueron los primeros en explicar la dependencia de los ataques cardíacos de los niveles de vitamina C.[4] Esto fue desarrollado después por Linus Pauling y otros.[5] Sin embargo, está aún por verse una investigación apropiada en esta área, a pesar de los alarmantes niveles de arteriosclerosis que llevan a la discapacidad y la muerte. La obsesión de la medicina convencional con la grasa dietética y el colesterol ha suprimido la investigación sobre la vitamina C y las enfermedades cardíacas desde la mitad del siglo XX.

## LA CAUSA REAL DE LAS ENFERMEDADES CARDÍACAS: ¿FACTORES DE ESTILO DE VIDA, O INFLAMACIÓN?

La búsqueda de la causa de las enfermedades cardíacas tiene que ver con numerosos senderos que terminan en escasez de vitamina C, inflamación y daños oxidativos. El tabaco, la tensión arterial alta y una dieta rica en grasas contribuyen a la arteriosclerosis, pero no son su causa. Algunas personas disfrutarán de una vida larga a pesar de estar en un peligro grave, según todos los principales factores de riesgo, por su estilo de vida. Otras morirán precozmente por una arteriosclerosis descontrolada, a pesar de ser vegetarianos no fumadores que tienen una aversión especial por las grasas animales. El rasgo clave que liga los principales factores de riesgo entre sí es que todos ellos producen daños por radicales libres y hacen que aumente la necesidad de vitamina C.

Se podría objetar la idea de que los factores de riesgo convencionales no explican las enfermedades cardíacas, porque los componentes genéticos también están involucrados. La incidencia cambiante de las enfermedades cardíacas en el siglo XX no se explica, ni se refleja, por los factores de riesgo tradicionales, incluso cuando se los considera junto a los genéticos.[6] Encontrar genes para las enfermedades aporta indicios sobre el problema bioquímico subyacente, pero esos genes por sí mismos no proporcionan una explicación, ni una terapia. Indicar la participación de un componente genético significa sencillamente decir que cierta gente vulnerable a las enfermedades cardíacas ha nacido con una bioquímica anormal. Sin embargo, la necesidad humana de vitamina C es una de las anormalidades genéticas más omnipresentes de nuestra especie. El gran cambio genético de los seres humanos —la

pérdida de la capacidad de sintetizar la vitamina C– es ignorado generalmente por la medicina convencional; sin embargo, la falta de capacidad de sintetizar esta vitamina parece ser
la explicación de la vulnerabilidad humana a las enfermedades cardiovasculares.

La concentración de factores de riesgo oscurece a menudo la relación entre las enfermedades cardiovasculares y la
inflamación. La mayoría de los factores de riesgo poseen un
componente proinflamatorio. Los de la arteriosclerosis incluyen perfiles de trastornos en los lípidos (grasas), tales como
niveles elevados de colesterol, de lipoproteína de baja densidad (LDL) en la sangre. La autoinmunidad y las infecciones
también están asociadas a riesgos mayores, como lo están los
niveles altos de homocisteína, la tensión oxidante, la predisposición genética, la proteína C reactiva y varias enfermedades metabólicas.[7] Los efectos de esos factores de riesgo pueden combinarse actuando sinérgicamente en partes distintas
de la respuesta inflamatoria. Por lo general, estimulan la liberación de cierta cantidad de moléculas activas implicadas en
la inflamación, incluidas las especies de oxígeno reactivo y las
células del sistema inmunológico que responden a la lesión.

Los factores de riesgo no apuntan directamente a las
causas de las enfermedades; no obstante, son indicadores
de la inflamación y de una necesidad mayor de vitamina C.
Cuando estos factores se combinan, el riesgo relativo aumenta, lo que es coherente con que la persona experimente
una inflamación crónica y un escorbuto de bajo nivel. Parece
que los factores de riesgo convencionales afectan a tres tipos
principales de células que actúan juntas en la función arterial.[8] Las células endoteliales forran la superficie interior de

los vasos sanguíneos y controlan el flujo de hormonas y demás sustancias químicas en la pared del vaso sanguíneo.[9] Actúan de límite entre el vaso sanguíneo y la sangre. Más profundamente en la pared arterial encontramos unas fibras musculares blancas, que mantienen la estructura y el tono vascular del vaso sanguíneo, contrayéndolo o dilatándolo para disminuir o aumentar el flujo. Los glóbulos blancos pueden entrar en la pared del vaso para ayudar a defender a las arterias de lesiones químicas y biológicas, pero los daños oxidantes a esos glóbulos blancos dan como resultado la inflamación de la pared arterial y la arteriosclerosis. La inflamación crónica de una zona del vaso sanguíneo interfiere en las actividades normales de esas células.

Algunos de los factores de riesgo comunes a las enfermedades cardíacas, como el tabaco y la tensión arterial alta, fomentan la oxidación y la inflamación de la pared arterial. La oxidación, asociada con las tensiones, provoca que los glóbulos blancos se adhieran a la pared arterial en una etapa temprana de la formación de las placas.[10] Las tensiones mecánicas y de otro tipo en la arteria producen inflamaciones y estimulan la formación de placas. Un suministro suficiente de vitamina C es el factor más importante para prevenir las inflamaciones y las enfermedades cardíacas subsiguientes. Los suplementos ortomoleculares de vitamina C pueden ser la mejor forma que tenga una persona de prevenir las enfermedades cardíacas y las apoplejías. El denominador común de los factores de riesgo convencionales es la relación que todos ellos tienen con las inflamaciones y los daños causados por los radicales libres. La ingestas altas de vitamina C y antioxidantes relacionados evitan estos daños.

Cuando se valora que la arteriosclerosis es una enfermedad inflamatoria se hace claro que son posibles la prevención y el tratamiento mejorados. Sin embargo, la medicina se ha quedado paralizada durante décadas por la idea de que la causa subyacente es el colesterol, o las otras grasas «malas», incluso si no ha habido nunca evidencias claras para este punto de vista además de, simplemente, la presencia del colesterol como un componente de la placa arterial y de que las estadísticas señalen su asociación como un factor de riesgo. Al entendimiento de que las placas son zonas inflamadas de la arteria le ha costado décadas llegar a ponerse en la vanguardia. Se puede considerar que es raro que se pase por alto una característica como la inflamación, ya que es un síntoma de daños en los tejidos. Sería interesante ver que es más probable que las personas que no tienen un nivel adecuado de vitamina C sufran a la vez de inflamaciones y de altos niveles de colesterol.

La inflamación de las placas puede ser activa o relativamente latente. Las placas activas con inflamación aguda son las más peligrosas. Las placas pueden estar latentes durante años, pero pueden exacerbarse a veces y poner a la persona en peligro de formación de coágulos, ataques cardíacos y apoplejías. Frecuentemente, la inflamación de las placas está asociada con las infecciones. Muchos de los fármacos que se utilizan actualmente para el tratamiento de las enfermedades cardiovasculares, como la aspirina y las estatinas, tienen propiedades antiinflamatorias, antioxidantes o antimicrobianas, aunque se administran por otras razones.[11] Los factores de riesgo convencionales para las enfermedades cardíacas y las apoplejías provocan en su mayoría inflamaciones y daños por radicales libres. La transición de la inflamación ligera de una placa latente a la forma activa peligrosa ocurre cuando no existen los antioxidantes suficientes; las ingestas altas de vitamina C previenen esta transición y evitan completamente los ataques cardíacos.

El cuerpo necesita constantemente vitamina C para reparar los pequeños daños en sus tejidos. En el caso de la arteriosclerosis, los mecanismos de reparación fracasan. Este fallo es el resultado directo de una falta de antioxidantes, en especial de vitamina C. Los factores de riesgo para las enfermedades cardíacas y las apoplejías se relacionan de alguna manera con las enfermedades arteriales, o su progreso, pero no son la causa de esas enfermedades. El enfoque en los supuestos factores de riesgo, tales como el colesterol, refleja una ignorancia de los procesos biológicos subyacentes. Este enfoque ignora el descubrimiento de que los animales que sintetizan internamente su propia vitamina C son resistentes a la arteriosclerosis.[12] Los seres humanos pueden conseguir liberarse de las enfermedades cardiovasculares tomando suplementos con niveles altos de flujo dinámico de vitamina C.

## EL PROCESO DE LA ARTERIOSCLEROSIS

Cualquier lesión química, mecánica o inmunitaria de una arteria produce daños por radicales libres. Estos daños desencadenan una cascada de reacciones inflamatorias, cuyos objetivos son la reparación local, la activación del sistema inmunológico y un aumento masivo local de la necesidad de antioxidantes. El resultado es un área local de inflamación en la que todos los factores de riesgo tradicionales solamente interpretan un papel menor.

## TENSIÓN ARTERIAL: ¿RIESGO O EXPLICACIÓN?

Los factores de riesgo como el colesterol no explican la localización de las placas en el sistema arterial. Las tensiones mecánicas y otras tensiones sobre la arteria producen la inflamación y estimulan la formación de placas. Estas aparecen más frecuentemente en zonas tensas: a menudo cerca del corazón, donde los vasos sanguíneos se estrechan y se doblan. La tensión arterial alta y el palpitante flujo sanguíneo tienden a flexionar los vasos sanguíneos en esas zonas. El flujo de sangre alrededor de una obstrucción causa también una tensión mecánica, ya que la sangre va recortando el recubrimiento interno de la arteria. En caso de tensión arterial alta, existe una relación mecánica simple entre el «factor de riesgo» y el daño a la pared arterial. Este mecanismo explica al menos parte de la distribución de los daños arteriales y de las placas en las enfermedades cardiovasculares.

La tensión arterial se controla mediante varios mecanismos, incluso nervios y hormonas, pero estos mecanismos de control no se conocen en detalle completamente. La tensión sistólica es la presión pico (más alta) en las arterias y corresponde a la contracción del músculo cardíaco. La tensión diastólica es la presión más baja y corresponde a la relajación del músculo. Se supone habitualmente que el intervalo normal de tensión arterial en los adultos es:

*Sistólica: 90-135 mm Hg      *Diastólica: 70-90 mm Hg

Los niños tienden a tener tensiones más bajas, mientras que en los ancianos habitualmente las mediciones son más altas. El aumento de la tensión en los más mayores puede resultar de una flexibilidad reducida de las arterias, pero no necesariamente es una consecuencia del envejecimiento normal. No todo el mundo experimenta mayor tensión arterial con la edad, de modo que el padecimiento puede ser una indicación de la escasez crónica de vitamina C, magnesio y otros nutrientes en la dieta moderna.

Los valores típicos para un adulto joven sano en descanso son normalmente de 80 mm Hg en diastólica y de 120 mm Hg en sistólica («80 – 120», como suele decirse), pero se dan grandes variaciones individuales. Los valores superiores a 80/120 son potencialmente prehipertensos, y podría considerarse llevar a cabo una modificación en la dieta. Algunas personas tienen valores más altos, otras más bajos, y otras presentan variaciones en la diferencia entre las presiones diastólicas y sistólicas. Además, los valores medidos varían rápidamente a lo largo del día, dependiendo de la hora y del estado del individuo. También cambian como respuesta a numerosos factores, tales como el estrés, la nutrición y las enfermedades. Esta respuesta al estrés puede llevar al efecto «bata blanca»: niveles más altos que los reales, que los médicos y otro personal sanitario encuentran en ambientes clínicos. Esas presiones aumentadas pueden hacer que la gente se preocupe innecesariamente o que se medique en demasía para un padecimiento que no tiene. Una persona a la que le preocupe una posible hipertensión debería controlar su tensión arterial con lecturas efectuadas a las mismas horas en un período de varios días, o incluso semanas. Las medidas de la tensión sanguínea a menudo son poco fidedignas.

Cuando no se la controla, la tensión arterial alta puede dar como resultado los aneurismas, en los que la arteria forma un globo hacia fuera, semejante a un punto débil en la cámara de un neumático. En su defecto, las tensiones repetidas pueden provocar una inflamación local crónica, lo que genera una placa arterial de tejido parecido al de las cicatrices, que aparece como un intento de reparar los daños.[13] Se describe frecuentemente la tensión arterial alta como un «factor de riesgo» de las enfermedades cardíacas, pero por una vez existe una clara relación causal entre el «factor de riesgo» de la presión sanguínea y la tensión arterial localizada.

---

Parece que la arteriosclerosis comienza con una perturbación menor, o un daño poco importante, en la pared del vaso sanguíneo cuando la vitamina C escasea. Los daños comienzan en las células endoteliales, que separan la sangre de la pared arterial.[14] Estas células sienten las condiciones actuales y proveen señales para controlar la respuesta curativa de la arteria, sostener el tono del vaso sanguíneo y mantener el flujo de sangre.[15] Las células endoteliales controlan el flujo de nutrientes a la pared arterial y están íntimamente involucradas en el inicio de la inflamación.

Cuando se lesionan, las células endoteliales liberan una cantidad de moléculas (fibronectina, selectinas, interleucina-1, molécula de adhesión intracelular, molécula de adhesión celular vascular y otras) que dan la señal a los leucocitos monocitos (glóbulos blancos especializados) de la sangre para que penetren en la pared del vaso sanguíneo. También pueden liberarse señales específicas para iniciar la respuesta inflamatoria.[16] Los factores que afectan a la coagulación de la sangre (tromboxanos, factor de Von Willebrand, prostaciclina y plasminógeno tisular) pueden producirse del mismo modo.[17] Una de las hormonas locales más importantes para regular el tono vascular y el flujo sanguíneo es el monóxido de nitrógeno (óxido nítrico, u NO), que se libera en las células endoteliales. El NO es un radical libre que nuestras células usan extensivamente como una señal química para el control del flujo sanguíneo local y la tensión arterial.[18] Normalmente actúa para dilatar e incrementar el flujo, y por lo tanto es antagonista de otras hormonas bien conocidas, como la adrenalina.[19] Para funcionar adecuadamente y mantener sanos los vasos sanguíneos y el flujo de sangre, el ácido nítrico depende de las cantidades adecuadas de vitamina C.[20]

Las células epiteliales pueden aumentar la producción de NO, cuando la pared del vaso sanguíneo está dañada o en tensión, con el suministro adecuado de vitamina C.[21] La producción de NO se señala por varios factores químicos (acetilcolina, tromboxano, bradiquinina, estrógeno, sustancia P, histamina, insulina, endotoxinas bacterianas y adenosina) y mecánicos, como la acción erosiva del flujo sanguíneo.[22] El ácido nítrico es un gas que puede disolverse y difundirse inmediatamente en agua y en grasa. Esta molécula dilata los vasos sanguíneos; el NO es una parte esencial del mecanismo de defensa de la pared arterial. La gente que tiene una respuesta defectuosa del ácido nítrico, como resultado de una carencia de vitamina C, padece de una resistencia aumentada al flujo de sangre y un engrosamiento de las paredes de los vasos sanguíneos.

En 2003, el farmacólogo estadounidense Louis J. Ignarro indicó que las placas arterioscleróticas funcionan como la basura atrapada en la curva de un río, que impide el flujo. El resultado es una tensión local sobre la pared epitelial de la arteria. El doctor Ignarro proponía que el tratamiento con vitamina C y otros antioxidantes (vitamina E y ácido alfali-poico), además del aminoácido L-arginina, podría evitar la inflamación de los vasos sanguíneos y sus daños posteriores. En 1998 recibió el Premio Nobel de Fisiología y Medicina por su trabajo sobre la señalización del óxido nítrico en el sistema cardiovascular. Sus experimentos indicaban que los suplementos dietéticos de los antioxidantes vitamina C y L-arginina reducían el riesgo de enfermedades cardíacas en los ratones.[23] Creía que esta estrategia basada en la vitamina C podría producir resultados similares en pacientes humanos con enfermedades cardíacas.[24]

Cuando se contraen las fibras musculares blancas de las arterias, se reduce el diámetro del vaso, lo que contribuye a mantener el tono vascular y la tensión arterial. A diferencia de los músculos de fibra roja, las fibras musculares blancas no se encuentran normalmente bajo control consciente. El sistema nervioso neurovegetativo y las hormonas como la adrenalina proporcionan el tono a las fibras blancas, así como la elasticidad necesaria para disipar la energía del pulso del flujo sanguíneo que surge desde el latido del corazón. En gente que tiene tensión arterial alta, o arteriosclerosis, las fibras blancas pueden segregar hormonas locales y otras sustancias químicas activas, que atraen a los glóbulos blancos y actúan de promotores del crecimiento.[25] Se cree que este cambio añade fuerza a la placa arterial en desarrollo.[26] Conforme van proliferando, las fibras blancas segregan proteínas que se combinan con el colágeno y las fibras elásticas para formar una capa fibrosa sobre la placa que va creciendo.[27]

Según va creciendo y desarrollándose la placa, se da un aumento en ella del colesterol y del contenido de lípidos. En las placas avanzadas las fibras musculares blancas parecen envejecidas y presentan una tasa incrementada de muerte celular. Estas células son más vulnerables a los daños por radicales libres, y los glóbulos blancos activados por la inflamación local pueden matarlas. La muerte de esas células musculares estimula aún más el proceso inflamatorio, debilita la pared arterial y provoca que esta se hinche como un globo (aneurisma).[28] Si la capa fibrosa se rompe, libera grasas y fragmentos de placa en el torrente sanguíneo; la sangre considera esto como una herida (lesión) y responde formando un coágulo para sellar la pared dañada del vaso sanguíneo.[29] En las roturas de placas pequeñas, el tejido puede sanar parcialmente incorporando material de coagulación en ellas. Las roturas de placas grandes pueden conducir a coágulos que bloqueen la arteria. Evitar estas roturas con niveles ortomoleculares de vitamina C es una forma de prevención de los ataques cardíacos y las apoplejías.

Los glóbulos blancos son un componente de las inflamaciones y se supone que contribuyen a la arteriosclerosis. Los monocitos emigran desde la sangre a la pared arterial, provocando en última instancia que las células epiteliales sufran mayores daños por oxidación. Cuando se activan por las lesiones, las células endoteliales provocan que los monocitos se adhieran a la superficie interior de la arteria, se introduzcan a través de los espacios entre las células endoteliales y penetren en la pared arterial. Conforme se desarrolla la placa, van llegando más monocitos, ya que las células del tejido inflamado liberan hormonas locales. Una vez que se hallan en la placa, los monocitos se transforman en otro tipo de glóbulos blancos llamados macrófagos, que engullen cuerpos extraños microscópicos como parte de la respuesta inmuno-lógica. Las especies de oxígeno reactivo, que se encuentran normalmente en las inflamaciones, señalan el cambio de mo-nocito a macrófago.[30]

En ausencia de la suficiente vitamina C la inflamación continúa, y la actividad de los macrófagos puede dejar de ser beneficiosa y provocar que la placa se rompa. Una vez que se hallan dentro de la placa, los macrófagos contribuyen al pro-ceso de reparación ocupándose de las lipoproteínas, como el colesterol LDL, incluso de aquellas que han sido oxidadas o degradadas; sin embargo, el colesterol oxidado es tóxico y daña al macrófago.[31] Los macrófagos absorben lípidos en su cuerpo, pero si la acumulación llega al extremo, el interior de las células aparece como espumoso, por lo que se las lla-ma «células espumosas». Frecuentemente, las células espu-mosas mueren en apoptosis. Se consideran dañinas y son una fuente potencial de radicales de oxígeno añadidos.[32] Al enve-jecer la placa, los macrófagos se acumulan en su centro; esa acumulación se asocia con el reblandecimiento de la placa y aumenta el riesgo de su rotura y del ataque cardíaco.[33] Cada etapa de este proceso patológico depende de la oxidación y de los daños por radicales libres, lo que indica un déficit local de antioxidantes.

## ¿SON CONTAGIOSAS LAS ENFERMEDADES CARDÍACAS?

La medicina convencional ha venido quitando impor-tancia al papel de los agentes infecciosos en las enfermeda-des humanas comunes, tales como las cardíacas y las úlceras de estómago. Sin embargo, desde el descubrimiento de que las úlceras pépticas están originadas por el *Helicobacter pylori*, podríamos esperar que se tomase en serio la idea de que otras enfermedades comunes de larga duración estén causadas por infecciones.[34] La vitamina C es un poderoso agente antivírico y antibacteriano, además de estimulante del sistema inmunológico. Por lo tanto, se podría predecir que se pueden prevenir o eliminar las enfermedades cardíacas con este modelo. La idea de que las enfermedades cardíacas podrían ser infecciones ya se indicó en el siglo XX, y ahora vuelve a considerarse porque los factores de riesgo tradicionales no pueden explicar sus causas.[35]

Hay un gran número de candidatos potenciales para ser los agentes infecciosos que provocan las enfermedades cardíacas, incluyendo los de la gripe A y B, los adenovirus, los enterovirus, los virus de Coxsackie B4 y varios virus del herpes (especialmente los citomegalovirus). Se sabe que los virus infectan las células de los vasos sanguíneos,[36] y que las zonas arterioscleróticas pueden ser más aptas para el ataque vírico.[37] También pueden estar involucradas las infecciones bacterianas por *Chlamydia pneumoniae*, *Helicobacter pylori*, *Hemophilus influenzae*, *Mycoplasma pneumoniae*, *Mycobacterium tuberculosis* y gingivitis.[38] Pueden encontrarse organismos múltiples de las dolencias, como los que se ven en las enfermedades de las encías (*Porphyromonas gingivalis* y *Streptococcus sanguis*); estas infecciones podrían proporcionar el desencadenante de los sucesos agudos que dan como resultado la formación de coágulos.[39] Múltiples organismos pueden actuar en conjunto para aumentar las inflamaciones o modificar las placas.[40] Las evidencias disponibles indican que la carga microbiana global está ligada a las infecciones oportunistas de las arterias y al ataque cardíaco.[41]

Las infecciones actúan acelerando el proceso de los daños inflamatorios, puesto que los virus y otros organismos
oportunistas pueden dar lugar a una oxidación aumentada y
a daños por radicales libres.[42] La idea de que la arteriosclerosis sea una infección es una hipótesis científicamente razonable; podemos estar bastante seguros de que si una infección
produce la inflamación crónica de una arteria o contribuye a
ella, se creará una placa como resultado. Tanto las infecciones víricas como las bacterianas agravan el desarrollo de las
lesiones en los modelos animales que se usan para el estudio de la arteriosclerosis.[43] Y acaso aún más importante sea
la variabilidad de la vulnerabilidad a los patógenos del hués-
ped, lo que parece relacionarse con la capacidad de generar
la apropiada respuesta inmune y, especialmente, un control
satisfactorio de la inflamación.

## Herpes

En la década de 1970, los investigadores averiguaron
que un virus aviar, llamado virus del herpes de la enfermedad
de Marek (también conocida como parálisis de las gallinas,
o MDV por sus siglas en inglés), causaba arteriosclerosis en
las gallinas. La implicación de un virus en el progreso de la
enfermedad de las aves puede ser indirecta, por medio de la
estimulación del sistema inmunológico que genera una respuesta de inflamación local.[44] Las placas resultantes muestran cambios fibrosos, arterioscleróticos y por engrosamiento similares a los que se ven en la enfermedad humana.[45] Se
observaron placas notables en las arterias coronarias grandes, en las aortas y en las ramas aórticas principales de las
gallinas, tanto si presentaban niveles normales de colesterol

como altos. Las aves no infectadas no tenían placas grandes, sin que importase si se las alimentaba con dietas altas en colesterol. En especial, el desarrollo de la arteriosclerosis de esas gallinas podía prevenirse por medio de una inmunización contra el virus del herpes.[46]

Hacia la década de 1980, los científicos comenzaron a tomar en serio la idea de que la arteriosclerosis fuese una enfermedad infecciosa. Se examinaron las placas arterioscleróticas de codornices japonesas y se encontró sistemáticamente ADN del herpes en las aortas de los embriones seleccionados por su vulnerabilidad genética a la arteriosclerosis, pero en menores cantidades en los embriones de codorniz que no eran vulnerables.[47] Esos resultados indican que la vulnerabilidad genética de las aves a la arteriosclerosis puede estar ligada a una deficiencia inmunitaria o al paso de genes de virus a través de las generaciones. Investigaciones posteriores demostraron que las ratas infectadas con herpes también desarrollaban lesiones vasculares[48] y que los ratones afectados con la misma enfermedad eran más vulnerables a la arteriosclerosis.[49]

Cuando se examinaron placas arterioscleróticas de los seres humanos para buscar el ADN del *Herpes Simplex*, este se hallaba presente.[50] El ADN de otros virus del herpes, tales como los citomegalovirus, se encontraron también en las arterias de los seres humanos, y está asociado con las placas arterioscleróticas.[51] Este virus puede estar ligado también con los aneurismas de la aorta en los seres humanos.[52] Los virus activos no fueron aislados de la placa arteriosclerótica hasta 1995, pero una década después se habían encontrado asociados con tipos específicos de células.[53] Sin embargo, un virus latente puede permanecer inactivo durante años hasta que el sistema inmunológico sea ya incapaz de mantenerlo vigilado. Se sabe que es común que los virus del herpes permanezcan latentes, a la espera de activarse en la gente que tenga sistemas inmunológicos debilitados, especialmente los pacientes con arteriosclerosis.[54] Tanto las fibras musculares blancas de las arterias como los glóbulos blancos atraídos a los lugares de daños arteriales son candidatos para dar cobijo a los virus.[55] Los pacientes inmunodeprimidos que sufran una infección por herpes son propensos a la arteriosclerosis; una infección con citomegalovirus se asocia también con períodos reducidos de supervivencia de los pacientes de trasplante de corazón.[56] Que los trasplantes cardíacos en niños fracasen debido a los cambios arterioscleróticos parece contradecir la idea de que los factores de riesgo del estilo de vida sean la causa principal de la arteriosclerosis.[57]

Los virus activados periódicamente pueden desempeñar un papel en la patogénesis de la arteriosclerosis. Cuando se examinaron las arterias de víctimas jóvenes de traumatismos, se encontraron virus del herpes, tanto en partes normales de las arterias como en lesiones arterioscleróticas tempranas.[58] Puesto que los virus del herpes han sido implicados en la iniciación y el desarrollo de la arteriosclerosis, podría ser que la inmunización contra ellos evitase la enfermedad.[59] Sin embargo, los citomegalovirus dañan las arterias mediante una respuesta inflamatoria progresiva que conlleva la proliferación de fibras musculares blancas. Puede lograrse que se inhiba esta proliferación utilizando antioxidantes, lo que indica que la tensión oxidante que sigue a la exposición a los virus puede desencadenar esa proliferación.[60] La vacunación contra un organismo específico sería inútil si se ven implicados varios agentes infecciosos. Las evidencias disponibles indican que las dosis altas de vitamina C evitarán un amplio abanico de agentes infecciosos y serán así más eficaces.

## Clamidia

La mayor parte de la gente sabe que la *Chlamydia trachomatis* es la causa de una enfermedad de transmisión sexual común (tracoma). Y la mayor parte de la gente que tiene clamidia no presenta síntomas y no es consciente de la infección. Esta es también una causa frecuente de ceguera evitable en muchas partes del mundo. No obstante, para las enfermedades cardíacas nos preocupa más otra forma de clamidia, la *Chlamydia pneumoniae*, un microorganismo que infecta el tracto respiratorio y del que se afirma que está implicado también en la arteriosclerosis.[61]

Se transmite de persona a persona por el aire con las secreciones respiratorias. Todas las edades están en riesgo de infección, pero es más común en los escolares. En los Estados Unidos, aproximadamente la mitad de los adultos hacia los veinte años de edad muestran evidencias de la infección. Se ha calculado que provoca aproximadamente el 10% de todas las neumonías adquiridas por vivir en sociedad en los adultos, y el 5% de las bronquitis y sinusitis. Sin embargo, la mayoría de las infecciones por este organismo no produce síntomas, pero pueden exacerbarse y provocar enfermedades comunes, pero importantes, en el tracto respiratorio. Las infecciones recurrentes son muy comunes durante toda la vida.

La asociación de las enfermedades cardíacas con la clamidia parece asentarse sólidamente, según las evidencias de que se dispone.[62] En los adultos jóvenes este microorganismo se encuentra asociado con las placas arteriales más frecuentemente que con las paredes arteriales normales, y existen ciertas evidencias de que los anticuerpos que resultan de la infección pueden estar presentes en la sangre en una fase precoz de la arteriosclerosis.[63] Además, se ha encontrado clamidia en las enfermedades arteriales incluso cuando no había anticuerpos aparentes en la sangre.[64] Otros investigadores han encontrado anticuerpos, tanto contra la clamidia como contra el citomegalovirus, que están ligados con las arteriosclerosis carótidas tempranas y las avanzadas.[65]

Pero la evidencia que relaciona la clamidia con la arteriosclerosis no es enteramente congruente.[66] Si esta enfermedad es el resultado de una infección provocada por una escasez crónica de vitamina C, esa falta de congruencia era de esperar: la infección implicada en un caso concreto puede reflejar simplemente qué virus, o bacteria, estaba preparado para infectar el tejido. El ADN de la clamidia se ha encontrado en una proporción alta en pacientes de trasplante de corazón, y los altos números de anticuerpos en la sangre pueden estar relacionados con la arteriosclerosis de crecimiento anormalmente rápido y con el fallo del trasplante.[67] La acumulación de las evidencias que vinculan a la clamidia con la arteriosclerosis es convincente,[68] pero no indica necesariamente que sea la causa predominante de la enfermedad.[69]

Se ha demostrado que en experimentos con animales la clamidia provoca arteriosclerosis, lo que puede evitarse con un tratamiento de antibióticos.[70] Un estudio preliminar con antibióticos en pacientes arterioscleróticos con clamidia mostró un decrecimiento de incidencias coronarias agudas en un mes.[71] Sin embargo, a diferencia de la vitamina C, los antibióticos no son eficaces contra los virus, no modulan el proceso inflamatorio y no ayudan directamente a la curación. La clamidia actúa como un oxidante local y un regenerador de radicales libres; puede oxidar moléculas relacionadas con el colesterol, lo que se considera que es parte esencial del desarrollo de las placas.[72] Las dosis altas de vitamina C evitan esa oxidación y protegen la pared arterial.

Aunque la asociación de la clamidia con la arteriosclerosis está establecida, no está claro si es causativa o se trata de una infección oportunista. Su implicación puede depender de una escasez de vitamina C y de un daño anterior de la arteria. La clamidia podría ser simplemente la infección más común que invade las arterias dañadas. Una estrategia alternativa al uso de antibióticos podría ser estimular el sistema inmunológico con las cantidades adecuadas de vitamina C y evitar que ocurran las infecciones.

## Otros agentes infecciosos

Los anticuerpos del herpes y del virus de Epstein-Barr se incrementan a menudo en pacientes con arteriosclerosis. Los virus se encuentran por separado y en las infecciones combinadas. Se ha demostrado recientemente que el virus Epstein-Barr está presente en placas arterioscleróticas junto con el *Herpes simplex* y el citomegalovirus;[73] sin embargo, algunos sujetos con arteriosclerosis no muestran anticuerpos de ninguno de los dos virus.[74]

El virus de la inmunodeficiencia humana (VIH), implicado en el sida, está asociado con la supresión de la respuesta inmunitaria. Los pacientes infectados con el VIH presentan una tasa mayor de desarrollo de arteriosclerosis.[75] Las lesiones arteriales resultantes tienen una estructura intermedia entre las placas normales y las de las enfermedades de los trasplantes. Ciertos descubrimientos indican la posible implicación de la *Mycobacterium tuberculosis*, el microorganismo que provoca la tuberculosis, en la arteriosclerosis.[76] Pueden encontrarse altos niveles de proteína relacionada con la *Mycobacterium* en estudios con animales y en pacientes arterioscleróticos; además, los cambios arterioscleróticos pueden encontrarse en la pared vascular de los animales vacunados con proteínas relacionadas con la *Mycobacterium*.

Es instructiva la presencia de organismos en las placas que se encuentran habitualmente en la gingivitis. En potencia, las encías infectadas presentan un rango de microorganismos que se vierten al torrente sanguíneo y, por lo tanto, a las arterias. Las arterias dañadas pueden ser un objetivo fácil y tentador para tales infecciones. Varias de las bacterias (*Bacteroides forsythus, Porphyromonas gingivalis, Actinobacillus actinomycetemcomitans* y *Prevotella intermedia*) que se encuentran en las encías enfermas se han hallado también en las placas arteriales.[77] Sin embargo, los estudios sobre la asociación entre las enfermedades cardiovasculares y la enfermedad del periodonto o la pérdida de dientes han producido resultados contradictorios.[78] La presencia de gingivitis puede indicar un riesgo mayor de arteriosclerosis, pero el efecto podría ser relativamente pequeño.[79]

## LA VITAMINA C Y LA DEFENSA ANTIOXIDANTE DE LAS ENFERMEDADES CARDÍACAS

Las placas arterioscleróticas humanas podrían contener más cantidad de vitaminas C y E que la que se encuentra en las arterias sanas; sin embargo, en las placas, tanto la vitamina E como la coenzima $Q_{10}$ están oxidadas.[80] Estos antioxidantes necesitan un suministro constante de electrones para evitar los daños por radicales libres.[81] Como apunta el doctor Robert F. Cathcart, un tratamiento eficaz requiere una ingesta masiva de vitamina C para suministrar esos electrones antioxidantes. En estados inflamatorios dentro de las placas, el metabolismo normal no da abasto para suministrar esos electrones reductores. Pocos antioxidantes dietéticos pueden aportar un suministro libre de electrones antioxidantes a esos tejidos inflamados; la excepción es la vitamina C en condiciones de flujo dinámico. En principio, las placas en estado oxidado podrían volverse sanas con la suficiente cantidad de vitamina C.[82]

## La importancia del óxido nítrico

Como hemos explicado, el óxido nítrico trabaja con la vitamina C en el mantenimiento de los vasos sanguíneos sanos. Los daños en la síntesis de esta pequeña molécula pueden ser uno de los primeros pasos que llevan a la arteriosclerosis.[83] Se forma desde el aminoácido arginina, y la enzima óxido nítrico sintasa cataliza la reacción. La fabricación del óxido nítrico también involucra a las vitaminas $B_2$ (riboflavina) y $B_3$ (niacina).[84] Una vez que se ha formado, el óxido nítrico se dispersa a través de la membrana de la célula endotelial al músculo de fibra blanca de la pared arterial; ya dentro de la arteria, ayuda al control del tono vascular.

En condiciones oxidantes, puede producirse la superóxido dismutasa en lugar del óxido nítrico.[85] La superóxido dismutasa se genera también durante las inflamaciones (la liberan los glóbulos blancos activados por la inflamación) y sofocará al óxido nítrico evitando que este relaje y dilate la pared arterial local. Conforme se va desarrollando la inflamación, la superóxido dismutasa estrechará directamente los vasos sanguíneos locales, contrarrestando aún más la acción del NO. La vitamina C a altas concentraciones puede evitar tales daños oxidantes a las arterias y restaurar el benéfico papel del óxido nítrico.[86]

El óxido nítrico es una parte fundamental de muchos procesos, tanto normales como de enfermedad; estos procesos abarcan las inflamaciones, las infecciones y la regulación de la tensión arterial. El papel del NO, como los de otras especies redox activas, depende del tejido local y de su entorno. Demasiado óxido nítrico contribuye a la patología de las células vasculares, matándolas y produciendo daños por radicales libres.[87] Los niveles excepcionalmente altos de NO dañan las células cerebrales cuando el suministro de sangre no es el adecuado; en cambio, la liberación de óxido nítrico desde las células endoteliales reduce las lesiones por falta de flujo sanguíneo dilatando el vaso. Un nivel bajo de NO en los tejidos, o una reducida sensibilidad a sus efectos, merma la capacidad de las arterias para dilatarse cuando sea necesario y aumenta la capacidad de la arteriosclerosis para producir la enfermedad clínica.[88] En la arteriosclerosis avanzada las arterias producen menos óxido nítrico, lo que puede estar relacionado con la presencia de colesterol oxidado y de otros radicales libres.[89]

Un nivel alto de antioxidantes, y sobre todo de vitamina C, es necesario para que el óxido nítrico proteja la pared de los vasos sanguíneos, especialmente en aquellos que presentan los factores de riesgo convencionales de la arteriosclerosis. El óxido nítrico puede inhibir la proliferación de las fibras musculares blancas en la pared del vaso sanguíneo, proliferación que ocurre en la arteriosclerosis. Cuando los niveles de oxidantes en los tejidos son altos, como en una pared arterial inflamada, la producción del NO puede ser elevada pero ineficaz. Las conmociones, las inflamaciones generalizadas y las toxinas de las bacterias incrementan la síntesis del NO y provocan la hipotensión. Los informes clínicos, que comenzaron hace sesenta años con el doctor Frederick R. Klenner, indican que niveles suficientemente altos de vitamina C evitan esta patología. Hay varios antioxidantes que parece que son capaces de ahogar a los radicales libres y mantener la función del óxido nítrico en los vasos sanguíneos. Estos antioxidantes son las vitaminas C y E,[90] el ácido alfalipoico,[91] la coenzima $Q_{10}$,[92] el glutatión,[93] la superóxido dismutasa,[94] el selenio[95] y la quercetina.[96] Sin embargo, la función antioxidante de la vitamina C es exclusiva, ya que provee un impulso potencial que fomenta las acciones de los demás antioxidantes.[97]

## Terapia de red de antioxidantes

La bien conocida regla de las cinco raciones diarias de frutas y verduras tiene el objetivo de aumentar la ingesta de antioxidantes y fitoquímicos. Esta recomendación puede haberse originado como requisito para conseguir los niveles convencionales de vitamina C según las CDR. Sin embargo, en el mejor de los casos la recomendación es engañosa y, en el peor, promete más de lo que puede dar. El mayor problema de esa recomendación de «cinco al día» es que la ingesta es claramente incapaz de proporcionar los suficientes antioxidantes para compensar la dieta moderna de comidas rápidas y grasas anormales. Durante el pasado medio siglo se ha dado una pérdida espectacular de nutrientes en las verduras, provocada por los cambios ocurridos en las variedades de cultivo, almacenamiento y conservación. Esto también podría ser debido a los cultivos intensivos y a los fertilizantes químicos (los alimentos orgánicos –de cultivo biológico- contienen más nutrientes, por regla general). No parece que las recomendaciones del gobierno tengan completamente en cuenta el descenso de nutrientes en nuestros alimentos, descenso que ha producido una reducción en la disponibilidad de la vitamina C y demás nutrientes en ellos.

*La única respuesta es las dosis elevadas de vitamina C y demás antioxidantes.* Las dosis altas de vitamina C pueden inhibir la arteriosclerosis en los animales, incluso en presencia de niveles altos de colesterol en sangre. Desde la epidemiología y los ensayos clínicos, existen evidencias que sustentan los beneficios de los antioxidantes para los seres humanos.[98] Los niveles bajos de quercetina, por ejemplo, pueden asociarse con mayor cantidad de muertes por ataques cardíacos.[99] El ácido alfalipoico posee una fuerte acción antiinflamatoria sobre las paredes arteriales dañadas[100] y provoca la producción de óxido nítrico. Sin embargo, los estudios realizados con seres humanos han utilizado generalmente dosis bajas y suplementos antioxidantes no apropiados, con lo que se han obtenido resultados contradictorios.[101]

La vitamina C impulsa la capacidad de numerosos antioxidantes, tales como el ácido alfalipoico, la vitamina E y la coenzima $Q_{10}$. Esta vitamina tan simple se sitúa en el núcleo de una red antioxidante que protege al cuerpo de los daños y de la mala salud. La nutrición ortomolecular, que ha continuado los primeros trabajos de Linus Pauling y otros científicos, ha creado una terapia de red de antioxidantes basada en el papel central de la vitamina C.

Parece que para prevenir las enfermedades cardíacas se necesita un mínimo de unos 3 g de vitamina C, en dosis repartidas durante el día. En general, esto debe tomarse junto a una multivitamina ortomolecular de alta calidad. Consumir un amplio rango de antioxidantes dietéticos adicionales, tales como la vitamina E y el selenio, también sería beneficioso. Quienes presentan un alto riesgo pueden aumentar su ingesta de vitamina C y añadir antioxidantes específicos. Parece que los antioxidantes adicionales más útiles sean la vitamina E (tocotrienoles naturales mezclados, en combinación con tocoferoles de refuerzo) y el ácido alfalipoico. Todos estos antioxidantes están ampliamente disponibles en tiendas de salud natural. El doctor Pauling y otros también propusieron aminoácidos añadidos, tales como la lisina, la prolina, la arginina y la citrulina. Estas sustancias poseen una toxicidad baja, pueden ser beneficiosas y ayudan a la vitamina C a evitar las inflamaciones arteriales.

La terapia de red de antioxidantes para prevenir las enfermedades cardiovasculares incluye los siguientes suplementos para tomar diariamente:

- Vitamina C: nivel de tolerancia intestinal, o cerca de él (6 g o más).
- Lisina: 3-6 g.
- Prolina: 0,5-2,0 g.

➤ Arginina: 3,5 g.

➤ Citrulina: 1,5 g.

➤ Tocotrienoles mezclados (vitamina E): 300 mg o más.

➤ Tocoferoles mezclados (vitamina E): 800 UI o más.

➤ Ácido alfalipoico: 300-600 mg.

Eliminar las placas arterioscleróticas que ya existan y devolver la salud a una persona con una enfermedad cardiovascular anterior es más difícil que prevenir la enfermedad. Si ese es el caso, las dosis indicadas de vitamina C son probablemente demasiado pequeñas para obtener beneficios clínicos: el método de la tolerancia intestinal que proponía el doctor Cathcart es más apropiado (consulta el capítulo 3). La dosis resultante de vitamina C variará con la persona y estará, digamos, entre los 10 y los 30 g al día. En los casos en que la enfermedad exista, se necesitará un mínimo de seis meses de tratamiento con la terapia de red de antioxidantes antes de que pueda esperarse una reducción en el tamaño de las placas. El efecto máximo puede llevar de dos a tres años. No obstante, incluso sujetos con arteriosclerosis avanzada pueden estabilizar y reducir las placas y así prevenir los ataques cardíacos y las apoplejías.

*La vitamina C es el factor clave, tanto da que la enfermedad cardiovascular haya sido causada por inflamación, infección, oxidación, grasas o mal estilo de vida. Esta vitamina simple protege contra los aspectos medulares de la patología.* Existen muchos factores que pueden iniciar un daño local menor en la pared arterial, factores como la mala nutrición o la tensión arterial alta. Parece que las infecciones crónicas estimulan el desarrollo de la arteriosclerosis: la infección, aunque no produzca la lesión inicial, puede acelerar el desarrollo de las placas estimulando la inflamación local. Cualquier zona dañada en el cuerpo, y su inflamación resultante, es una oportunidad para la colonización por microorganismos. El papel de los microorganismos será infectar, crecer y romper placas más rápidamente de lo que sería el caso sin ellos.

La gente que dispone de un sistema inmunológico en buen funcionamiento, basado en una ingesta óptima de vitamina C, puede tener una marcada ventaja y evitar la devastación de las enfermedades cardiovasculares. Es posible que, al final, estas se muestren como enfermedades infecciosas, en las que la infección arraigue cuando no haya la suficiente vitamina C para reparar los daños arteriales. Los suplementos de ascorbato pueden ser la manera más sencilla de impulsar el sistema inmunológico para prevenir la arteriosclerosis y las apoplejías. Se necesitan niveles altos de vitamina C para prevenir los daños vasculares y facilitar la reparación de los tejidos. Niveles dinámicos de ácido ascórbico evitan que arraiguen las infecciones. Según se van acumulando las evidencias, parece cada vez más probable que la escasez de vitamina C sea la causa definitiva de las enfermedades cardiovasculares.

La buena noticia es que el ascorbato en dosis elevadas también proporciona una cura.

# Conclusión

*En realidad podemos fabricar más ascorbato que un perro, un gato o una rata, pero en nuestras plantas químicas; solo debemos tener la inteligencia de saber cómo tomar las dosis masivas necesarias en las situaciones agudas.*

Doctor **ROBERT F. CATHCART III**

La historia de la vitamina C se alarga hasta la evolución primitiva de nuestros antepasados humanos. Por causa de un error genético prehistórico, el escorbuto ha afectado a los seres humanos a lo largo de la historia en cualquier momento en el que la vitamina C dietética escaseaba. En los últimos cien años los científicos aislaron la vitamina C y la identificaron como ácido ascórbico, una molécula orgánica simple. Unos pocos miligramos de este económico polvo blanco prevendrán o curarán el escorbuto agudo. Esta enfermedad aún prevalece, aunque los médicos la diagnostican equivocadamente como una infección grave porque en su forma aguda se ha hecho ahora rara e infrecuente.

La evolución humana ha estado marcada por períodos de crisis medioambientales, en los que parece que la población cayó estrepitosamente; hubo ocasiones en que solamente permanecieron unos pocos miles de humanos. Estas gentes se hallaban probablemente bajo una tensión dietética debida a la escasez de alimentos y al hambre. Los seres humanos y los animales que no son capaces de elaborar el ascorbato pueden tener, sorprendentemente, una ventaja para la supervivencia cuando los alimentos escasean: puesto que no tenían que emplear glucosa y energías esenciales para sintetizar la vitamina C, pueden ahorrar cada día la energía equivalente a una taza pequeña de leche. Así pues, si no hubiéramos perdido el gen para fabricar vitamina C, nuestra especie podría no haber sobrevivido.

En épocas recientes, con el incremento gradual de la esperanza de vida, la gente ha experimentado una incidencia creciente de las enfermedades crónicas. Sin embargo, hace miles de años, cuando nuestros antepasados luchaban por sobrevivir y reproducirse, esas enfermedades eran intrascendentes comparadas con el esfuerzo de encontrar alimentos y de no ser comidos por los predadores. En la prehistoria pocos vivían lo suficiente como para sufrir las enfermedades crónicas propias de la vejez.

Los médicos nutricionalmente conscientes han indicado durante décadas que las enfermedades crónicas, tales como las cardíacas, la artritis y el cáncer, son ahora comunes porque tenemos una ingesta muy baja de vitamina C; estos médicos han hecho declaraciones asombrosas sobre la eficacia del ascorbato contra esas enfermedades. No obstante, la medicina convencional ha ignorado todos esos informes clínicos, o los ha explicado como una expresión de deseos o debidos al efecto placebo. A pesar de eso, los informes siguen apareciendo, aunque no se continúan con los ensayos clínicos que podríamos esperar. Un punto de vista cínico sobre ello es que los beneficios económicos que se pueden obtener de la nutrición son escasos, si los comparamos con los de los fármacos y los tratamientos relacionados.

## LA NUTRICIÓN CONVENCIONAL Y LA ORTOMOLECULAR

La ciencia de la nutrición se divide en dos categorías: la convencional y la ortomolecular. Los nutricionistas convencionales (también conocidos como dietistas, especialmente en los ambientes sanitarios) consideran que las vitaminas son micronutrientes, que se necesitan en pequeñas cantidades; por el contrario, los profesionales ortomoleculares indican que se precisan dosis altas para lograr una salud óptima. Según el punto de vista convencional, los suplementos de vitaminas y de nutrientes ofrecen pocos beneficios a la salud y, presuntamente, pueden incluso causar daños. El mensaje general parece ser que siempre y cuando consumamos una dieta equilibrada, rebajemos las grasas y comamos frutas y verduras, todos disfrutaremos de una salud excelente.

Los nutricionistas ortomoleculares consideran que la nutrición es el factor fundamental para una buena salud, más que ser solamente uno secundario de las intervenciones basadas en los fármacos o la cirugía. Son conscientes de que la información sobre la vitamina C y demás nutrientes es incompleta. No obstante, informan de que el uso de la vitamina C en dosis altas tiene una acción antivírica poderosa, previene las enfermedades cardíacas y es selectivamente tóxica para las células cancerosas. La medicina ortomolecular está llena de promesas y entusiasmo, y aporta una forma de abrirse paso entre los grandes problemas con los que nos enfrentamos la medicina convencional y cada uno de nosotros.

## NO ES EL FINAL, SINO EL FUTURO

Hemos seguido la historia de la vitamina C desde sus orígenes evolutivos hasta su identificación como ácido ascórbico en los primeros años del siglo XX. Su clasificación como vitamina ha confundido a la medicina convencional hasta llevarla a un paradigma rígido, en el que solamente cantidades de miligramos se estipularon como «necesarias». Sin embargo, desde que fuera aislada, ciertos médicos y científicos han argumentado que se necesitan cantidades más elevadas. Esos médicos fueron ignorados y censurados, a pesar de que los efectos descritos de las dosis muy altas de vitamina C no tienen parangón en la medicina.

El gran químico Linus Pauling puso su enorme reputación científica en la vitamina C, después de asegurar que podía prevenir y tratar el resfriado común. Su afirmación sobre la cura del resfriado provocó que lo etiquetaran como un charlatán y un matasanos. Desde entonces al público se le ha hecho consciente de las extrañas afirmaciones y de la historia que hay tras la vitamina C, aunque los medios de comunicación y el estamento médico no han hecho prácticamente nada para contar la historia real del ascorbato. Una de las maneras en las que han engañado al público es diciéndole que 1 g (1.000 mg) de vitamina C al día es una «dosis alta», y luego informarle de que una dosis «alta» no tiene efecto alguno sobre los resfriados y demás enfermedades. Estamos de acuerdo en que 1 g de vitamina C al día tendrá pocos efectos benéficos sobre el resfriado común, aunque añadiríamos que serviría de ayuda para la buena salud; sin embargo, la idea de que 1 g es una dosis alta es simplemente absurda.

De hecho, los estudios sobre la vitamina C han utilizado dosis entre cincuenta y cien veces demasiado bajas, tomadas a intervalos quizá diez veces demasiado largos. Nos han dicho que los efectos de la vitamina C son mínimos y que, por lo tanto, solamente serán válidos los estudios que incluyan un control de placebo. Esto es erróneo. Las afirmaciones sobre la vitamina C a dosis altas están entre las hipótesis científicas más fuertes de la medicina clínica. El humilde placebo no podría provocar unos efectos tan grandes.

Al contar la historia de la vitamina C hemos tomado un camino serpenteante que incluye informes de varios médicos y científicos cuyo trabajo es fundamental en la trama. Hemos abarcado también la forma en que ha evolucionado la ciencia, desde ser una disciplina experimental y clínica hasta lo que hoy es: casi una rama de la sociología, dominada por el análisis estadístico. La medicina moderna ha generado la creencia de que el placebo posee superpoderes y ha utilizado esa creencia para opacar los informes clínicos sobre los efectos de la vitamina C.

No podemos predecir cómo será la situación de la vitamina C a diez años vista. El interés público por ella es fuerte y creciente: se trata del suplemento vitamínico que más se consume. Y aun así, la poderosa presión de los gigantes farmacéuticos, junto con el conservadurismo de médicos y científicos, puede hacer que permanezca en gran medida sin examinar en las dosis suficientes. A día de hoy, parece como si pudiésemos comenzar a aprovecharnos de los beneficios sobre el cáncer del ascorbato sódico intravenoso. Sin embargo, es probable que esto implique que la vitamina C se administrará sola o junto a la quimioterapia convencional; de esta manera los grandes beneficios potenciales de la sinergia redox entre la vitamina C y los demás nutrientes, tales como el ácido alfalipoico o varias formas del selenio, permanecerán ocultos a la vista.

Llegará pronto el día en el que la práctica de la medicina se revolucione al ser valorados los efectos beneficiosos de las dosis altas de vitamina C. Lo único que evita ese progreso es el rechazo que muestra la ciencia médica a la hora de llevar a cabo los ensayos clínicos necesarios. La vitamina C es solo uno de los muchos nutrientes que pueden proveer en potencia unos beneficios increíbles a la salud cuando se los toma en dosis ortomoleculares.

Tal vez pronto a la atención sanitaria sin terapias de nutrientes en dosis altas se la considere como a los partos sin instalaciones sanitarias o a la cirugía sin anestesia; pero ¿podemos permitirnos esperar?

# Referencias

RECURSOS DE INTERNET
*Diario de medicina ortomolecular* (artículos completos gratuitos)
http://orthomolecular.org/library/jom/
**Instituto Linus Pauling de la Universidad Estatal de Oregón**
http://lpi.oregonstate.edu/
**Del libro de Frederick R. Klenner** *Una guía clínica para el uso
de la vitamina C* www.seanet.com/~alexs/ascorbate/198x/
smith-lh-clinical_guide_1988.htm
**C for Yourself**
www.cforyourself.com
Fundación Vitamina C
www.vitamincfoundation.org/
Web del ascorbato
www.seanet.com/~alexs/ascorbate
**Del libro de Irwin Stone** *El agente curativo: la vitamina C contra
las enfermedades* http://vitamincfoundation.org/stone/

# Notas

## Capítulo 1. Una molécula notable

1.  Carr, A. C. y B. Frei. «Hacia una nueva cantidad diaria recomendada para la vitamina C, basada en sus efectos antioxidantes y sobre la salud en los seres humanos». *Am J Clin Nutr* 69: 6 (1999): 1086-1107.
2.  Simon, J. A. y E. S. Hudes. «El ácido ascórbico en suero y el predominio de la enfermedad de la vesícula biliar entre los adultos de los Estados Unidos: tercer sondeo sobre los exámenes sobre la nutrición y la salud nacional (NHANES III)». *Arch Intern Med* 160: 7 (2000): 931-936.
3.  Meister, A. «El sistema antioxidante glutatión-ácido ascórbico en los animales». *J Biol Chem* 269: 13 (1994): 9397-9400.
4.  Meister, A. «Sobre los efectos antioxidantes del ácido ascórbico y el glutatión». *Biochem Pharmacol* 44 (1992): 1905-1915.
5.  Mårtensson, J. M., J. Han, O. W. Griffith y otros. «El éster de glutatión retrasa la aparición del escorbuto en las cobayas deficientes en ascorbato». *Proc Natl Acad Sci* USA 90 (1993): 317-321.
6.  Montecinos, V., P. Guzmán, V. Barra y otros. «La vitamina C es un antioxidante esencial que mejora la supervivencia de las células endoteliales vasculares humanas sometidas a tensión oxidativa en presencia de un gran exceso de volumen molar de glutatión». *J Biol Chem* 282: 21 (2007): 15506-15515.

7. Investigación del Cáncer en el Reino Unido. «El Reino Unido no consume 5 al día». Comunicado de prensa, 21 de septiembre de 2007.

8. Gadsby, P. «La paradoja de los inuit: ¿cómo es posible que gente que se atiborra de grasas y que raramente ve una verdura esté más sana que nosotros?». *Discovery Magazine* (10 de enero de 2004). Bell, R. A., E. J. Mayer-Davis, Y. Jackson y otros. «Reseña epidemiológica sobre estudios de ingestas dietéticas entre los indios americanos y los nativos de Alaska: implicaciones sobre los riesgos de enfermedades cardíacas y cáncer». *Ann Epidemiol* 7: 4 (1997): 229-240.

9. Hansen, J. C., H. S. Pedersen, G. Mulvad. «Los ácidos grasos y los antioxidantes en la dieta de los Inuit. Su papel en la enfermedad cardíaca isquémica (ECI) y las posibles interacciones con otros factores dietéticos. Reseña». *Arctic Med Res* 53: 1 (1994): 4-17.

10. Lewis, H. W. *¿Por qué jugársela a cara o cruz?* Nueva York, NY: John Wiley and Sons, 1997.

11. Stone, I. «La historia natural del ácido ascórbico en la evolución de los mamíferos y los primates y su importancia para el hombre de hoy». *Orthomolecular Psych* 1: 2-3 (1972): 82-89. Stone, I. «Cincuenta años de investigación sobre el ascorbato y la genética del escorbuto». *J Orthomolecular Psych* 13: 3 (1984). Disponible online en www.orthomed.org/resources/papers/stnwnd.htm. Stone, I. «Estudios sobre el sistema enzimático de los mamíferos para producir evidencias evolutivas sobre el Hombre». *Am J Phys Anthropol* 23 (1965): 83-86.

12. Pauling, L. «La evolución y la necesidad del ácido ascórbico». *Proc Natl Acad Sci* USA 67 (1970): 1643-1648.

13. Pigolotti, S., A. Flammini, M. Marsili y otros. «Distribución del período vital de las especies en modelos ecológicos simples». *Proc Natl Acad Sci* USA 102: 44 (2005): 15747-15751. Newman, M. E. J. y R. G. Palmer. *Modelos de las extinciones*. Nueva York, NY: Oxford University Press, 2003.

14. Reich, D. E. y D. B. Goldstein. «Evidencia genética sobre la expansión de la población humana paleolítica en África». *Proc Natl Acad Sci* USA 95: 14 (1998): 8119-8123.

15. Sykes, B. *Las siete hijas de Eva: la ciencia que revela nuestra ascendencia genética*. Nueva York, NY: W. W. Norton, 2001. Fay, J. C y C. I. Wu. «Un cuello de botella en la población humana

puede explicar la discordancia entre los patrones mitocondriales y la variación del ADN Nuclear». *Mol Biol Evol* 16: 7 (1999): 1003-1005.

16. Cann, R. L., M. Stoneking, A. C. Wilson. «ADN mitocondrial y evolución humana». *Nature* 325 (1987): 31-36.

17. Ambrose, S. «¿Provocó un cuello de botella en la población humana la supererupción de Toba? Réplica a Gathorne-Hardy y Harcourt-Smith». *J Hum Evol* 45 (2003): 231-237. Ambrose, S. «Cuellos de botella de la población humana en el pleistoceno superior, el invierno volcánico y la diferenciación de los humanos modernos». *J Hum Evol* 34 (1998): 623-651.

18. Feng-Chi, C. y L. Wen-Hsiung. «Divergencias genómicas entre los humanos y los demás homínidos, y el tamaño efectivo de la población de los antepasados comunes de los humanos y los chimpancés». *Am J Hum Genet* 68: 2 (2001): 444-456.

19. Gigerenzer, G. *Riesgos calculados*. Nueva York, NY: Simon & Schuster, 2002.

20. Surowiecki, J. *La sabiduría de las multitudes*. Nueva York, NY: Doubleday, 2004.

21. Hickey, S. y H. Roberts. *El ascorbato: la ciencia de la vitamina C*. Lulu Press, 2004.

22. Ibíd.

23. Stephen, R. y T. Utecht. «El escorbuto identificado en la sala de urgencias: informe de un caso». *J Emerg Med* 21: 3 (2001): 235-237. Weinstein, M., P. Babyn y S. Zlotkin. «Una naranja al día es lo más sano que hay: el escorbuto en el año». *Pediatrics* 108: 3 (2001): E55.

24. Enstrom, J. E., L. E. Kanim y M. A. Klein. «La ingesta de vitamina C y la mortalidad entre una muestra de población de los Estados Unidos». *Epidemiology* 3: 3 (1992): 194-202.

25. Enstrom, J. E. «Contrapunto: la vitamina C y la mortalidad». *Nutr Today* 28 (1993): 28-32.

26. Knekt, P., J. Ritz, M. A. Pereira y otros. «Las vitaminas antioxidantes y el riesgo de enfermedad cardíaca coronaria: un análisis conjunto de 9 cohortes». *Am J Clin Nutr* 80: 6 (2004): 1508-1520.

27. Osganian, S. K., M. J. Stampfer. E. Rimm y otros. «La vitamina C y el riesgo de enfermedad cardíaca coronaria en las mujeres». *J Am Coll Cardiol* 42: 2 (2003): 246-252.

28. Yokoyama, T., C. Date, Y. Kokubo y otros. «La concentración de vitamina C en suero estaba asociada inversamente a la inciden- cia posterior en 20 años de apoplejías en una comunidad rural japonesa: el Estudio Shibata». *Stroke* 31: 10 (2000): 2287-2294.

29. Kushi, L. H., A. R. Folsom, R. J. Prineas y otros. «Las vitaminas antioxidantes dietéticas y las muertes por enfermedad cardíaca coronaria en mujeres posmenopáusicas». *N Engl J Med* 334: 18 (1996): 1156-1162. Losonczy, K. G., T. B. Harris y R. J. Ha- vlik. «El uso de suplementos de vitaminas C y E y el riesgo de mortalidad general y por enfermedad cardíaca coronaria en las personas mayores: las poblaciones establecidas para los estudios epidemiológicos de los ancianos». *Am J Clin Nutr* 64: 2 (1996): 190-196.

30. Frei, B. «C, o no C, ¡ese es el dilema!» *J Am Coll Cardiol* 42: 2 (2003): 253-255.

31. Steinmetz, K. A. y J. D. Potter. «Las verduras, las frutas y la prevención del cáncer: reseña». *J Am Diet Assoc* 96: 10 (1996): 1027-1039.

32. Kromhout, D. «Los micronutrientes esenciales en relación con la carcinogénesis». *Am J Clin Nutr* 45: 5 supl. (1987): 1361-1367.

33. Feiz, H. R. y S. Mobarhan. «¿Frena la ingesta de vitamina C la progresión del cáncer gástrico en las poblaciones infectadas por el *Helicobacter pylori*?». *Nutr Rev* 60: 1 (2002): 34-36.

34. Michels, K. B., L. Holmberg, L. Bergkvist y otros. «Las vitami- nas antioxidantes dietéticas, el retinol y la incidencia del cáncer de mama en una cohorte de mujeres suecas». *Intl J Cancer* 91: 4 (2001): 563-567.

35. Zhang, S., D. J. Hunter, M. R. Forman y otros. «Los carotinoi- des dietéticos, las vitaminas A, C y E y el riesgo de cáncer de mama». *J Natl Cancer Inst* 91: 6 (1999): 547-556.

36. Hoffer, A. *Aventuras en psiquiatría: las memorias científicas del doctor Abram Hoffer*. Caledon, Ontario, Canadá: Kos Publishing, 2005.

37. Greensfelder, L. «Las enfermedades contagiosas: los brotes de polio generan preguntas sobre la vacuna». *Science* 290: 5498 (2000): 1867b-1869b. Martin, J. «El poliovirus derivado de las vacunas de los excretores a largo plazo y el final del juego para la erradicación de la polio». *Biologicals* 34: 2 (2006): 117-122.

38. Ermatinger, J. W. *Pendiente y caída del Imperio romano*. Westport, CT: Greenwood Press, 2004.

39. Watanabe, C. y H. Satoh. «La evolución de nuestro conocimiento del metilmercurio como una amenaza para la salud». *Environ Health Perspect* 104: supl. 2 (1996): 367-379. Mortada, W. L., M. A. Sobh, M. M. El-Defrawy y otros. «El mercurio en la reparación de dientes: existe riesgo de nefrotoxicidad?». *J Nephrol* 15: 2 (2002): 171-176.
40. Cheng, Y., W. C. Willett, J. Schwartz y otros. «La relación de la nutrición con los niveles de plomo en huesos y sangre en los hombres de mediana edad y ancianos: Estudio Normativo del Envejecimiento». *Am J Epidemiol* 147: 12 (1998): 1162-1174.
41. Simon, J. A. y E. S. Hudes. «La relación del ácido ascórbico con los niveles de plomo en sangre». *JAMA* 281: 24 (1999): 2289-2293.
42. Dawson, E. B., D. R. Evans, W. A. Harris y otros. «El efecto de los suplementos de ácido ascórbico sobre los niveles de plomo en sangre de los fumadores». *J Am Coll Nutr* 18: 2 (1999): 166-170.
43. Jacques, P. F. «Los efectos preventivos potenciales de las vitaminas sobre las cataratas y la degeneración macular relacionada con la edad». *Intl J Vitamin Nutr Res* 69: 3 (1999): 198-205.
44. Simon, J. A. y E. S. Hudes. «El ácido ascórbico en el suero y otras correlaciones de cataratas autoexaminadas entre ciudadanos americanos mayores». *J Clin Epidemiol* 52: 12 (1999): 1207-1211.
45. Jacques, P. F., L. T. Chylack, S. E. Hankinsony otros. «La ingesta de nutrientes a largo plazo y la opacidad nuclear de las lentes relacionada con edades tempranas». *Arch Ophthalmol* 119: 7 (2001): 1009-1019.
46. Grupo de investigación de estudios de enfermedades oculares relacionadas con la edad. «Ensayo clínico aleatorio con control de placebo sobre las dosis altas de suplementos de vitaminas C y E y betacaroteno para las cataratas y pérdidas de visión relacionadas con la edad: informe AREDS número 9». *Arch Ophthalmol* 119: 10 (2001): 1439-1452.

Capítulo 2. Los pioneros en la investigación sobre la vitamina C

1. Cott, A. «Homenaje a Irwin Stone». *Orthomolecular Psych* 14 (2.º trimestre de 1985): 150.
2. Stone, I. «Sobre la etiología genética del escorbuto». *Acta Genet Med Gemellol* 15 (1966): 345-350.

3. Stone, I. «La enfermedad genética hipoascorbemia: un planteamiento nuevo para una enfermedad antigua y algunas de sus implicaciones médicas». *Acta Genet Med Gemellol* 16: 1 (1967): 52-62. Stone, I. «Los humanos, mamíferos mutantes». *Am Lab* 6: 4 (1974): 32-39.

4. Stone, I. «Ocho décadas de escorbuto: el caso histórico de una hipótesis dietética engañosa». *Orthomolecular Psych* 8: 2 (1979): 58-62.

5. Stone, I. «Muerte súbita. Una mirada atrás en el 50 aniversario del ascorbato». *Australas Nurses J* 8: 9 (1979): 9-13, 39.

6. Kalokerinos, A. *Cada segundo hijo*. Melbourne, Australia: Thomas Nelson (Australia) Ltd., 1974.

7. Stone, I. «La hipoascorbemia, nuestra enfermedad más difundida». *Natl Health Fed Bull* 18: 10 (1972): 6-9.

8. Stone, I. «La historia natural del ácido ascórbico en la evolución de los mamíferos y primates y su importancia para el hombre de hoy». *J Ortho-molecular Psych* 1: 2-3 (1972): 82-89.

9. Stone, I. «Las megadosis de vitamina C». *Nutr Today* 10: 3 (1975): 35.

10. Rimland, B. «A la memoria de Irwin Stone, 1907-1984». *J Orthomolecular Psych* 13: 4 (1984): 285.

11. Hoffer, A. «Las guerras del paradigma de las vitaminas». *Carta de Townsend para médicos y pacientes* 155 (1996): 56-60. Disponible online en http://www.doctoryour self.com/hoffer_paradigm.html.

12. Stone, I. «Hipoascorbemia: la enfermedad genética que causa la necesidad humana de ácido ascórbico exógeno». *Perspect Biol Med* 10 (1966): 133-134

13. Nathens, A. B., M. J. Neff, G. J. Jurkovich y otros. «Ensayo aleatorio y prospectivo sobre los suplementos de antioxidantes en pacientes quirúrgicos gravemente enfermos». *Ann Surg* 236: 6 (2002): 814-822.

14. Stone, I. «Cincuenta años de investigación sobre el ascorbato y la genética del escorbuto». *Orthomolecular Psych* 13: 4 (1984): 280.

15. Relacionado con Andrew Saul. *Boletín de noticias de «Sea su propio médico»* 4: 23 (noviembre de 2004).

16. Stone, I. «Carta a Albert Szent-Györgyi». Fundación Nacional para la Investigación del Cáncer, Woods Hole, Massachusetts, 30 de agosto de 1982.

17. Stone, I. «Terapias para el cáncer a la luz de la historia natural del ácido ascórbico». *J Intl Acad Metabol* 3: 1 (1974): 56-61. Stone, I. «La genética del escorbuto y el problema del cáncer». *J Orthomolecular Psych* 5: 3 (1976): 183-190. Stone, I. «El posible papel del megaascorbato en la síntesis endógena del interferón». *Med Hypotheses* 6: 3 (marzo de 1980): 309-314. Stone, I. «Que exista ahora una terapia económica de interferón para el cáncer y las enfermedades víricas». *Australas Nurses J* 10: 3 (marzo de 1981): 25-28.

18. Cathcart, R. F. «Vitamina C, valoración al nivel de tolerancia intestinal, anascorbemia y escorbuto agudo inducido». *Med Hypothesis* 7 (1981): 1359-1376. Disponible online en http://www.doctoryourself.com/titration.html.

19. Levine, M., C. Conry-Cantilena, Y. Wang y otros. «La farmacocinética de la vitamina C en voluntarios sanos: evidencias para la cantidad diaria recomendada». *Proc Natl Acad Sci USA 93* (1996): 3704-3709. Levine, M., Y. Wang, S. J. Padayatty y otros (2001). «Una nueva cantidad diaria recomendada de vitamina C para mujeres jóvenes sanas». *Proc Natl Acad Sci USA* 98: 17 (2001): 9842-9846.

20. Hickey, S. y H. Roberts. *La cantidad dietética ridícula*. Lulu Press, 2004.

21. Smith, L. *La vitamina C como medicina fundamental* (retitulado *Guía clínica para el uso de la vitamina C: las experiencias clínicas del doctor Frederick R. Klenner*). Tacoma, WA: Life Sciences Press, 1991.

22. Levy, T. E. *La vitamina C, las enfermedades contagiosas y las toxinas: curando lo incurable*. Xlibris, 2002.

23. Miller, F. «El doctor Klenner nos urge a que tomemos vitaminas en dosis enormes». *Greensboro Daily News* (13 de diciembre de 1977): A8-A10.

24. Kalokerinos, A. *Cada segundo hijo*. Melbourne, Australia: Thomas Nelson, 1974.

25. Pauling, L., sobre Stone, I. *La vitamina C como medicina fundamental: extractos de los trabajos publicados y no publicados del doctor Frederick R. Klenner* (retitulado *Guía clínica para el uso de la vitamina C: las experiencias clínicas del doctor Frederick R. Klenner*). Tacoma, WA: Life Sciences Press, 1991.

26. Smith, L. *Aliméntate bien*. Nueva York, NY: Dell, 1983.

27. Smith, Lendon H. y Joseph G. Hattersley. «Victoria sobre la muerte en la cuna» (junio de 2000). Mercola.com. Disponible

online en http://www.mercola.com/2000/nov/5/victory_over_sids.htm.

28. La página web anterior de Lendon Smith: www.Smithsez.com.

29. «Los poliovirus derivados de la vacuna, actualización». *Wkly Epidemiol Record* 81: 42 (2006): 398-404. Tebbens, R. J., M. A. Pallansch, O. M. Kew y otros. «Riesgos de enfermedad paralítica debida a poliovirus desenfrenados o derivados de la vacuna tras la erradicación». *Risk Anal* 26: 6 (2006): 1471-1505. Jenkins, P. C. y J. F. Modlin. «Análisis de las decisiones para un brote de polio en los Estados Unidos». *Pediatrics* 118: 2 (2006): 611-618. Friedrich, F. «La evolución molecular de cepas de la vacuna oral contra el poliovirus durante su multiplicación en los seres humanos y posibles implicaciones para la erradicación global del poliovirus». *Acta Virol* 44: 2 (2000): 109-117.

30. Miller, N. Z. «Las vacunas y la salud natural». *Mothering* (primavera de 1994): 44-54.

31. Comité asesor de las prácticas de inmunización. «Aviso a los lectores: calendario de inmunización infantil recomendado en los Estados Unidos». *MMWR Weekly Rep* 49: 2 (enero de 2000): 35-38.

32. Jungeblut, C. W. «Desactivación del virus de la poliomielitis por medio de la vitamina C cristalina (ácido ascórbico)». *J Exp Med* 62 (1935): 317-321.

33. Jungeblut, C. W. y R. L. Zwemer. «Desactivación de la toxina de la difteria en vivo y en vitro por medio de la vitamina C cristalina (ácido ascórbico)». *Proc Soc Exp Biol Med* 32 (1935): 1229-1234. Jungeblut, C. W. «Desactivación de la toxina del tétanos por medio de la vitamina C cristalina (ácido L-ascórbico)». *J Immunol* 33 (1937): 203-214.

34. Ely, J. T. A. «Se necesita urgentemente una unidad de la Ciencia, especialmente entre los Físicos, para acabar con la distracción mortal de la Medicina». ArXiv.org, Biblioteca de la Universidad de Cornell (marzo de 2004). Disponible online en http://arxive.org/abs/physics/0403023.

35. «Pistas de la polio». *Time Magazine* (18 de septiembre de 1939).

36. Klenner, F. R. «El uso de la vitamina C como antibiótico». *J Appl Nutr* 6 (1953): 274-278.

37. Hickey, S. y H. Roberts. *Ascorbato: la ciencia de la vitamina C.* Lulu Press, 2004.

38. Stone, I. «Infecciones víricas». *El agente curativo*, capítulo 13. Nueva York, NY: Grosset and Dunlap, 1972.

39. Landwehr, R. «El origen de los 42 años de obstrucción de la vitamina C». *J Orthomolecular Med* 6: 2 (1991): 99-103.

40. Klenner, F. R. «El tratamiento de la poliomielitis y demás enfermedades víricas con vitamina C». *Southern Med Surg* (julio de 1949): 209.

41. Chan, D., S. R. Lamande, W. G. Cole y otros. «La regulación de la síntesis y procesado del procolágeno durante la acumulación in vitro de la matrix extracelular inducida por el ascorbato». *Biochem J* 269: 1 (1990): 175-181. Franceschi, R. T., B. S. Iyer y Y. Cui. «Efectos del ácido ascórbico en la formación de la matriz de colágeno y diferenciación de los osteoblastos en células de ratón MC3T3-E1». *J Bone Miner Res* 9: 6 (1994): 843-854.

42. McCormick, W. J. «Las estrías del embarazo: un nuevo concepto etiológico». *Med Record* (agosto de 1948).

43. Stone, I. «La enfermedad genética hipoascorbemia: un planteamiento nuevo para una enfermedad antigua y algunas de sus implicaciones médicas». *Acta Genet Med Gemellol* 16: 1 (1967): 52-62.

44. McCormick, W. J. «¿Hemos olvidado las lecciones del escorbuto?». *J Appl Nutr* 15: 1-2 (1962): 4-12.

45. McCormick, W. J. «Cáncer: el agente precondicionante de la patogénesis». *Arch Pediatr NY* 71 (1954): 313. McCormick, W. J. «Cáncer: ¿una enfermedad del colágeno, secundaria ante la deficiencia nutricional?». *Arch Pediatr* 76 (1959): 166.

46. Pincus, F. «Leucemia linfática aguda». En *Enciclopedia Nothnagel de Medicina Práctica*, edición americana. Filadelfia, PA: W.B. Saunders, 1905, pp. 552-574.

47. González, M. J., J. R. Miranda-Massari, E. M. Mora y otros. «La oncología ortomolecular: una visión mecanicista de la actividad quimioterapéutica del ascorbato intravenoso». *P R Health Sci J* 21: 1 (marzo de 2002): 39-41. Hickey, S. y H. Roberts. *Cáncer: nutrición y supervivencia*. Lulu Press, 2005.

48. McCormick, W. J. «Trombosis coronaria: un nuevo concepto de su mecanismo y etiología». *Clin Med* 4: 7 (julio de 1957).

49. Scannapieco, F. A. y R. J. Genco. «Asociación de las infecciones del periodonto con la arteriosclerosis y las enfermedades pulmonares». *J Periodontal Res* 34: 7 (1999): 340-345.

50. Paterson, J. C. «Algunos factores en la causa de las hemorragias internas y en la precipitación de la trombosis coronaria». *Can Med Assoc J* 44 (1941): 114.

51. Enstrom, J. E., L. E. Kanim y M. A. Klein. «La ingesta de vitamina C y la mortalidad entre una muestra de población de los Estados Unidos». *Epidemiology* 3: 3 (1992): 194-202.

52. McCormick, W. J. «La incidencia y mortalidad cambiantes de las enfermedades infecciosas en relación con las transformadas tendencias en la nutrición». *Med Record* (septiembre de 1947).

53. McCormick, W. J. «El ácido ascórbico como agente quimioterapéutico». *Arch Pediatr NY* 69 (1952): 151-155. Disponible online en http://www.doctoryour self.com/mccormick1951.html.

54. Curhan, G. C., W. C. Willett, F. E. Speizer y otros. «La ingesta de vitaminas $B_6$ y C y el riesgo de cálculos renales en las mujeres». *J Am Soc Nephrol* 10: 4 (1999): 840-845.

55. McCormick, W. J. «Litogénesis e hipovitaminosis». *Med Record* 159: 7 (1946): 410-413.

56. McCormick, W. J. «Lesiones discales intervertebrales: un nuevo concepto etiológico». *Arch Pediatr NY* 71 (1954): 29-33.

57. Salomon, L. L. y D. W. Stubbs. «Algunos aspectos del metabolismo del ácido ascórbico en las ratas». *NY Acad Sci* 92 (1961): 128-140. Conney, A. H. y otros. «Interacciones metabólicas entre el ácido L-ascórbico y los fármacos». *Ann NY Acad Sci* 92 (1961): 115-127.

58. Armour, J., K. Tyml, D. Lidington y otros. «El ascorbato previene la disfunción microvascular en los músculos de fibra roja de las ratas sépticas». *J Appl Physiol* 90: 3 (2001): 795-803.

59. Conney, A. H., C. A. Bray, C. Evans y otros. «Interacciones metabólicas entre el ácido L-ascórbico y los fármacos». *Ann NY Acad Sci* 92 (1961): 115-127.

60. Pauling, L. «La evolución y la necesidad del ácido ascórbico». *Proc Natl Acad Sci USA* 67 (1970): 1643-1648.

61. Hickey, S. y H. Roberts. *La Cantidad Dietética Ridícula*. Lulu Press, 2005.

## Capítulo 3. Consumir vitamina C

1. Hickey, S y H. Roberts. *Cantidad dietética ridícula*. Lulu Press, 2005.

2. Ibíd.

3. «Reseña de la vitamina C». Artículo actualizado del Gobierno del Reino Unido EVM/99/21/P. Londres: Expert Group on Vitamins and Minerals, noviembre de 1999.

4. McCormick, W. J. «Trombosis coronaria: un nuevo concepto de su mecanismo y etiología». *Clin Med* 4: 7 (julio de 1957) 839-845.

5. Levine, M., C. Conry-Cantilena, Y. Wang y otros. «La farmacocinética de la vitamina C en voluntarios sanos: evidencias para una cantidad diaria recomendada». *Proc Natl Acad Sci USA* 93 (1996): 3704-3709. Comité permanente para las Ingestas Dietéticas de Referencia, Instituto de Medicina. *Ingestas dietéticas de referencia para las vitaminas C y E, selenio y carotenoides: informe del Comité para los Antioxidantes Dietéticos y los Compuestos Relacionados.* Washington, DC: National Academy Press, 2000. Levine, M., Y. Wang, S. J. Padayatty y otros. «Una nueva cantidad diaria recomendada para mujeres jóvenes sanas». *Proc Natl Acad Sci USA* 98: 17 (2001): 9842-9846.

6. Kallner, A., I. Hartmann y D. Hornig. «Renovación del estado estacionario de la acumulación corporal del ácido ascórbico en el hombre». *Am J Clin Nutr* 32 (1979): 530-539.

7. Baker, E. M., R. E. Hodges, J. Hood y otros. «El metabolismo del ácido 1-14C-ascórbico en el escorbuto experimental humano». *Am J Clin Nutr* 22: 5 (1969): 549-558.

8. Kallner, A., I. Hartmann y D. Hornig. «Sobre la absorción del ácido ascórbico en el hombre». *Intl J Vitamin Nutr Res* 47 (1977): 383-388. Hornig, D. H. y U. Moser. «La seguridad de las ingestas altas de vitamina C en el hombre». En Counsell, J. N. y D. H. Hornig (eds.). *Vitamina C (ácido ascórbico).* Londres: Applied Science Publishers, 1981, pp. 225-248.

9. Young, V. R. «Evidencias de una cantidad diaria recomendada para la vitamina C desde la farmacocinética: análisis y comentario». *Proc Natl Acad Sci* USA 93 (1996): 14344-14348. Ginter, E. «Puntos de vista actuales sobre la dosis óptima de vitamina C». *Slovakofarma Rev XII* (2002): 1, 4-8.

10. Hornig, D. «Distribución del ácido ascórbico, metabolitos y análogos en el hombre y los animales». *Ann NY Acad Sci* 258 (1975): 103-118. Moser, U. «La absorción del ácido ascórbico por los leucocitos». *Ann NY Acad Sci* 198 (1987): 200-215.

11. Watson, R. W. G. «La regulación redox de la apoptosis neutrófila, señalización redox y antioxidantes». *Forum Rev* 4: 1 (2002):

97-104. Kinnula, V. L., Y. Soini, K. Kvist-Makela y otros. «Los mecanismos antioxidantes de defensa en los neutrófilos humanos, señalización redox y antioxidantes». *Forum Rev* 4: 1 (2002): 27-34.

12. Hickey, S. y H. Roberts. *El ascorbato: la ciencia de la vitamina C.* Lulu Press, 2004.

13. Washko, P. y M. J. Levine. «La inhibición del transporte del ácido ascórbico en los neutrófilos humanos por la glucosa». *Biol Chem* 267: 33 (1992): 23568-23574.

14. Santisteban, G. A. y J. T. Ely. «La modulación glicémica de la tolerancia a los tumores en un modelo de ratón para el cáncer de mama». *Biochem Biophys Res Commun* 132: 3 (1985): 1174-1179. Hamel, E. E., G. A. Santisteban, J. T. Ely y otros. «Hiperglicemia y defectos reproductivos en preñadas no diabéticas: un modelo de examen de ratón para una nueva teoría». *Life Sci* 39: 16 (1986): 1425-1428. Ely, J. T. «Modulación glicémica de la tolerancia al tumor». *J Orthomolecular Med* 11: 1 (1996): 23-34. Fladeby, C., R. Skar y G. Serck-Hanssen. «Diferencias en la regulación del transporte de la glucosa, transportadores GLUT1/GLUT3 por privación de la glucosa y IGF-I en células cromafines». *Biochim Biophys Acta* 1593: 2-3 (2003): 201-208.

15. Daruwala, R., J. Song, W. S. Koh y otros. «Clonación y caracterización funcional de los transportadores humanos de vitamina C sodiodependientes hSVCT1 y hSVCT2». *FEBS Lett* 460: 3 (1999): 480-484. Tsukaguchi, H., T. Tokui, B. Mackenzie y otros. «Una familia de transportadores del ácido ascórbico de los mamíferos dependientes del ión Na+». *Nature* 399 (1999): 70-75.

16. Olson, A. L. y J. E. Pessin. «Estructura, función y regulación de la familia genética de transportadores facilitadores de la glucosa en los mamíferos». *Annu Rev Nutr* 16 (1996): 235-256. Mueckler, M. «Transportadores facilitadores de la glucosa». *Eur J Biochem* 219 (1994): 713-725.

17. Cathcart, R. F. «Vitamina C: el recolector antioxidante de radicales libres no tóxico y sin tasa limitada». *Med Hypotheses* 18 (1985): 61-77.

18. Douglas, R. M., H. Hemila, R. D'Souza y otros. «La vitamina C para la prevención y tratamiento del resfriado común». *Cochrane Database Syst Rev* 18: 4 (2004): CD000980.

19. Drisco, J. Datos presentados en la Conferencia de la Medicina Nutricional Actual, Toronto, Canadá, 2007.

20. Yung, S., M. Mayersohn y J. B. Robinson. «La absorción del ácido ascórbico en los humanos: una comparación entre varias formas de dosificación». *J Pharm Sci* 71: 3 (1982): 282-285.

21. Gregory, J. F. «Biodisponibilidad del ácido ascórbico en los alimentos y los suplementos». *Nutr Rev* 51: 10 (1993): 301-303.

22. Pelletier, O. y M. O. Keith. «Biodisponibilidad del ácido ascórbico natural y el sintético». *J Am Diet Assoc* 64 (1964): 271-275.

23. Mangels, A. R., G. Block, C. M. Frey y otros. «La biodisponibilidad para los humanos del ácido ascórbico de las naranjas, del zumo de naranja y del brécol cocido es semejante a la del ácido ascórbico sintético». *J Nutr* 123: 6 (1993): 1054-1061.

24. Gregory, J. F. «Biodisponibilidad del ácido ascórbico en los alimentos y los suplementos». *Nutr Rev* 51: 10 (1993): 301-303.

25. Vinson, J. A. y P. Bose. «La biodisponibilidad comparativa para los humanos del ácido ascórbico solo o en un extracto de cítricos». *Am J Clin Nutr* 48: 3 (1988): 601-604. Johnston, C. S. y B. Luo. «Comparación de la absorción y la excreción de tres fuentes de vitamina C disponibles comercialmente». *J Am Diet Assoc* 94: 7 (1994): 779-781.

26. Spiclin, P., M. Gasperlin y V. Kmetec. «Estabilidad del palmitato ascorbilo en microemulsiones tópicas». *Intl J Pharm* 222: 2 (2001): 271-279.

27. De Ritter, E., N. Cohen y S. H. Rubin. «Disponibilidad fisiológica del ácido deshidro-L-ascórbico y del ácido palmitol-L-ascórbico». *Science* 113: 2944 (1951): 628-631.

28. Levine, M., S. C. Rumsey, R. Daruwala y otros. «Criterios y recomendaciones para la ingesta de vitamina C». *JAMA* 281 (1999): 1415-1423.

29. Asociación Americana de Centros de Control de Venenos (anteriormente conocida como Sistema de Vigilancia de la Exposición a Tóxicos). «Informe anual de la Asociación Americana de Centros de Control de Venenos de la base de datos sobre los envenenamientos nacionales y la exposición a los venenos» . Washington, DC: AAPCC, 1983-2005.

30. Centro Nacional para las Estadísticas Sanitarias. «Resumen de 1987: sondeo de altas hospitalarias nacionales». Washington, DC: NCHS, 1987.

31. Ray, W. A., M. R. Griffin y R. I. Shorr. «Las reacciones negativas a los fármacos y los ancianos». *Health Affairs* 9 (1990): 114-122.

32. Ostapowicz, G., R. J. Fontana, F. V. Schiødt y otros. «Resultados de un estudio prospectivo sobre el fallo hepático agudo en 17 centros de atención terciaria de los Estados Unidos». *Ann Intern Med* 137 (2002): 947-954.

33. Nourjah, P., S. R. Ahmad, C. Karwoski y otros. «Cálculo de las sobredosis asociadas al acetaminofeno (paracetamol) en los Estados Unidos». *Pharmacoepidemiol Drug Safety* 15: 6 (2006): 398-405.

34. Gurkirpal, S. «Consideraciones recientes sobre gastropatías por fármacos antiinflamatorios no esteroideos». *Am J Med* (julio de 1998): 31S. Wolfe, M., D. Lichtenstein y S. Gurkirpal. «Toxicidad gastrointestinal y fármacos antiinflamatorios no esteroideos». *N Engl J Med* 340: 24 (1999): 1888-1889.

35. Kohn, L., J. Corrigan y M. Donaldson. *Errar es humano: la construcción de un sistema de atención sanitaria más seguro*. Washington, DC: National Academy Press, 1999.

36. Leape, L. L. «Intervenciones quirúrgicas innecesarias». *Annu Rev Public Health* 13 (1992): 363-383. Phillips, D. P., N. Christenfeld y L. M. Glynn. «Incremento en las muertes por errores de la medicación entre 1983 y 1993». *Lancet* 351: 9103 (1998): 643-644. Lazarou, J., B. H. Pomeranz y P. N. Corey. «Incidencia de las reacciones negativas a los fármacos en pacientes hospitalizados: un metaanálisis de estudios prospectivos». *JAMA* 279: 15 (abril de 1998): 1200-1205.

37. Johnston, C. S. «Biomarcadores para calcular un nivel superior tolerable de ingesta de vitamina C». *Nutr Rev* 57 (1999): 71-77. Garewal, H. S. y A.T. Diplock. «¿Cómo de seguras son las vitaminas antioxidantes?». *Drug Safety* 13: 1 (julio de 1995): 8-14. Diplock, A. T. «La seguridad de las vitaminas antioxidantes y del betacaroteno». *Am J Clin Nutr* 62: 6 supl. (1995): 1510S-1516S.

38. McCormick, W. J. «Litogénesis e hipovitaminosis». *Med Record* 159 (1946): 410-413.

39. Van Aswegen, C. H., J. C. Dirksen van Sckalckwyk, P. J. du Toit y otros. «El efecto de los iones de calcio y magnesio en las actividades de la sialidasa y la uroquinasa urinarias». *Urol Res* 20: 1 (1992): 41-44.

40. Lemann Jr., J., W. F. Piering y E. Lennon. «El posible papel de la calciuria inducida por los carbohidratos en la formación de cálculos renales». *N Engl J Med* 280: 5 (1969): 232-237.

41. Chalmers, A. H, D. M. Cowley y J. M. Brown. «Un posible papel etiológico del ascorbato en la formación de cálculos». *Clin Chem* 32: 2 (1986): 333-336. Baxmann, A. C., G. De O., C. Mendonça y otros. «Los efectos de los suplementos de vitamina C sobre el oxalato urinario y el pH en pacientes de formación de piedras de calcio». *Kidney Intl* 63 (2003): 1066-1071. Auer, B. L., D. Auer y A. L. Rodgers. «El efecto de la ingesta de ácido ascórbico sobre los factores de riesgo bioquímicos y fisicoquímicos asociados con la formación de piedras de oxalato cálcico en los riñones». *Clin Chem Lab Med* 36: 3 (1998): 143-147.

42. Tiselius, H. «Incidencia y prevención de cálculos». *Brazil J Urol* 26: 5 (2000): 452-462.

43. Curhan, G. C., W. C. Willett, F. E. Speizer y otros. «Las megadosis del consumo de vitamina C no provocan cálculos renales. Las ingestas de vitaminas $B_6$ y C y el riesgo de cálculos renales en las mujeres». *J Am Soc Nephrol* 4 (abril de 1999): 840-845.

44. Curhan, G. C., W. C. Willett, E. B. Rimm y otros. «Un estudio prospectivo de las ingestas de vitaminas C y $B_6$ y el riesgo de cálculos renales en los hombres». *J Urol* 155: 6 (1996): 1847-1851.

45. Ruwende, C. y A. Hill. «La deficiencia de la glucosa-6-fosfato deshidrogenasa y la malaria». *J Mol Med* 76: 8 (1998): 581-588.

46. Liu, T. Z., T. F. Lin, I. J. Hung y otros. «La vulnerabilidad aumentada de los eritrocitos deficientes en glucosa-6-fosfato deshidrogenasa ante la disminución inducida de glutatión/aloxano en la deformación de los glóbulos rojos». *Life Sci* 55: 3 (1994): 55-60.

47. Ballin, A., E. J. Brown, G. Koren y otros. «Daños de los eritrocitos inducidos por la vitamina C en los niños prematuros». *J Pediatr* 113 (1998): 114-120. Mentzer, W. C. y E. Collier. «La *hydrops fetalis* (hidropesía fetal) asociada con la deficiencia de eritrocitos G-6-PD (glucosa-6-fosfato deshidrogenasa) y la ingestión materna de habas y ácido ascórbico». *J Pediatr* 86 (1975): 565-567. Campbell Jr., G. D., M. H. Steinberg y J. D. Bower. «La hemolisis inducida por el ácido ascórbico en la deficiencia de G-6-PD». *Ann Intern Med* 82 (1975): 810. Rees, D. C., H. Kelsey y J. D. M. Richards. «La hemolisis aguda inducida por

dosis altas de ácido ascórbico en la deficiencia de G-6-PD». *Br Med J* 306 (1993): 841-842.

48. «Ficha técnica: ¿son seguras las vitaminas y minerales para las personas con deficiencia de G6PD?» Washington, DC: Council for Responsible Nutrition, 2005. Disponible online en http:// www.crnusa.org/pdfs/ CRN_G6PDDeficiency_0305.pdf.

49. Cook, J. D., S. S. Watson, K. M. Simpson y otros. «El efecto de los suplementos elevados de ácido ascórbico en los almacenes de hierro corporal». *Blood* 64 (1984): 721-726. Hunt, J. R., S. K. Gallagher y L. K. Johnson. «El efecto del ácido ascórbico en la absorción aparente de hierro en la mujeres con bajos almacenes de hierro». *Am J Clin Nutr* 59 (1994): 1381-1385.

50. Bacon, B. R., J. K. Olynyk, E. M. Brunt y otros. «El genotipo del gen HFE en pacientes con hemocromatosis y otras enfermedades hepáticas». *Ann Intern Med* 130 (1999): 953-962.

51. McLaran, C. J., J. H. N. Bett, J. A. Nye y otros. «La cardiomiopatía congestiva y la hemocromatosis. Progresos rápidos acelerados posiblemente por una ingesta excesiva de ácido ascórbico». *Aust NZ J Med* 12 (1982): 187-188.

52. Berger, T. M., M. C. Polidori, A. Dabbagh y otros. «La actividad antioxidante de la vitamina C en el plasma sanguíneo humano sobrecargado de hierro». *J Biol Chem* 272 (1997): 15656-15660.

53. Cathcart, R. F. Comunicado personal, 2006.

54. Appell, D. «El nuevo principio de incertidumbre: para problemas medioambientales complejos, la ciencia aprende a tomar una posición subordinada por precaución política». *Sci Am* (enero de 2001). Disponible online en http://www.sciam.com/ article.cfm?colID=18&articleID=000C3111-2859-1C71-84A9809EC588EF21.

## Capítulo 4. La medicina convencional contra la vitamina C

1. Lanfranchi, A. «La conexión entre el aborto y el cáncer de mama: lo que muestran las evidencias de hoy». *Ethics and Medics* 28: 1 (enero de 2003): 1-4.

2. Lemjabbar, H., D. Li, M. Gallup y otros. «La proliferación celular inducida por el humo del tabaco, mediada en la necrosis tumoral por los factores anfirregulina y enzima convertidora Alfa». *J Biol Chem* 278: 28 (2003): 26202-26207.

3. Bernert, J. T., R. B. Jain, J. L. Pirkle y otros. «Los aductos de nitrosaminas y de 4-aminobifenil hemoglobina específicos del

tabaco en la urea medidos en fumadores de cigarrillos normales o light». *Nicotine Tobacco Res* 7: 5 (2005): 729-738.

4. Zhou, H., G. M. Calaf y T. K. Hei. «La transformación maligna de las células broncoepiteliales humanas por las nitrosaminas, 4-(metilnitrosamino)-1-3-butanona específicas del tabaco». *Intl J Cancer* 106: 6 (2003): 821-826. Rubin, H. «La expansión clonal selectiva y la permisividad microambiental en la carcinogénesis del tabaco». *Oncogene* 21:48 (2002): 7392-7411.

5. D'Agostini, F., R. M. Balansky, C. Bennicelli y otros. «Estudios piloto evalúan la producción de tumores pulmonares en ratones expuestos al humo del tabaco». *Intl J Oncol* 18: 3 (2001): 607-615. Coggins, C. R. «Una mini reseña de estudios sobre inhalación crónica animal de humo de cigarrillos comunes». *Inhal Toxicol* 14: 10 (2002): 991-1002.

6. Witschi, H., I. Espiritu, M. Ly y otros. «Los efectos quimiopreventivos de la dexametasona administrada oralmente en ratones de la variedad A/J tras la terminación de la exposición al humo». *Inhal Toxicol* 17: 2 (2005): 119-122. Curtin, G. M., M. A. Higuchi, P. H. Ayres y otros. «La generación de tumores en ratones transgénicos A/J y rasH2 tras la inhalación del humo de cigarrillos comunes». *Toxicol Sci* 81: 1 (2004): 26-34. Witschi, H. «Inducción de cáncer de pulmón por fumar pasivamente en un sistema de modelos animales». *Methods Mol Med* 74 (2003): 441-455.

7. Epstein, S. *Campaña detener al cáncer antes de que empiece: cómo ganar la guerra perdida contra el cáncer*. Chicago, IL: Coalición de Prevención del Cáncer, 2003. Doll, R. y R. Peto. «Las causas del cáncer: estimaciones cuantitativas de los riesgos evitables de cáncer en los Estados Unidos hoy». *J Natl Cancer Inst* 66 (1981): 1191-1308. Castleman, B. «El estudio de Doll de 1955 sobre el cáncer por amianto». *Am J Ind Med* 39 (2001): 237-240. «Efectos de la exposición al cloruro de vinilo y valoración de las evidencias». *Scand J Work Environ Health* 14 (1988): 61-78.

8. Una valoración sobre Bradford Hill del catedrático Peter Armitage, anterior presidente de la Real Sociedad Estadística. *J Royal Stat Soc* 154: 3 (1991): 482-484.

9. Proctor, R. N. *Guerra nazi contra el cáncer*. Princeton, NJ: Princeton University Press, 2000.

10. Doll, R y otros. «La mortalidad en relación con el tabaco: cuarenta años de observaciones sobre médicos británicos». *Br Med*

*J* 309 (1994): 901-909. Sharp, D. «El mañana de la prevención del cáncer». *Lancet* 341 (1993): 486.

11. MacMahon, B., S. Yen, D. Trichopoulos y otros. «Café y cáncer de páncreas». *N Engl J Med* 304: 11 (1981): 630-633.

12. Weinstein, N. D. «Reacciones a los avisos sobre el estilo de vida: café y cáncer». *Health Educ Q* 12: 2 (1985): 129-134. Tavani, A. y C. La Vecchia. «Café y cáncer: una reseña de estudios epidemiológicos, 1990-1999». *Eur J Cancer Prev* 9: 4 (2000): 241-256.

13. Kurozawa, Y., I. Ogimoto, A. Shibata y otros. «El café y los riesgos de muerte por carcinoma hepatocelular en un estudio de cohortes grande en Japón». *Br J Cancer* 93: 5 (2005): 607-610. Shimazu, T., Y. Tsubono, S. Kuriyama y otros. «El consumo de café y el riesgo de cáncer hepático primario: análisis en conjunto de dos estudios prospectivos en Japón». *Intl J Cancer* 116: 1 (2005): 150-154. Jordan, S. J., D. M. Purdie, A. C. Green y otros. «El café, el té y la cafeína y el riesgo de cáncer ovárico epitelial». *Cancer Causes Control* 15: 4 (2004): 359-365. Jacobsen, B. K., E. Bjelke, G. Kvale y otros. «Beber café, mortalidad e incidencia del cáncer: resultados de un estudio prospectivo noruego». *J Natl Cancer Inst* 76: 5 (1986): 823-831.

14. Breslow, N. E. y N. E. Day. *Métodos estadísticos en la investigación del cáncer, vols. 1 y 2: el análisis de estudios de caso-control.* Lyon, Francia: Agencia Internacional de la Investigación sobre el Cáncer, 1980. Rothman, K. J. y S. Greenland. *Epidemiología moderna.* Boston, MA: Lippincott-Raven, 1998. Grimes, D. y K. F. Schulz. «Series epidemiológicas». *Lancet* 359 (2002): 57-61, 145-149, 248-252, 341-345, 431-434. Pocock, S. J., T. J. Collier, K. J. Dandreo y otros. «Problemas en los informes de los estudios epidemiológicos: un sondeo de prácticas recientes». *Br Med J* 329 (2004): 883.

15. Brink, S. «Descubrimiento de los secretos del corazón». *U.S. News and World Report* 125 (1998): 56-99.

16. Kannel, W. B. «Confusiones clínicas disipadas por la investigación epidemiológica». *Circulation* 92 (1995): 3350-3360.

17. Kannel, W. B., T. R. Dawber, A. Kagan y otros. «Factores de riesgo en el desarrollo de las enfermedades cardíacas coronarias. Experiencia de sesenta años de seguimiento. El estudio Framingham». *Ann Intern Med* 55 (1961): 33-50.

18. Mehta, N. J. y I. A. Khan. «Los 10 mayores descubrimientos de la cardiología en el siglo XX». *Tex Heart Inst J* 29: 3 (2002): 164-171.

19. Hickey, S. y H. Roberts. *El ascorbato: la ciencia de la vitamina C.* Lulu Press, 2004.

20. Vinten-Johansen, P. y otros. *El cólera, el cloroformo y la ciencia de la medicina: biografía de John Snow.* Nueva York, NY: Oxford University Press, 2003.

21. Brody, H., M. R. Rip, P. Vinten-Johansen y otros. «La realización de mapas y de creencias en Broad Street: la epidemia de cólera de Londres de 1854». *Lancet* 356: 9 223 (2000): 64-68.

22. El comité de indagaciones científicas del Consejo General de la Salud, Comisión Metropolitana del Alcantarillado (1854).

23. Seaman, V. «Una indagación sobre la causa del predominio de la fiebre amarilla en Nueva York». *The Medical Repository,* Nueva York 1 (1798): 315-372.

24. Stevenson, L. G. «Poner a la enfermedad en el mapa: el uso primitivo de mapas de puntos en la fiebre amarilla». *J Hist Med* 20 (1965): 227-261.

25. Halliday, S. *El gran hedor de Londres: sir Joseph Bazalgette y la limpieza de la metrópolis victoriana.* Stroud, Inglaterra: Sutton, 2001.

26. Hickey, S. y H. Roberts. *Cáncer: nutrición y supervivencia.* Lulu Press, 2005. Hickey, S., H. Roberts y R. F. Cathcart. «Flujo dinámico». *J Orthomolecular Med* 20: 4 (2005): 237-244.

27. Le Fanu, J. *Ascensión y caída de la medicina moderna.* Londres, Inglaterra: Little Brown, 1999.

28. Feynman, R. «Ciencia de culto cargo» (discurso inaugural en Cal Tech). En Feynman, R. y R. Leyton. *¡Seguro que bromea, señor Feyman!* Nueva York, NY: W.W. Norton, 1997.

29. Spiro, H. «¡La úlcera péptica no es una enfermedad, solamente es un síntoma! El estrés es un factor en muchos dispépticos». *Psychosom Med* 62: 2 (2000): 186-187. Sapolsky, R. M. *Por qué no tienen úlcera las cebras,* 3.ª ed. Nueva York, NY: Owl Books, 2004.

30. Caldwell, M. T., R. C. Stuart, P. J. Byrne y otros. «Cambios microvasculares en las ulceraciones experimentales por tensión gástrica: la influencia del alopurinol, la cimetidina, y el misoprostol». *J Surg Res* 55: 2 (1993): 135-139. Yi, I., M. E. Bays y F. K. Stephan. «Las úlceras por estrés en las ratas: el papel de la ingesta de alimentos, del peso corporal y de la hora del día». *Physiol Behav* 54: 2 (1993): 375-381. Porter, W. y otros. «Algunas

observaciones experimentales sobre las lesiones gastrointestinales en monos de conducta condicionada». *Psychosom Med* 20 (1958): 379.

31. Guyton, A. C. *Libro de texto de fisiología médica*. Filadelfia, PA: W. B. Saunders, 1971.

32. Ford, A. C., B. C. Delaney, D. Forman y otros. «Terapia de erradicación de la enfermedad de úlcera péptica en pacientes positivos de *Helicobacter pylori*». *Cochrane Database Syst Rev* 2 (abril de 2006): CD003840.

33. Robillard, N. *El ardor de estómago curado: el milagro de las dietas bajas en carbohidratos*. Watertown, MA: Self Health Publishing, 2005.

34. Popper, K. *La lógica del descubrimiento científico*. Londres, Inglaterra: Routledge Classics, 1959. Popper, K. *Conjeturas y refutaciones: el crecimiento del conocimiento científico*. Londres, Inglaterra: Routledge, 1963.

35. Gigerenzer, G. *Contar con los riesgos*. Nueva York, NY: Penguin, 2003.

36. Douglas, R. M., H. Hemilä, E. Chalker y otros. «Vitamina C para la prevención y tratamiento del resfriado común» (reseña). *Cochrane Library Issue* 3 (2007).

37. Schwartz, A. R., Y. Togo, R. B. Hornick y otros. «Evaluación de la eficacia del ácido ascórbico en la profilaxis de la infección de rinovirus 44 inducida en el hombre». *J Infect Dis* 128 (1973): 500-505. Walker, G., M. L. Bynoe y D. A. Tyrrell. «Juicio del ácido ascórbico en la prevención de los resfriados». *Br Med J* 1 (1967): 603-606. Karlowski, T. R., T. C. Chalmers, L. D. Frenkel y otros. «Ácido ascórbico para el resfriado común». *JAMA* 231 (1975): 1038-1042.

38. Higgins, R. «Dosis demasiado pequeñas». En Douglas, R.M., H. Hemilä, E. Chalker y otros. «Vitamina C para la prevención y tratamiento del resfriado común» (reseña). *Cochrane Library Issue* 3 (2007).

39. Cathcart, R. F. «Las tres caras de la vitamina C». *J Orthomolecular Med* 7: 4 (1993): 197-200.

40. Cathcart, R. F. «Vitamina C: el recolector antioxidante de radicales libres no tóxico y sin tasa límite». *Med Hypotheses* 18 (1985): 61-77.

41. Cathcart, R. F. «La vitamina C, la valoración del nivel de tolerancia intestinal, la anascorbemia y el escorbuto agudo inducido».

*Med Hypotheses* 7 (1981): 1359-1376. Disponible online en http://www.doctoryourself.com/titration.html.

42. Anderson, T. W., G. Suranyi y G. H. Beaton. «El efecto de las dosis altas de vitamina C sobre las enfermedades invernales». *Can Med Assoc J* 111 (1974): 31-36.

43. Hickey, S. y H. Roberts. *El ascorbato: la ciencia de la vitamina C.* Lulu Press, 2004.

44. Angell, M. *La verdad sobre las empresas farmacéuticas.* Nueva York, NY: Random House, 2004. Goozner, M. *La pastilla de 800 millones de dólares.* Berkeley, CA: University of California Press, 2004.

45. Sardi, Bill. Comunicado personal (2006).

46. Taylor, H. «Aunque sigue siendo mala, la reputación de las empresas farmacéuticas mejora por segundo año consecutivo». *Healthcare News* 6: 5 (mayo de 2006). Harris Interactive. http://www.harrisinteractive.com.

47. Weber, L. J. *¿Las ganancias económicas por encima de las personas? Los estándares éticos y la comercialización de los fármacos con receta.* Bloomington, IN: Indiana University Press, 2006. Fundación familiar Henry J. Kaiser. «Puntos de vista sobre los fármacos con receta y la industria farmacéutica». *Kaiser Health Report* (enero/febrero de 2005). Disponible online en www.kff.org.

48. Kalokerinos, A. *Cada segundo hijo.* Chicago, IL: Keats Publishing, 1991.

49. Everson, T. C. y W. H. Cole. *Regresión espontánea del cáncer.* Filadelfia, PA: W. B. Saunders, 1966. Boyd, W. *Regresión espontánea del cáncer.* Springfield, IL: Charles C. Thomas, 1966.

50. Kienle, G. S. y H. Kiene. «El poderoso efecto placebo: ¿realidad o ficción?». *J Clin Epidemiol* 50: 12 (1997): 1311-1318.

51. Levine, M. E., R. M. Stern y K. L. Koch. «Los efectos de manipular expectativas por medio de la administración de placebos y nocebos sobre las taquiarritmias gástricas y las náuseas provocadas por el movimiento». *Psychosom Med* 68 (2006): 478-486.

52. Hróbjartsson, A. y P. C. Gotzsche. «¿Es incapaz el placebo?: análisis de ensayos clínicos que comparan el placebo con el no tratamiento». *N Engl J Med* 345: 4 (2001): 304.

53. Spiegel, D., H. Kraemer y R. W. Carlson. «¿Es incapaz el placebo?». *N Engl J Med* 345: 17 (2001): 1276. Klosterhalfen, S. y P. Enck. «Psicobiología de la respuesta del placebo». *Auton Neurosci* 125: 1-2 (2006): 94-99.

54. Kolata, G. «Dice un estudio que el efecto placebo es más una creencia que una ciencia». *The New York Times* (24 de mayo de 2001).

55. Cameron, E. y L. Pauling. *Cáncer y vitamina C*. Filadelfia, PA: Camino Books, 1993. Cameron, E. y L. Pauling. «Suplementos de ascorbato en el tratamiento de apoyo para el cáncer: reevaluación de la prolongación de los tiempos de supervivencia en el cáncer terminal humano». *Proc Natl Acad Sci* USA 75 (1978): 4538-4542. Hoffer, A. *La vitamina C y el cáncer. Descubrimiento, recuperación, controversia*. Kingston, NÓ, Canadá: Quarry Press, 2000. Murata, A., F. Morishige y H. Yamaguchi. «La prolongación de los tiempos de supervivencia de los pacientes terminales de cáncer por la administración de grandes dosis de ascorbato». *Intl J Vitamin Nutr Res Suppl* 23 (1982): 101-113.

56. Matre, D., K. L. Casey y S. Knardahl. «Cambios inducidos por el placebo en el procesamiento del dolor de la médula espinal». *J Neurosci* 26: 2 (2006): 559-563. Dworkin, R. H., J. Katz y M. J. Gitlin. «La respuesta al placebo en ensayos clínicos de la depresión y sus implicaciones para la investigación sobre el dolor neuropático crónico». *Neurology* 65: 12 supl. 4 (2005): S7-S19.

57. Benedetti, F., H. S. Mayberg, T. D. Wager y otros. «Los mecanismos neurobiológicos del efecto placebo». *J Neurosci* 25: 45 (2005): 10390-10402.

58. Ellis, S. J. y R. F. Adams. «El culto a los ensayos de doble ciego controlados por placebo». *Br J Clin Pract* 51: 1 (1997): 36-39.

59. Williams, R. J. *La individualidad bioquímica, base del concepto genetotrófico*. New Canaan, CT: Keats, 1998.

60. Sech, S. M., J. D. Montoya, P. A. Berniery otros. «El así llamado "efecto placebo" en los ensayos de tratamientos de hiperplasia benigna de próstata representa parcialmente una regresión condicional a la media inducida por la censura». *Urology* 51: 2 (1998): 242-250.

61. Galton, F. «La regresión hacia la mediocridad en la estatura hereditaria». *J Anthropol Inst* 15 (1886): 246-263.

62. Morton, V. y D. J. Torgerson. «El efecto de la regresión a la media sobre la toma de decisiones en la atención sanitaria». *Br Med J* 326: 7398 (2003): 1083-1084.

63. Tversky, A. y D. Kahneman. «Juicios bajo la incertidumbre: la heurística y los sesgos». *Science* 185 (1974): 1124-1131.

64. Bellia, V., S. Battaglia, F. Catalano y otros. «El envejecimiento y la discapacidad provocan diagnósticos erróneos de COPD en asmáticos ancianos: el estudio SARA». *Chest* 123: 4 (2003): 1066-1072. Baxter, A. J. y C. S. Gray. «El fallo cardíaco diastólico en las personas mayores: ¿es un cuento o la tribu perdida?». *Clin Med* 2: 6 (2002): 539-543. Porta, M., S. Costafreda, N. Malats y otros. «Validez de los diagnósticos de alta hospitalaria en los estudios epidemiológicos de patologías biliopancreáticas. Estudio de grupo PANKRAS II». *Eur J Epidemiol* 16: 6 (2000): 533-541.

65. Duda, S., C. Aliferis, R. Miller y otros. «Extractar artículos de interacción de fármaco-fármaco para mejorar el contenido de las bases de datos de los fármacos». *AMIA Annu Symp Proc* (2005): 216-220. Barbanoj, M. J., R. M. Antonijoan, J. Riba y otros. «Cuantificación de las interacciones fármaco-fármaco en fármaco-EEG (electroencefalografía)». *Clin EEG Neurosci* 37: 2 (2006): 108-120.

66. Gøtzsche, P. C. «Credibilidad de los riesgos relativos y de las proporciones extrañas en los extractos: estudio de sección cruzada». *Br Med J* 333 (2006): 231-234.

67. Scherer, R. W., P. Langenberg y E. von Elm. «Publicación completa de los resultados presentados inicialmente en extractos». *Cochrane Database Methodol Rev* 2 (2005): MR000005.

68. Gøtzsche, P. C. «Metodología y sesgos ocultos y manifiestos en los informes de 196 ensayos doble-ciego de fármacos antiinflamatorios no esteroideos para la artritis reumatoide». *Controlled Clin Trials* 10 (1989): 356.

69. Chan, A. W., A. Hróbjartsson, B. Tendal y otros. «Pre-especificación del tamaño de cálculos de muestra y análisis estadísticos en los ensayos aleatorios: comparación entre protocolos y publicaciones». *XIII Cochrane Colloquium*, Melbourne, Australia, 22-26 de octubre de 2005, p. 66.

70. Chan, A. W., A. Hróbjartsson, M. T. Haahr y otros. «Evidencias empíricas de informes selectivos de los resultados de ensayos aleatorios: comparación entre protocolos y artículos publicados». *JAMA* 291 (2004): 2457-2465.

71. Chan, A. W., K. Krleza-Jeric, I. Schmid y otros. «Resultado que informa de sesgos en los ensayos aleatorios financiados por los Institutos Canadienses de Investigación Sanitaria». *Can Med Assoc J* 171 (2004): 735-740.

72. Chan, A. W. y D. G. Altman. «Identificación de resultados que informan de sesgos en los ensayos aleatorios sobre PubMed (publicaciones médicas): reseña de publicaciones y sondeo de autores». *Br Med J* 330 (2005): 753. «Los informes de los resultados de ensayos están incompletos y sesgados» (editorial). *Br Med J* 330 (2005).

73. Bjelakovic, G., D. Nikolova, L. L. Gluud y otros. «La mortalidad en ensayos aleatorios de suplementos de antioxidantes para la prevención primaria y secundaria: reseña sistemática y metaanálisis». *JAMA* 297 (2007): 842-857.

74. Hickey, S., L. Noriega y H. Roberts. «Mala metodología en los metaanálisis de las vitaminas». *J Orthomolecular Med* 22: 1 (2007): 8-10.

## Capítulo 5. La necesidad de los antioxidantes

1. Halliwell, B. y J. M. C. Gutteridge. *Los radicales libres en la biología y la medicina*. Oxford, Inglaterra: Oxford University Press, 1999.

2. Packer, L. y C. Colman. *El milagro antioxidante*. Nueva York, NY: Wiley, 1999.

3. Linster, C. L., T. A. Gómez, K. C. Christensen y otros. «La arabidopsis VTC2 codifica la GDP-L-galactosa fosforilasa, la última enzima desconocida del camino metabólico Smirnoff-Wheeler del ácido ascórbico en las plantas». *J Biol Chem* 282: 26 (2007): 18879-18885.

4. Bors, W. y G. R. Buettner. «El radical vitamina C y sus reacciones». En Packer, L. y J. Fuchs (editores). *La vitamina C en la salud y en la enfermedad*. Nueva York, NY: Marcel Dekker, 1997, pp. 75-94.

5. Kubin, A., K. Kaudela, R. Jindra y otros. «El ácido deshidroascórbico en la orina como un posible indicador de estrés quirúrgico». *Ann Nutr Metab* 47: 1 (2003): 1-5.

6. Sinclair, A. J., P. B. Taylor, J. Lunec y otros. «Niveles bajos de ascorbato en plasma en pacientes con diabetes melitus tipo 2 que consumen la vitamina C dietética adecuada». *Diabet Med* 11: 9 (1994): 893-898.

7. Rusakow, L. S., J. Han, M. A. Hayward y otros. «La toxicidad del oxígeno pulmonar en los ratones se caracteriza por alteraciones en el estado redox del ascorbato». *J Appl Physiol* 79: 5 (1995): 1769-1776.

8. Obrosova, I. G., L. Fathallah, E. Liu y otros. «Tensión oxidante temprana en el riñón diabético: efecto del ácido DL-alfalipoico». *Free Radic Biol Med* 34: 2 (2003): 186-195. Jiang, Q., J. Lykkesfeldt, M. K. Shigenaga y otros. «Los suplementos de gamma-tocoferoles inhiben la nitración de las proteínas y la oxidación del ascorbato en ratas con inflamaciones». *Free Radic Biol Med* 33: 11 (2002): 1534-1542. Simoes, S. I., C. V. Eleuterio, M. E. Cruz y otros. «Cambios bioquímicos en ratas artríticas: niveles de ácidos ascórbico y deshidroascórbico». *Eur J Pharm Sci* 18: 2 (2003): 185-189.

9. Schafer, F. y G. R. Buettner. «El entorno redox de la célula visto a través del estado redox del par disulfuro de glutatión/glutatión». *Free Radic Biol Med* 30: 11 (2001): 1191-1202.

10. Montecinos, V., P. Guzmán, V. Barra y otros (2007). «La vitamina C es un antioxidante esencial que mejora la supervivencia de las células endoteliales vasculares humanas bajo tensión oxidante en presencia de un vasto exceso molar de glutatión». *J Biol Chem* 282: 21 (mayo de 2007): 15506-15515.

11. Cathcart, R. F. «La vitamina C: un recolector antioxidante de radicales libres no tóxico y sin tasa de límites». *Med Hypotheses* 18 (1985): 61-77.

12. Hickey, S., R. F. Cathcart y H. J. Roberts. «Flujo dinámico». *J Orthomolecular Med* 20: 4 (2005): 237-244.

13. Fundación de la Vitamina C. http://www.vitamincfoundation. org/surefire.htm. Consultado el 7 de abril de 2007.

14. Chakrabarti, B. y S. Banerjee. «El nivel del ácido deshidroascórbico en la sangre de pacientes que sufren de varias enfermedades infecciosas». *Proc Soc Exp Biol Med* 88 (1955): 581-583.

15. May, J. M., Z. Qu y X. Li. «Requisito para el GSH en el reciclado del ácido ascórbico en las células endoteliales». *Biochem Pharmacol* 62: 7 (2001): 873-881.Vethanayagam, J. G., E. H. Green, R. C. Rose y otros. «La actividad reciclante del ascorbato dependiente del glutatión en la albúmina serosa de las ratas». *Free Radic Biol Med* 26 (1999): 1591-1598. Mendiratta, S., Z. C. Qu y J. M. May. «El reciclado del ascobato dependiente de las enzimas en los eritrocitos humanos: el papel de la tiorredoxina reductasa». *Free Radic Biol Med* 25 (1998): 221-228.

16. Jacob, R. A. «El sistema antioxidante integrado». *Nutr Res* 15 (1995): 755-766. Lewin, S. *La vitamina C: su biología molecular y su potencial médico*. Nueva York, NY: Academic Press, 1976.

Cathcart, R. F. «Una función singular del ascorbato». *Med Hypotheses* 35 (1991): 32-37. Pauling, L. *Química general*. Nueva York, NY: Dover, 1988.

## Capítulo 6. Enfermedades infecciosas

1. Bhopal, R. S. «Generar salud desde patrones de enfermedad». *Proc R Coll Physicians Edinburgh* 31 (2001): 293-298.
2. Falco, V., F. de Silva, J. Alegre y otros. «*Legionella pneumophila*: una causa de neumonía grave contraída en comunidad». *Chest* 100 (1991): 1007-1011. el-Ebiary, M., X. Sarmiento, A. Torres y otros. «Factores del pronóstico de la neumonía legionela grave que requiere ingreso en la UCI». *Am J Respir Crit Care Med* 156 (1997): 1467-1472. Marston, B. J., H. B. Lipman y R. F. Breiman. «Vigilancia de la enfermedad del legionario: factores de riesgo de la morbilidad y de la mortalidad». *Arch Intern Med* 154 (1994): 2417-2422.
3. England, A. C., D. W. Fraser, B. D. Plikaytis y otros. «La legionelosis esporádica en los Estados Unidos: los mil primeros casos». *Ann Intern Med* 94 (1981): 164-170. Lettinga, K. D., A. Verbon, G. J. Weverling y otros. «La enfermedad del legionario en una exhibición floral holandesa: factores del pronóstico e impacto de la terapia». *Emerg Infect Dis* 8: 12 (diciembre de 2002): 1448-1454.
4. Levy, T. E. *La vitamina C, las enfermedades infecciosas y las toxinas*. Xlibris, 2002.
5. *Estadísticas vitales de los Estados Unidos*, vol. 2. Washington, DC: U.S. Department of Health and Human Services, 1989.
6. Cathcart, R. F. «La función de la vitamina C en el sida». *Medical Tribune* (13 de julio de 1983). Cathcart, R. F. «La vitamina C en el tratamiento del síndrome de inmunodeficiencia adquirida (sida)». *Med Hypotheses* 14 (1984): 423-433.
7. Brighthope, I. y P. Fitzgerald. *Los luchadores contra el sida*. New Canaan, CT: Keats, 1987.
8. Hickey, S. y H. Roberts. *El ascorbato: la ciencia de la vitamina C*. Lulu Press, 2004.
9. Sardi, B. «Estalla una batalla global sobre los suplementos vitamínicos». www.lewrockwell.com., 16 de mayo de 2005.
10. Fuller, J. G. *¡Fiebre! A la caza de un nuevo virus asesino*. Pleasantville, NY: Reader's Digest Press, 1974.

11. Klenner, F. «La importancia de las altas ingestas diarias de ácido ascórbico en la medicina preventiva». En Williams, R. y D. K. Kalita (editores). *El manual de medicina ortomolecular del médico*, 3.ª ed. Nueva York, NY: Pergamon, 1977.
12. Cathcart, R. F. «Ensayos clínicos sobre la vitamina C» (carta al editor). *Medical Tribune* (25 de junio de 1975).
13. Cathcart, R. F. «El cálculo de la vitamina C a nivel de tolerancia intestinal, la anascorbemia y el escorbuto agudo inducido». *Med Hypotheses* 7 (1981): 1359-1376.
14. Levy, T. E. *La vitamina C, las enfermedades infecciosas y las toxinas*. Xlibris, 2002. Hoffer, A. y M. Walker. *Reunirlo todo: la nueva nutrición ortomolecular*. New Canaan, CT: Keats, 1978.
15. Cathcart, R. F. Artículo inédito sobre el sida (carta al editor). Critical Path Project, 1992.
16. Kalokerinos, A. *Cada segundo hijo*. Melbourne, Australia: Thomas Nelson, 1974.

## Capítulo 7. El cáncer y la vitamina C

1. Nakagaki, T., H. Yamada y A. Tóth. «Inteligencia: resolución de laberintos por un organismo ameboide». *Nature* 407 (2000): 470.
2. Shaffer, B. M. «Secreción de AMP cíclico inducida por el AMP cíclico en el *Dictyostelium discoideum* celular del moho mucilaginoso». *Nature* 255 (1975): 549-552.
3. Hardman, A. M., G. S. Stewart y P. Williams. «La percepción de quórum (autoinducción) y la regulación dependiente de la comunicación célula a célula de la expresión de los genes en bacterias patógenas y no patógenas». *Antonie Van Leeuwenhoek J Microbiol Serol* 74 (1998): 199-210. Fuqua, C. y E. P. Greenberg. «Autopercepción en las bacterias: percepción de quórum con acil homoserina lactona». *Curr Opin Microbiol* 1 (1998): 183-189.
4. Lewis, K. «Muerte programada en las bacterias». *Microbiol Molec Biol Rev* 64: 3 (2000): 503-514.
5. Everson, T. C. y W. H. Cole. *Regresión espontánea del cáncer*. Filadelfia, PA: W. B. Saunders, 1966. Boyd, W. *Regresión espontánea del cáncer*. Springfield, IL: Charles C. Thomas, 1966.
6. Voght, A. «Sobre el tratamiento de las leucemias crónicas con vitamina C». *Deutsche Med Wochenschr* 14 (abril de 1940): 369-372.
7. McCormick, W. J. «El cáncer: el factor precondicionante en la patogénesis». *Arch Pediatr* 71 (1954): 313-322. McCormick, W.

J. «El cáncer: ¿una enfermedad del colágeno derivada de una deficiencia nutricional?». *Arch Pediatr* 76 (1959): 166-171.

8. Stone, I. *El agente curativo: la «vitamina C» contra las enfermedades.* Nueva York, NY: Grosset and Dunlap, 1972.

9. Greer, E. «La cirrosis alcohólica: complicada por la policitemia vera y luego por la leucemia mieloide y la tolerancia a grandes dosis de vitamina C». *Medical Times* 82 (1954): 765-768.

10. Cameron, E. y D. Rotman. «El ácido ascórbico, la proliferación celular y el cáncer». *Lancet* 1 (1972): 542. Cameron, E. y L. Pauling. «El ácido ascórbico y los glicosaminoglicanos: un planteamiento ortomolecular para el cáncer y otras enfermedades». *Oncology* 27 (1973): 181-192. Cameron, E. y A. Campbell. «El tratamiento ortomolecular del cáncer II. Ensayo clínico de altas dosis de suplementos de ácido ascórbico en el cáncer humano avanzado». *Chem Biol Interact* 9 (1974): 285-315. Cameron, E. y L. Pauling. «Los suplementos de ascorbato en el tratamiento de apoyo contra el cáncer: prolongación de los tiempos de supervivencia en el cáncer terminal humano». *Proc Natl Acad Sci USA* 73 (1976): 3685-3689. Cameron, E. y L. Pauling. «Los suplementos de ascorbato en el tratamiento de apoyo contra el cáncer: reevaluación de la prolongación de los tiempos de supervivencia en el cáncer terminal humano». *Proc Natl Acad Sci USA* 75 (1978): 4538-4542. Cameron, E. «Vitamina C para el cáncer». *N Engl J Med* 302 (1980): 299. Cameron, E. y A. Campbell. «La innovación contra el control de calidad: un ensayo clínico "impublicable" sobre los suplementos de ascorbato en el cáncer incurable». *Med Hypotheses* 36 (1991): 185-189.

11. Campbell, A., T. Jack y E. Cameron. «Sarcoma de células reticulares: dos regresiones "espontáneas" completas como respuesta a la terapia de dosis altas de ácido ascórbico. Informe sobre los progresos posteriores». *Oncology* 48 (1991): 495-497.

12. Pauling, L. Comunicado personal.

13. Hickey, S. y H. Roberts. «Células egoístas: el cáncer como microevolución». *J Orthomolecular Med* (2007) (en prensa).

14. Hickey, S. y H. Roberts. *Cáncer: nutrición y supervivencia.* Lulu Press, 2005.

15. Schafer, F. Q. y G. R. Buettner. «El entorno redox de la célula como se ve a través del estado redox del par disulfuro de glutatión/glutatión». *Free Radic Biol Med* 30: 11 (2001): 1191-1212.

16. Matheu, A., A. Maraver, P. Klatt y otros. «Envejecimiento retrasado a través de la protección de daños por la vía metabólica Arf/ p53». *Nature* 448: 7151 (2007): 375-381.
17. Hickey, S. y H. Roberts. *El ascorbato: la ciencia de la vitamina C.* Lulu Press, 2004.
18. Gunn, H. «La utilización de antioxidantes con quimioterapia y radioterapia en el tratamiento del cáncer: reseña». *J Orthomolecular Med* 19: 4 (2004): 246. Stoute, J. A. «La utilización de la vitamina C con quimioterapia en el tratamiento del cáncer: bibliografía anotada». *J Orthomolecular Med* 19: 4 (2004): 198. Hoffer, A. «La utilización de la vitamina C y otros antioxidantes con quimioterapia y radioterapia en el tratamiento del cáncer». *J Orthomolecular Med* 19: 4 (2004): 195.
19. Hickey, S. y H. Roberts. *El adelanto en el cáncer.* Lulu Press, 2007.

## Capítulo 8. Enfermedades cardíacas

1. Hoffer, A. y M. Walker. *Reuniéndolo todo: la nueva nutrición ortomolecular.* New Canaan, CT: Keats, 1978.
2. Yavorsky, M., P. Almaden y C. G. King. «El contenido de vitamina C en los tejidos humanos». *J Biol Chem* 106: 2 (1934): 525-529.
3. Lewin, S. *La vitamina C: su biología molecular y su posibilidad medicinal.* Nueva York, NY: Academic Press, 1976.
4. McCormick, W. J. «La trombosis coronaria: un nuevo concepto de su mecanismo y etiología». *Clin Med* 4: 7 (julio de 1957). Paterson, J. C. «Algunos factores en la causa de las hemorragias internas y en la precipitación de los trombos coronarios». *Can Med Assoc J* (febrero de 1941): 114-120. Paterson, J. C. «Rupturas capilares con hemorragias internas en la causa de las lesiones vasculares cerebrales». *Arch Pathol* 29 (1940): 345-354. Willis, G. C. «Estudio experimental de la sustancia básica interna en la arteriosclerosis». *Can Med Assoc J* 69 (1953): 17-22. Willis, G. C. «La reversibilidad de la arteriosclerosis». *Can Med Assoc J* 77 (1957): 106-109. Willis, G. C., A. W. Light y W. S. Cow. «Arteriografía en serie en la arteriosclerosis». *Can Med Assoc J* 71 (1954): 562-568. Willis, G. C. y S. Fishman. «El contenido de ácido ascórbico en el tejido arterial humano». *Can Med Assoc J* 72 (abril de 1955): 500-503.
5. Rath, M. y L. Pauling. «Evidencias inmunológicas de la acumulación de lipoproteína(s) en las lesiones arterioscleróticas de las cobayas hipoascorbémicas». *Proc Natl Acad Sci* 87: 23 (diciembre

de 1990): 9388-9390. Rath, M. y L. Pauling. «La solución del rompecabezas de las enfermedades cardiovasculares humanas: su causa principal es la deficiencia en ascorbato, lo que lleva a depósitos de lipoproteína(s) y fibrinógeno/fibrina en la pared vascular». *J Orthomolecular Med* 6 (1991): 125-134. Pauling, L. y M. Rath. «Prevención y tratamiento de las enfermedades cardiovasculares oclusivas con el ascorbato y las sustancias que inhiben la vinculación de la(s) lipoproteína(s)». U.S. Patent 5,278,189 (1994). Pauling, L. y M. Rath. «El uso del ascorbato y de la solución de ácido tranexámico para el tratamiento de órganos y vasos sanguíneos previo a los trasplantes». U.S. Patent 5,230,996 (1993). Rath, M. y A. Niedzwiecki. «Los programas de suplementos nutricionales detienen el progreso de la arteriosclerosis coronaria temprana documentada por la tomografía computarizada ultrarrápida». *J Appl Nutr* 48 (1996): 68-78.

6.  Hickey, S. y H. Roberts. *El ascorbato: la ciencia de la vitamina C.* Lulu Press, 2004.

7.  Harjai, K. J. «Nuevos factores de riesgo cardiovasculares potenciales: hipertrofia de ventrículo izquierdo, homocisteína, lipoproteína(s), triglicéridos, tensión oxidante y fibrinógeno». *Ann Intern Med* 131 (1999): 376-386. Grant, P. J. «La genética de los trastornos arteriotrombóticos: un punto de vista clínico». *J Thromb Haemost* 1 (2003): 1381-1390. Maas, R. y R. H. Boger. «Nuevos y viejos factores de riesgo cardiovasculares: desde los problemas sin resolver a las nuevas oportunidades». *Atheroscler Suppl* 4 (2003): 5-17. Dominiczak, M. H. «Factores de riesgo de las enfermedades coronarias: ¿hora de un cambio de paradigma?». *Clin Chem Lab Med* 39 (2001): 907-919. Frostegard, J. «La autoinmunidad, el LDL oxidado y las enfermedades cardiovasculares». *Autoimmun Rev* 1 (2002): 233-237.

8.  Harrison, D. G., H. Cai, U. Landmesser y otros. «Las interacciones de la angiotensina con la NAD(P)H oxidasa, la tensión oxidante y las enfermedades cardiovasculares». *J Renin Angiotensin Aldosterone Syst* 4 (2003): 51-61. Cuff, C. A., D. Kothapal-li, E. Azonobi y otros. «El receptor de adhesión CD44 estimula la arteriosclerosis mediante la atracción de células inflamatorias y la activación de células vasculares». *J Clin Invest* 108 (2001): 1031-1040. Huang, Y., L. Song, S. Wu y otros. «El LDL oxidado regula diferencialmente la expresión de MMP-1 y TIMP-1 en las células endoteliales vasculares». *Atherosclerosis* 156 (2001):

119-125. McIntyre, T. M., S. M. Prescott, A. S. Weyrich y otros. «Interacciones célula/célula: interacciones de leucocitos endoteliales». *Curr Opin Hematol* 10 (2003): 150-158.

9. González, M. A. y A. P. Selwyn. «La función endotelial, la inflamación y el pronóstico de las enfermedades cardiovasculares». *Am J Med* 115 (2003): 99S-106S.

10. Weber, C., E. Wolfgang, K. Weber y otros. «La adhesividad aumentada de los monocitos aislados al epitelio en los fumadores se evita por la ingesta de vitamina C». *Circulation* 93 (1996): 1488-1492.

11. Scribner, A. W., J. Loscalzo, C. Napoli. «El efecto de la inhibición de la enzima convertidora de la angiotensina sobre la función endotelial y la tensión oxidante». *Eur J Pharmacol* 482 (2003): 95-99. Elisaf, M. «Efectos de los fibratos sobre los parámetros de suero metabólico». *Curr Med Res Opin* 18 (2002): 269-276. Vane, J. R. y R. M. Botting. «El mecanismo de acción de la aspirina». Thromb Res 110 (2003): 255-258. Carneado, J., M. Alvarez de Sotomayor, C. Perez-Guerrero y otros. «La simvastatina mejora la función epitelial en ratas espontáneamente hipertensas a través de un efecto antioxidante mediado por la superóxido dismutasa». *J Hypertens* 20 (2002): 429-437. Erkkila, L., M. Jauhiainen, K. Laitinen y otros. «Efecto de la simvastatina, un fármaco establecido para reducir los lípidos, sobre la infección pulmonar por Chlamydia pneumoniae en ratones». *Antimicrob Agents Chemother* 49:9 (2005): 3959-3962.

12. Stone, I. *El agente curativo: la vitamina C contra las enfermedades*. Nueva York, NY: Putnam, 1974. Hickey, S. y H. Roberts. *El ascorbato: la ciencia de la vitamina C*. Lulu Press, 2004. Levy, T. E. *Detengamos al asesino número 1 de América*. LivOn Books, 2006.

13. Salzar, R. S., M. J. Thubrikar y R. T. Eppink. «Tensión mecánica inducida por la presión en la bifurcación de la arteria carótida: una correlación posible con la arteriosclerosis». *J Biomech* 28: 11 (1995): 1333-1340.

14. D'Orleans-Juste, P., J. Labonte, G. Bkaily y otros. «La función del receptor endotelina(B) en la fisiología y la patofisiología cardiovasculares». *Pharmacol Ther* 95 (2002): 221-238. Annuk, M., M. Zilmer y B. Fellstrom. «La vasodilatación y la tensión oxidante dependientes del endotelio en el fallo renal crónico: impacto sobre las enfermedades cardiovasculares». *Kidney Intl Suppl* 84 (2003): S50-S53. Egashira, K. «La importancia clínica de la

función endotelial en la arteriosclerosis y las enfermedades cardíacas isquémicas». *Circ J* 66 (2002): 529-533. Luscher, T. F., F. C. Tanner, M. R. Tschudi y otros. «La disfunción endotelial en las enfermedades de la arteria coronaria». *Annu Rev Med* 44 (1993): 395-418.

15. Gong, L., G. M. Pitari, S. Schulz y otros. «Señalización del óxido nítrico: integración de sistemas de equilibrio del oxígeno en defensa de la integridad celular». *Curr Opin Hematol* 11 (2004): 7-14. Sumpio, B. E., J. T. Riley y A. Dardik. «Las células en perspectiva: la célula endotelial». *Intl J Biochem Cell Biol* 34 (2002): 1508-1512. Ando, J. y A. Kamiya. «El flujo sanguíneo y la función vascular de la célula endotelial». *Front Med Biol Eng* 5 (1993): 245-264.

16. Higgins, J. P. «¿Pueden invertir la arteriosclerosis los inhibidores de la enzima convertidora de la angiotensina?». *South Med J* 96 (2003): 569-579. Harrison, D. G. y H. Cai. «El control endotelial de la vasomoción y la producción del óxido nítrico». *Cardiol Clin* 21 (2003): 289-302. Stankevicius, E., E. Kevelaitis, E. Vainorius y otros. «Papel del ácido nítrico y de otros factores derivados del endotelio». *Medicina* (Kaunas) 39 (2003): 333-341. Vane, J. R. y R. M. Botting. «Funciones secretoras del endotelio vascular». *J Physiol Pharmacol* 43 (1992): 195-207. Chauhan, S. D., H. Nilsson, A. Ahluwalia y otros. «La liberación del péptido natriurético explica la actividad biológica del factor hiperpolarizador derivado del endotelio». *Proc Natl Acad Sci USA* 100 (2003): 1426-1431.

17. Pearson, J. D. «La función de la célula endotelial y la trombosis». *Baillieres Best Pract Res Clin Haematol* 12 (1999): 329-341. Huber, D., E. M. Cramer, J. E. Kaufmann y otros. «El activador (t-PA) del plasminógeno de tipo tisular se almacena en los corpúsculos de Weibel-Palade de las células endoteliales humanas tanto en vitro como en vivo». *Blood* 99 (2002): 3637-3645.

18. Vallance, P., J. Collier y S. Moncada. «Efectos del óxido nítrico derivado del endotelio en el tono de las arteriolas periféricas del hombre». *Lancet* 2 (1989): 997-1000.

19. Major, T. C., R. W. Overhiser y R. L. Panek. «Evidencias de la implicación del NO en la regulación de la reactividad vascular en la arteria carótida con lesiones globulares de las ratas». *Am J Physiol* 269 (1995): H988-H996.

20. Taddei, S., A. Virdis, L. Ghiadoni y otros. «La vitamina C mejora la vasodilatación dependiente del endotelio al restaurar la actividad del óxido nítrico en la hipertensión primaria». *Circulation* 97: 22 (1998): 2222-2229.

21. Hampl, V. «El óxido nítrico y la regulación de los vasos sanguíneos pulmonares». *Cesk Fysiol* 49 (2000): 22-29.

22. Stankevicius, E., E. Kevelaitis, E. Vainorius y otros. «El papel del óxido nítrico y otros factores derivados del endotelio». *Medicina* (Kaunas) 39 (2003): 333-341.

23. De Nigris, F., L. O. Lerman, W. S. Ignarro y otros. «Los efectos benéficos de los antioxidantes y la L-arginina en la expresión de los genes sensibles a la oxidación y la actividad de la sintasa del NO endotelial en los lugares trastornados por tensión de cizalladura». *Proc Natl Acad Sci USA* 100: 3 (febrero de 2003): 1420-1425.

24. Shmit, E. «Las vitaminas antioxidantes pueden evitar el bloqueo de los vasos sanguíneos y proteger contra las enfermedades cardiovasculares». *UCLA News* (15 de enero de 2003).

25. Watanabe, T., R. Pakala, T. Katagiri y otros. «La proteína quimiotáctica de los monocitos amplifica la proliferación inducida por la serotonina de las fibras musculares blancas vasculares». *J Vasc Res* 38 (2001): 341-349. Rainger, G. E. y G. B. Nash. «Patología celular de la arteriosclerosis: las fibras musculares blancas cocultivan células endoteliales para la adhesión aumentada de los leucocitos». *Circ Res* 88 (2001): 615-622. Desai, A., H. A. Lankford y J. S. Warren. «La homocisteína aumenta la expresión de las quimioquinas inducidas por las citoquinas en las fibras musculares blancas vasculares: implicaciones para la aterogénesis». *Inflammation* 25 (2001): 179-186.

26. Libby, P. «Conceptos cambiantes en la aterogénesis». *J Intern Med* 247 (2000): 349-358.

27. Kockx, M. M. y A. G. Herman. «La apoptosis en la arteriosclerosis: ¿es beneficiosa, o es perjudicial?». *Cardiovasc Res* 45 (2000): 736-746. Gronholdt, M. L., S. Dalager-Pedersen y E. Falk. «Arteriosclerosis coronaria: determinantes de la ruptura de placas». *Eur Heart J* 19 (1998): C24-C29.

28. Bennett, M. R. «La rotura de placas: evidencias de roturas de placas en modelos animales de arteriosclerosis». *Arterioscler Thromb Vasc Biol* 22 (2002): 713-714. Bennett, M. R. «La apoptosis de las fibras musculares blancas vasculares: un peligroso

fenómeno en las enfermedades vasculares». *J Clin Basic Cardiol* 3 (2000): 63-65.

29. Kolodgie, F. D., H. K. Gold, A. P. Burke y otros. «Hemorragias internas de las placas y el progreso del ateroma coronario». *N Engl J Med* 349 (2003): 2316-2325. Fan, J. y T. Watanabe. «Reacciones inflamatorias en la patogénesis de la arteriosclerosis». *J Atheroscler Thromb* 10 (2003): 63-71.

30. Barbieri, S. S., S. Eligini, M. Brambilla y otros. «Especies de oxígeno reactivo median la inducción de la ciclooxigenasa durante la diferenciación monocito-macrófago: el papel decisivo de la oxidasa NADPH». *Cardiovasc Res* 60 (2003): 187-197.

31. Carpenter, K. L., I. R. Challis y M. J. Arends. «El LDL ligeramente oxidado induce más muertes de macrófagos que el LDL moderadamente oxidado: los papeles de la peroxidación y de la fosfolipasa A2 y PPAR-gamma asociados a la lipoproteína». *FEBS Lett* 553 (2003): 145-150. Norata, G. D., L. Tonti, P. Roma y otros. «La apoptosis y la proliferación de células endoteliales en las lesiones arterioscleróticas tempranas: el posible papel del LDL oxidado». *Nutr Metab Cardiovasc Dis* 12 (2002): 297-305.

32. Berliner, J. A. y J. W. Heinecke. «El papel de las lipoproteínas oxidadas en la aterogénesis». *Free Radical Biol Med* 20 (1996): 707-727.

33. Libby, P. y M. Aikawa. «Los efectos de las estatinas en la reducción de los riesgos trombóticos y en la modulación de la vulnerabilidad de las placas». *Clin Cardiol* 26 (2003): I11-I14. Libby, P. y M. Aikawa. «Estabilización de las placas arterioscleróticas: nuevos mecanismos y objetivos clínicos». *Nat Med* 8 (2002): 1257-1262.

34. Sutter, M. C. «Lecciones de la tuberculosis y la úlcera péptica para la investigación de la arteriosclerosis». *Can Med Assoc J* 152: 5 (1995): 667-670. Capron, L. «Los virus y la arteriosclerosis». *Rev Prat* 40: 24 (1990): 2227-2233. Benítez, R. M. «¿Es la arteriosclerosis una enfermedad infecciosa?». *Hosp Pract* (Mineápolis) 34: 9 (1999): 79-82, 85-86, 89-90. Streblow, D. N., S. L. Orloff y J. A. Nelson. «¿Aceleran la arteriosclerosis los patógenos?». *J Nutr* 131: 10 (2001): 2798S-2804S.

35. Mehta, J. L., T. G. Saldeen y K. Rand. «El papel interactivo de las infecciones, las inflamaciones y los factores de riesgo tradicionales en la arteriosclerosis y las enfermedades de la arteria coronaria». *J Am Coll Cardiol* 31: 6 (1998): 1217-1225. Broxmeyer,

L. «Las enfermedades cardíacas: el mayor factor de "riesgo" de todos». *Med Hypotheses* 62: 5 (2004): 773-779.

36. Friedman, H. M., E. J. Macarak, R. R. MacGregor y otros. «Infecciones víricas de las células endoteliales». *J Infect Dis* 143: 2 (1981): 266-273. Tumilowicz, J. J., M. E. Gawlik, B. B. Powell y otros. «La replicación de los citomegalovirus en las fibras musculares blancas arteriales humanas». *J Virol* 56: 3 (1985): 839-845. Morre, S. A., W. Stooker, W. K. Lagrand y otros. «Los microorganismos en la etiología de la arteriosclerosis». *J Clin Pathol* 53: 9 (2000): 647-654.

37. Ooboshi, H., C. D. Ríos, Y. Chu y otros. «La transferencia aumentada de genes mediados por los adenovirus a los vasos sanguíneos arterioscleróticos». *Arterioscler Thromb Vasc Biol* 17: 9 (1997): 1786-1792.

38. Ellis, R. W. «Las infecciones y las enfermedades cardíacas coronarias». *J Med Microbiol* 46: 7 (1997): 535-539. Mattila, K. J., V. V. Valtonen, M. S. Nieminen y otros. «El papel de las infecciones como factor de riesgo para la arteriosclerosis, los infartos de miocardio y las apoplejías». *Clin Infect Dis* 26: 3 (1998): 719-734.

39. Chiu, B. «Infecciones múltiples en las placas arterioscleróticas de la carótida» *Am Heart J* 138: 5, parte 2 (1999): S534-S536. Vercellotti, G. M. «Visión de conjunto de las infecciones y las enfermedades cardiovasculares». *J Allergy Clin Immunol* 108: 4 supl. (2001): S117-S120.

40. Wanishsawad, C., Y. F. Zhou y S. E. Epstein. «La transactivación inducida por la *Chlamydia pneumoniae* del mayor promotor inmediato temprano de citomegalovirus: sinergias potenciales de los agentes infecciosos en la patogénesis de la arteriosclerosis». *J Infect Dis* 181: 2 (2000): 787-790. Burnett, M. S., C. A. Gaydos, G. E. Madico y otros. «La arteriosclerosis en ratones apoE knockout infectados con múltiples patógenos». *J Infect Dis* 183: 2 (2001): 226-231. Watt, S., B. Aesch, P. Lanotte y otros. «ADN vírico y bacteriano en las lesiones arterioscleróticas de la carótida». *Eur J Clin Microbiol Infect Dis* 22: 2 (2003): 99-105. Virok, D., Z. Kis, L. Kari y otros. «La *Chlamydophila pneumoniae* y los citomegalovirus humanos en las placas arterioscleróticas de la carótida; presencia combinada y posibles interacciones». *Acta Microbiol Immunol Hungary* 53: 1 (2006): 35-50.

41. Espinola-Klein, C., H. J. Rupprecht, S. Blankenberg y otros. «El impacto de la carga infecciosa sobre el pronóstico de alcance y a largo plazo de la arteriosclerosis». *Circulation* 105: 1 (2002): 15-21. Espinola-Klein, C., H. J. Rupprecht, S. Blankenberg y otros. «El impacto de la carga infecciosa sobre el progreso de la arteriosclerosis de la carótida». *Stroke* 33: 11 (2002): 2581-2586. Auer, J., M. Leitinger, R. Berent y otros. «Seropositividad IgG de las gripes A y B y la arteriosclerosis coronaria evaluada por angiografía». *Heart Dis* 4: 6 (2002): 349-354.

42. Speir, E. «La regulación de los genes de los citomegalovirus por especies de oxígeno reactivo. Agentes de la arteriosclerosis». *Ann NY Acad Sci* 899 (2000): 363-374.

43. Epstein, S. E., Y. F. Zhou y J. Zhu. «Las infecciones y la arteriosclerosis: paradigmas mecánicos emergentes». *Circulation* 100: 4 (1999): e20-e28.

44. Kariuki Njenga, M. y C. A. Dangler. «La expresión endotelial del antígeno MHC de clase II y la endarteritis asociada a la infección vírica de la enfermedad de Marek en las gallinas». *Vet Pathol* 32: 4 (1995): 403-411.

45. Fabricant, C. G., J. Fabricant, M. M. Litrenta y otros. «Arteriosclerosis inducida por virus». *J Exp Med* 148: 1 (1978): 335-340. Minick, C. R., C. G. Fabricant, J. Fabricant y otros. «Arteriosclerosis inducida por la infección con herpesvirus». *Am J Pathol* 96: 3 (1979): 673-706. Fabricant, C. G., J. Fabricant, C. R. Minick y otros. «Arteriosclerosis inducida por herpesvirus en gallinas». *Fed Proc* 42: 8 (1983): 2476-2479. Hajjar, D. P., D. J. Falcone, C. G. Fabricant y otros. «El ciclo alterado del ester colesteril se asocia con la acumulación de lípidos en las fibras musculares blancas arteriales infectadas con herpesvirus». *J Biol Chem* 260: 10 (1985): 6124-6128.

46. Fabricant, C. G. y J. Fabricant. «Arteriosclerosis inducida por infección de herpesvirus de la enfermedad de Marek en las gallinas». *Am Heart J* 138: 5 parte 2 (1999): S465-S468.

47. Shih, J. C., R. Pyrzak y J. S. Guy. «Descubrimiento de genes víricos no infecciosos complementarios al herpesvirus de la enfermedad de Marek en las codornices vulnerables a la arteriosclerosis inducida por el colesterol». *J Nutr* 119: 2 (1989): 294-298.

48. Span, A. H., G. Grauls, F. Bosman y otros. «La infección por citomegalovirus induce lesiones vasculares en las ratas». *Atherosclerosis* 93: 1-2 (1992): 41-52. Span, A. H., P. M. Frederik, G.

Grauls y otros. «Lesiones vasculares inducidas por citomegalovirus: estudio por microscopio electrónico en las ratas». *In Vivo* 7: 6A (1993): 567-573.

49. Berencsi, K., V. Endresz, D. Klurfeld y otros. «Placas arterioscleróticas tempranas en la aorta a continuación de infecciones de citomegalovirus en ratones». *Cell Adhes Commun* 5: 1 (1998): 39-47. Hsich, E., Y. F. Zhou, B. Paigen y otros. «La infección de citomegalovirus aumenta el desarrollo de la arteriosclerosis en ratones apolipoprotein-E knockout». *Atherosclerosis* 156: 1 (2001): 23-28.

50. Benditt, E. P., T. Barrett y J. K. McDougall. «Los virus en la etiología de la arteriosclerosis». *Proc Natl Acad Sci USA* 80: 20 (1983): 6386-6389.

51. Melnick, J. L., E. Adamy M. E. Debakey. «Los citomegalovirus y la arteriosclerosis». *Eur Heart J* 14: supl. K (1993): 30-38. Hendrix, M. G., M. M. Salimans, C. P. van Boven y otros. «Alta predominancia de citomegalovirus presentes latentemente en las paredes arteriales de pacientes que sufren de arteriosclerosis grado II». *Am J Pathol* 136: 1 (1990): 23-28. Hendrix, M. G., M. Daemen y C. A. Bruggeman. «La distribución del ácido nucleico de los citomegalovirus en el árbol vascular humano». *Am J Pathol* 138: 3 (1991): 563-567. Vercellotti, G. M. «Efectos de la activación vírica de la pared vascular sobre la inflamación y la trombosis». *Blood Coagul Fibrinolysis* 9: supl. 2 (1998): S3-S6. Hu, W., J. Liu, S. Niu y otros. «Predominancia de citomegalovirus en las paredes arteriales y en los leucocitos de pacientes con arteriosclerosis». *Chin Med J* (Inglaterra) 114: 11 (2001): 1208-1210.

52. Tanaka, S., Y. Toh, R. Mori y otros. «Posible papel de los citomegalovirus en la patogénesis de las enfermedades inflamatorias de la aorta: un informe preliminar». Tanaka, S., Y. Toh, R. Mori y otros. «Posible papel de la infección de citomegalovirus en la patogénesis de las enfermedades vasculares humanas». *Nippon Rinsho* 56: 1 (1998): 102-108.

53. Melnick, J. L., B. L. Petrie, G. R. Dreesman y otros. «Antígenos de citomegalovirus en las fibras musculares blancas arteriales humanas». *Lancet* 2: 8351 (1983): 644-647. Shih, J. C. y D. W. Kelemen. «Posible papel de los virus en la arteriosclerosis». *Adv Exp Med Biol* 369 (1995): 89-98. Nerheim, P. L., J. L. Meier, M. A. Vasef y otros. «Infección por citomegalovirus mejorada en los

vasos sanguíneos arterioscleróticos humanos». *Am J Pathol* 164: 2 (2004): 589-600.

54. Melnick, J. L., C. Hu, J. Burek y otros. «ADN de citomegalovirus en las paredes arteriales de pacientes con arteriosclerosis». *J Med Virol* 42: 2 (1994): 170-174.

55. Hendrix, M. G., P. H. Dormans, P. Kitslaar y otros. «La presencia de ácidos nucleicos de citomegalovirus en las paredes arteriales de pacientes arterioscleróticos y no arterioscleróticos». *Am J Pathol* 134: 5 (1989): 1151-1157.

56. Biocina, B., I. Husedzinovic, Z. Sutlic y otros. «La enfermedad de citomegalovirus como posible factor etiológico de la arteriosclerosis temprana». *Coll Antropol* 23: 2 (1999): 673-681.

57. Pahl, E., F. J. Fricker, J. Armitage y otros. «Arteriosclerosis coronaria en supervivientes pediátricos de trasplantes cardíacos: limitación de la supervivencia a largo plazo». *J Pediatr* 116: 2 (1990): 177-183.

58. Yamashiroya, H. M., L. Ghosh, R. Yang y otros. «Herpesvirus en las arterias coronaria y aorta de víctimas jóvenes de traumatismos». *Am J Pathol* 130: 1 (1988): 71-79.

59. Bruggeman, C. A. «¿Tienen un papel los citomegalovirus en la arteriosclerosis?». *Herpes* 7: 2 (2000): 51-54. Melnick, J. L., E. Adam y M. E. DeBakey. «Los citomegalovirus y la arteriosclerosis». *Bioessays* 17: 10 (1995): 899-903.

60. Dhaunsi, G. S., J. Kaur y R. B. Turner. «El papel de la NADPH oxidasa en la proliferación inducida por citomegalovirus de fibras musculares blancas en la arteria coronaria humana». *J Biomed Sci* 10: 5 (2003): 505-509.

61. Cheng, J. W. y N. G. Rivera. «Las infecciones y la arteriosclerosis: enfoque en los citomegalovirus y la *Chlamydia pneumoniae*». *Ann Pharmacother* 32: 12 (1998): 1310-1316. High, K. P. «La arteriosclerosis y las infecciones debidas a la *Chlamydia pneumoniae* o los citomegalovirus: sopesando las evidencias». *Clin Infect Dis* 28: 4 (1999): 746-749.

62. Famularo, G., V. Trinchieri, G. Santini y otros. «Las infecciones, la arteriosclerosis y las enfermedades cardíacas coronarias». *Ann Ital Med Int* 15: 2 (2000): 144-155. Fong, I. W. «Relaciones emergentes entre las enfermedades infecciosas y la enfermedad de la arteria coronaria y la arteriosclerosis». *Can Med Assoc J* 163: 1 (2000): 49-56. Mussa, F. F., H. Chai, X. Wang y otros. «La

*Chlamydia pneumoniae* y las enfermedades vasculares: actualización». *J Vasc Surg* 43: 6 (2006): 1301-1307.

63. Kuo, C. C., A. M. Gown, E. P. Benditt y otros. «Detección de *Chlamydia pneumoniae* por tintura inmonocitoquímica en las lesiones aórticas de la arteriosclerosis». *Arterioscler Thromb* 13: 10 (1993): 1501-1504. Kuo, C. C., J. T. Grayston, L. A. Campbell y otros. «La *Chlamydia pneumoniae* (TWAR) en las arterias coronarias de adultos jóvenes (15-34 años de edad)». *Proc Natl Acad Sci USA* 92: 15 (1995): 6911-6914. Davidson, M., C. C. Kuo, J. P. Middaugh y otros. «Infección previa confirmada por *Chlamydia pneumoniae* (TWAR) y su presencia en la arteriosclerosis coronaria temprana». *Circulation* 98: 7 (1998): 628-633.

64. Muhlestein, J. B., E. H. Hammond, J. F. Carlquist y otros. «Incidencia aumentada de las especies *Chlamydia* en las arterias coronarias de pacientes con arteriosclerosis sintomática contra otras formas de enfermedades cardiovasculares». *J Am Coll Cardiol* 27: 7 (1996): 1555-1561. Campbell, L. A. y otros. «Detección de *Chlamydia* en tejido aterectomizado de pacientes con enfermedades sintomáticas de la arteria coronaria». En Orfila, J., G. Byrne, M. Chernesky y otros (editores). *Infecciones por Chlamydia*. Bolonia, Italia: Societa Editrice Esculapio, 1994, pp. 212-215. Maass, M., J. Gieffers, E. Krause y otros. «Mala correlación entre la microinmunofluorescencia serológica y la reacción en cadena de la polimerasa para la detección de la infección vascular de *Chlamydia pneumoniae* en pacientes de enfermedades de la arteria coronaria». *Med Microbiol Immunol* 187 (1998): 103-106.

65. Espinola-Klein, C., H. J. Rupprecht, S. Blankenberg y otros. «¿Están asociados los cambios morfológicos o funcionales de la pared arterial de la carótida con infecciones de *Chlamydia pneumoniae*, *Helicobacter pylori*, citomegalovirus o el virus del *herpes simplex*? *Stroke* 31: 9 (2000): 2127-2133.

66. Jahromi, B. S., M. D. Hill, K. Holmes y otros. «La *Chlamydia pneumoniae* y la arteriosclerosis según la endarterectomía de la carótida». *Can J Neurol Sci* 30: 4 (2003): 333-339.

67. Subramanian, A. K., T. C. Quinn, T. S. Kickler y otros. «Correlación de la infección de *Chlamydia pneumoniae* y la gravedad de la arteriosclerosis injertada acelerada después de trasplantes de corazón». *Transplantation* 73: 5 (2002): 761-764.

68. Kuo, C. C., J. T. Grayston, L. A. Campbell y otros. «*Chlamydia pneumoniae* (TWAR) en las arterias coronarias de adultos

jóvenes (15-35 años de edad)». *Proc Natl Acad Sci USA* 92 (1995): 6911-6914.

69. Ngeh, J., V. Anand y S. Gupta. «La *Chlamydia pneumoniae* y la arteriosclerosis: lo que sabemos y lo que no». *Clin Microbiol Infect* 8: 1 (2002): 2-13.

70. Fong, I. W., B. Chiu, E. Viira y otros. «Modelos de conejos para las infecciones de *Chlamydia pneumoniae*». *J Clin Microbiol* 35 (1997): 48-52. Laitinen, K., A. Laurila, L. Pyhala y otros. «La infección de *Chlamydia pneumoniae* induce cambios inflamatorios en la aorta de los conejos». *Infect Immun* 65 (1997): 4832-4835. Moazed, T. C., L. A. Campbell, M. E. Rosenfeld y otros. «La infección de *Chlamydia pneumoniae* acelera el progreso de la arteriosclerosis en ratones deficientes en apolipoproteína (Apo E)». *J Infect Dis* 180 (1999): 238-241. Muhlestein, J. B., J. L. Anderson, E. H. Hammond y otros. «La infección de *Chlamydia pneumoniae* acelera el desarrollo de la arteriosclerosis y el tratamiento con azitromicina la previene en un modelo de conejos». *Circulation* 97: 7 (1998): 633-636.

71. Gurfinkel, E. «El enlace entre los patógenos intracelulares y las enfermedades cardiovasculares». *Clin Microbiol Infect* 4: supl. 4 (1998): S33-S36.

72. Kalayoglu, M. V., B. Hoerneman, D. LaVerda y otros. «Oxidación celular de la lipoproteína de baja densidad por *Chlamydia pneumoniae*». *J Infect Dis* 180 (1999): 780-790.

73. Shi, Y. y O. Tokunaga. «Infecciones de herpesvirus (HSV-1, EBV y CMV) en los tejidos aórticos arterioscleróticos comparados con los no arterioscleróticos». *Pathol Intl* 52: 1 (2002): 31-39.

74. Musiani, M., M. L. Zerbini, A. Muscari y otros. «Patrones de anticuerpos contra los citomegalovirus y los virus de Epstein-Barr en la arteriosclerosis humana». *Microbiologica* 13: 1 (1990): 35-41.

75. Tabib, A., C. Leroux, J. F. Mornex y otros. «Arteriosclerosis coronaria acelerada y arteriosclerosis en pacientes jóvenes positivos del virus de inmunodeficiencia humana». *Coron Artery Dis* 11: 1 (2000): 41-46.

76. Rota, S. «El *Mycobacterium tuberculosis complex* en la arteriosclerosis» *Acta Med Okayama* 59: 6 (2005): 247-251.

77. Haraszthy, V. I., J. J. Zambon, M. Trevisan y otros. «Identificación de patógenos del periodonto en placas ateromatosas». *J Periodontol* 71: 10 (2000): 1554-1560.

78. Fong, I. W. «Las infecciones y su papel en las enfermedades arterioscleróticas vasculares». *J Am Dent Assoc* 133: supl. (2002): 7S-13S.

79. Meurman, J. H., M. Sanz y S. J. Janket. «Salud oral, arteriosclerosis y enfermedades cardiovasculares». *Crit Rev Oral Biol Med* 15: 6 (2004): 403-413.

80. Suarna, C., R. T. Dean, J. May y otros. «La placa arteriosclerótica humana contiene lípidos oxidados y cantidades relativamente grandes de alfatocoferol y ascorbato». *Arterioscler Thromb Vasc Biol* 15: 10 (1995): 1616-1624.

81. Hickey, S., H. J. Roberts y R. F. Cathcart. «Flujo dinámico». *J Orthomolecular Med* 20: 4 (2005): 237-244.

82. O'Brien, K. D., C. E. Alpers, J. E. Hokanson y otros. «Los epítopes específicos de la oxidación en la arteriosclerosis coronaria humana no se limitan a la lipoproteína de baja densidad oxidada». *Circulation* 94: 6 (1996): 1216-1225. Westhuyzen, J. «La hipótesis de la oxidación de la arteriosclerosis: actualización». *Ann Clin Lab Sci* 27: 1 (1997): 1-10. Reaven, P. D. y J. L. Witztum. «Las lipoproteínas de baja densidad oxidadas en la aterogénesis: el papel de la modificación dietética». *Annu Rev Nutr* 16 (1996): 51-71. Meagher, E. y D. J. Rader. «Terapia antioxidante y arteriosclerosis: estudios humanos y animales». *Trends Cardiovasc Med* 11: 3-4 (2001): 162-165.

83. Cooke, J. P. «¿Es la arteriosclerosis una enfermedad por deficiencia de arginina?». *J Investig Med* 46 (1998): 377-380.

84. Tapiero, H., G. Mathe, P. Couvreur y otros. «Arginina». *Biomed Pharmacother* 56 (2002): 439-445. Preli, R. B., K. P. Klein y D. M. Herrington. «Los efectos vasculares de los suplementos de L-arginina dietética». *Atherosclerosis* 162 (2002): 1-15. Tiefenbacher, C. P. «Tetrahidrobiopterina: ¿un coagente fundamental para eNOS y una estrategia para el tratamiento de la disfunción endotelial?». *Am J Physiol Heart Circ Physiol* 280 (2001): H2484-H2488.

85. van Hinsbergh, V. W. «El NO o el $H_2O_2$ para la vasorrelajación dependiente del epitelio: la tetrahidrobiopterina establece la diferencia». *Arterioscler Thromb Vasc Biol* 21 (2001): 719-721.

86. Lehr, H. A., G. Germann, G. P. McGregor y otros. «Reunión de consenso sobre la "importancia de la vitamina C parenteral en los trastornos patofisiológicos dependientes del endotelio (TPDE)"». *Eur J Med Res* 11: 12 (2006): 516-526.

87. Clementi, E., G. C. Brown y M. Feelisch. «Inhibición persistente de la respiración celular por el óxido nítrico: el papel fundamental de la S-nitrosilación del complejo mitocondrial 1 y la acción protectora del glutatión». *Proc Natl Acad Sci USA* 95 (1998): 7631-7636. Mogi, M., K. Kinpara, A. Kondo y otros. «Involucración del óxido nítrico y de la biopterina en la muerte celular proinflamatoria por apoptosis inducida por las citoquinas en la línea celular osteoblástica MC3T3 de los ratones». *Biochem Pharmacol* 58 (1999): 649-654. Bouton, C. «Modulación oxidante y nitrosante de las proteínas reguladoras del hierro». *Cell Mol Life Sci* 55 (1999): 1043-1053. Donnini, S. y M. Ziche. «La sintasa constitutiva e inducible del óxido nítrico: su papel en la angiogénesis». *Antioxid Redox Signal* 4 (2002): 817-823.

88. Anderson, T. J. «Valoración y tratamiento de la disfunción endotelial en los seres humanos». *J Am Coll Cardiol* 34 (1999): 631-638. Watts, G. F., D. A. Playford, K. D. Croft y otros. «La coenzima $Q_{10}$ mejora la disfunción endotelial de la arteria braquial en la diabetes mellitus tipo II». *Diabetologia* 45 (2002): 420-426.

89. Cooke, J. P. «¿Provoca disfunción endotelial la ADMA?». *Arterioscler Thromb Vasc Biol* 20 (2000): 2032-2037. Mukherjee, S., S. D. Coaxum, M. Maleque y otros. «Efectos de la lipoproteína de baja densidad (LDL) oxidada sobre las actividades de la sintetasa y la proteína quinasa C en las células endoteliales bovinas». *Cell Mol Biol* 47 (2001): 1051-1058.

90. Kirsch, M., H. G. Korth, R. Sustmann y otros. «La patobioquímica del dióxido de nitrógeno». *Biol Chem* 383 (2002): 389-399. Chaudiere, J. y R. Ferrari-Iliou. «Los antioxidantes intracelulares: mecanismos desde químicos a bioquímicos». *Food Chem Toxicol* 37 (1999): 949-962. Regoli, F. y G. W. Winston. «Cuantificación de la capacidad de recolección oxidante total de los antioxidantes por el peroxinitrito y los radicales peroxilo e hidroxilo». *Toxicol Appl Pharmacol* 156 (1999): 96-105.

91. Ceriello, A. «Los nuevos conocimientos sobre la tensión oxidante y las complicaciones diabéticas pueden conducir a una terapia "causal" de antioxidantes». *Diabetes Care* 26 (2003): 1589-1596. Trujillo, M. y R. Radi. «La reacción del peroxinitrito con las formas oxidadas y reducidas del ácido lipoico: nuevos conocimientos sobre la reacción del peroxinitrito con los tioles». *Arch Biochem Biophys* 397 (2002): 91-98. Nakagawa, H., E. Sumiki, M. Takusagawa y otros. «Recolectores de peroxinitrito:

inhibición de la nitración y oxidación de la tirosina con derivados de la triptamina, el ácido alfalipoico y los compuestos sintéticos». *Chem Pharm Bull* 48 (2000): 261-265. Whiteman, M., H.
Tritschler y B. Halliwell. «Protección contra la nitración de la ni-
trosina dependiente del peroxinitrito y desactivación de la alfa-
1-antiproteinasa por el ácido lipoico reducido y oxidado». *FEBS
Lett* 379 (1996): 74–76. Packer, L., K. Kraemer y G. Rimbach.
«Aspectos moleculares del ácido lipoico en la prevención de las
complicaciones de la diabetes». *Nutrition* 17 (2001): 888-895.

92. Schopfer, F., N. Riobo, M. C. Carreras y otros. «La oxidación
del ubiquinol por el peroxinitrito: implicaciones para la protección de la mitocondria contra los daños nitrosantes». *Biochem J*
349 (2003): 35-42.

93. Kjoller-Hansen, L., S. Boesgaard, J. B. Laursen y otros. «La importancia de los tioles (grupo SH) en el sistema cardiovascular».
*Ugeskr Laeger* 155 (1993): 3642-3645. Ferrari, R., C. Ceconi, S.
Curello y otros. «Radicales libres de oxígeno y daños en el miocardio: el papel protector de los agentes que contienen tiol». *Am
J Med* 91 (1991): 95S-105S. Cheung, P. Y., W. Wang y R. Schulz.
«El glutatión protege contra la reperfusión isquemia miocárdica al desintoxicar el peroxinitrito». *J Mol Cell Cardiol* 32 (2000):
1669-1678. Deneke, S. M. «Antioxidantes basados en el tiol».
*Curr Top Cell Regul* 36 (2000): 151-180. Del Corso, A., P. G. Vi-
lardo, M. Cappiello y otros. «Los tioles fisiológicos como promotores de la oxidación del glutatión y como agentes modifica-
dores en la s-tiolación de las proteínas». *Arch Biochem Biophys* 397
(2002): 392-398. Ramires, P. R. y L. L. Ji. «Los suplementos de
glutatión y su capacitación aumentan la resistencia miocárdica
a la reperfusión isquemia en vivo». *Am J Physiol Heart Circ Physiol*
281 (2001): H679-H688.

94. Chaudiere, J. y R. Ferrari-Iliou. «Los antioxidantes intracelulares: mecanismos desde químicos a bioquímicos». *Food Chem
Toxicol* 37 (1999): 949-962.

95. McCarty, M. F. «Los oxidantes derivados del superóxido inhiben
la producción del óxido nítrico por el endotelio vascular: un papel clave para las enzimas dependientes del selenio en la salud
vascular». *Med Hypotheses* 53 (1999): 315-325.

96. Terao, J., S. Yamaguchi, M. Shirai y otros. «Protección por la
quercetina y la querceina 3-O-beta-D-glucurónida del consumo de antioxidantes inducido por el peroxinitrito en la

La Verdadera Historia

lipoproteína de baja densidad en el plasma humano». *Free Radical Res* 35 (2001): 925-931. Haenen, G. R., J. B. Paquay, R. E. Korthouwer y otros. «La recolección de peroxinitrito por los flavonoides». *Biochem Biophys Res Commun* 236 (1997): 591-593.

97. Hickey, S., H. J. Roberts y R. F. Cathcart. «Flujo dinámico». *J Orthomolecular Med* 20: 4 (2005): 237-244.

98. Simon, E., J. Gariepy, A. Cogny y otros. «La concentración de vitamina E en los eritrocitos, pero no en el plasma, está asociada con el engrosamiento íntima-media de la carótida en hombres asintomáticos en riesgo de enfermedades cardiovasculares». *Atherosclerosis* 159 (2001): 193-200. Andreeva-Gateva, P. «Las vitaminas antioxidantes: su importancia para prevenir las enfermedades cardiovasculares, primera parte. Las lipoproteínas de baja densidad oxidadas y la arteriosclerosis; suplementos dietéticos antioxidantes: la vitamina E». *Vutr Boles* 32 (2000): 11-18. Bolton-Smith, C., M. Woodward y H. Tunstall-Pedoe. «El estudio escocés de la salud del corazón. La ingesta dietética por cuestionarios de frecuencia de alimentos y tasas extrañas para el riesgo de enfermedades cardíacas coronarias. II. Las vitaminas antioxidantes y la fibra». *Eur J Clin Nutr* 46 (1992): 85-93. Eichholzer, M., H. B. Stahelin y K. F. Gey. «Correlación inversa entre antioxidantes esenciales en el plasma y el riesgo posterior de desarrollar cáncer, enfermedades cardíacas isquémicas y apoplejías, respectivamente: 12 años de seguimiento del estudio prospectivo Basel». *EXS* 62 (1992): 398-410. O'Byrne, D., S. Grundy, L. Packer y otros. «Estudios en los humanos hipercolesterolémicos sobre la oxidación del LDL siguiendo suplementos de alfa-, gamma- , o delta-tocotrienil-acetato». *Free Radical Biol Med* 29 (2000): 834-845.

99. Knekt, P., R. Jarvinen, A. Reunanen y otros. «La ingesta de flavonoides y la mortalidad coronaria en Finlandia: un estudio de cohortes». *Br Med J* 312 (1996): 478-481. Formica, J. V. y W. Regelson. «Reseña de la biología de la quercetina y los bioflavonoides relacionados». *Food Chem Toxicol* 33 (1995): 1061-1080. Kolchin, I. N., N. P. Maksiutina, P. P. Balanda y otros. «La acción cardioprotectora de la quercetina en la oclusión y reperfusión experimentales de la arteria coronaria de los perros». *Farmakol Toksikol* 54 (1991): 20-23.

100. Zhang, W. J. y B. Frei. «El ácido alfalipoico inhibe la molécula de expresión de la activación y adhesión NF-kappaB inducida

312

por TNF-alfa en las células endoteliales de la aorta humana». *FASEB J* 15 (2001): 2423-2432. Kunt, T., T. Forst, A. Wilhelm y otros. «El ácido alfalipoico reduce la expresión de la molécula-1 de adhesión celular vascular y la adhesión endotelial de monocitos humanos tras la estimulación con productos finales avanzados de glicación». *Clin Sci* 96 (1999): 75-82. Bierhaus, A., S. Chevion, M. Chevion y otros. «La activación de NF-kappaB inducida por productos finales avanzados de glicación es suprimida por el ácido lipoico en células endoteliales cultivadas». *Diabetes* 46 (1997): 1481-1490.

101. Hickey, S. y H. Roberts. *El ascorbato: la ciencia de la vitamina C.* Lulu Press, 2004.

# Índice temático

# Sobre los autores

Steve Hickey tiene licenciaturas en Ciencias y Matemáticas por la Open University, se hizo miembro del Instituto de Biología mediante un examen en farmacología, y es biólogo contratado y antiguo miembro de la Sociedad Británica de Computación. Ha llevado a cabo experimentos en escaneo corporal por tomografía axial computarizada (TAC) de resolución ultraalta y ha dirigido el equipo de físicos de la primera unidad europea de imagen por resonancia magnética (RM) en la Facultad de Medicina de la Universidad de Manchester. Ha publicado más de cien artículos científicos que cubren diversas disciplinas. Actualmente es miembro del Departamento de Biología de la Universidad de Staffordshire.

Andrew W. Saul tiene más de treinta años de experiencia en educación para la salud natural. Ha enseñado nutrición, ciencias de la salud y biología celular a nivel universitario durante nueve años. Es el presidente del Comité Independiente de Revisión de la Seguridad de las Vitaminas, editor del Servicio de Noticias de la Medicina Ortomolecular y subdirector del *Diario de Medicina Ortomolecular*. Asimismo, es el autor de *Sé tu propio médico* (Publicaciones Basic Health) y *¡Despide a tu médico!* (Editorial Sirio). Su página web, popular, revisada por pares y no comercial sobre la sanación natural es www.DoctorYourself.com.

# Índice